Beate Helm

Bach-Blüten und Bewusstseinsarbeit

Beate Helm

Bach-Blüten und Bewusstseinsarbeit

Edelsteine, Aromatherapie, Meditation,
Seelenreisen, Körper- und Energiearbeit,
Malen & Astrologie

Sati-Verlag

Haftungsausschluss
Die Benutzung dieses Buches und die Umsetzung der darin enthaltenen Informationen erfolgt ausdrücklich auf eigenes Risiko. Der Verlag und die Autorin können für Schäden jeder Art, die sich bei der Anwendung der in diesem Buch aufgeführten Informationen, Empfehlungen und Übungen ergeben, aus keinem Rechtsgrund eine Haftung übernehmen. Haftungsansprüche, Rechts- und Schadenersatzansprüche sind daher ausgeschlossen. Das Werk inklusive aller Inhalte wurde unter größter Sorgfalt erarbeitet. Der Verlag und die Autorin übernehmen jedoch keine Gewähr und keine Haftung für die Aktualität, Korrektheit, Vollständigkeit und Qualität der bereitgestellten Informationen. Für die Inhalte von den in diesem Buch abgedruckten Internetseiten sind ausschließlich die Betreiber der jeweiligen Internetseiten verantwortlich. Der Verlag und die Autorin haben keinen Einfluss auf Gestaltung und Inhalte fremder Internetseiten. Verlag und Autorin distanzieren sich daher von allen fremden Inhalten.

Bibliografische Information der Deutschen Nationalbibliothek:
Die Deutsche Nationalbibliothek verzeichnet diese Publikation in der Deutschen Nationalbibliografie; detaillierte bibliografische Daten sind im Internet über http://dnb.dnb.de abrufbar.

Titelbild: joda (fotolia.com). Die Quellen der weiteren Fotos sind am Ende des Buchs aufgelistet.

Herstellung: BoD – Books on Demand, Norderstedt

ISBN: 978-3-944013-51-0

INHALTSVERZEICHNIS

Wichtige Hinweise

Die Blütentherapie ist ein Weg zur Harmonisierung und Selbstheilung der Persönlichkeit. Sie unterstützt darin, um eigenständig seine inneren Potenziale umsetzen und ein bewusstes Leben in Einklang mit seiner wahren Natur führen zu können.
Die Blütenessenzen entfalten ihre Wirkung im seelischen und geistigen Bereich. Mit der Heilung oder Linderung körperlicher Beschwerden und psychischer Erkrankungen kann die Blütentherapie nicht in Zusammenhang gebracht werden. Wenn in dem vorliegenden Buch in der Medizin gebräuchliche Begriffe wie Heilung, Therapie, Patient oder Diagnose verwendet werden, so ist dies nicht im Sinne der Schulmedizin und des Heilpraktikergesetzes, sondern im auf den seelisch-geistigen Bereich übertragenen Sinn zu verstehen.
Die angeführten ätherischen Öle sind nur für die äußere Anwendung bestimmt. Bei Schwangeren, Epileptikern, Patienten mit Bluthochdruck und Kindern vor der Anwendung bitte erst Rücksprache bei einem erfahrenen Aromatherapeuten halten.
Die Einnahme der Blütenessenzen und die Ausführung der Übungen und zusätzlichen Methoden finden in eigener Verantwortung statt.

Dank

Mein Dank gilt Dr. Edward Bach für die Fähigkeit, seine hohe Sensibilität für die Seelenzustände des Menschen und die korrespondierenden Pflanzen in diese einfache und doch so wirkungsvolle Heilmethode zum Nutzen vieler Menschen auf der ganzen Welt umgesetzt zu haben. Viel profitiert habe ich von dem Grundlagenwerk von Mechthild Scheffer, der wichtigsten Vertreterin für die professionelle Präsentation und Verbreitung der Bach-Blütentherapie in Deutschland. Dankbar bin ich auch Wolf-Dieter Storl für seine Ausführungen zu den Bach-Pflanzen und Renate Sperling für ihr schönes Buch „Vom Wesen der Edelsteine".
Außerdem danke ich allen Menschen und Situationen, denen ich begegnen durfte, um die Erfahrungen zu sammeln, die ich in dieses Buch eingebracht habe.
Danken möchte ich auch dem Aquamarin Verlag für die Umsetzung des „Bach-Blüten-Orakels" und des Buches „Die Heilkräfte der kalifornischen Blütenessenzen".
Besonders danke ich meinen Eltern Karl und Irene und meinen Geschwistern Uwe und Claudia, die auf meinem sehr unkonventionellen Lebensweg immer fest an meiner Seite standen.

1. EINFÜHRNG

DR. EDWARD BACH UND DIE ENTSTEHUNG DER BACH-BLÜTENTHERAPIE

Dr. Edward Bach (1886-1936) war Sohn eines Eisengießereibesitzers. Er ging bei seinem Vater in die Lehre und lernte dabei die Nöte, auch die gesundheitlichen, des einfachen Mannes kennen. Er beschloss Medizin zu studieren, um Menschen helfen zu können. Seine medizinische Laufbahn begann er als Leiter einer Unfallstation und danach als Unfallchirurg, was ihm aber nicht zusagte ("Chirurgie ist die gröbste Medizin"). Er wurde krank. Als es ihm wieder besser ging, widmete er sich der Immunologie und Bakteriologie. Er erkannte Zusammenhänge zwischen dem Vorkommen bestimmter Darmbakterien, die man bisher als nicht krankheitserregend betrachtete, und chronischen Erkrankungen und entwickelte mit einigen Kollegen Vakzine (Impfstoffe) aus ihnen, die erfolgreich an den chronisch Kranken eingesetzt wurden.

In diese Forschungsarbeit vertieft, kam 1917 ein schicksalhaftes Jahr für Dr. Bach. Zuerst starb seine Frau und dann hatte er einen Blutsturz, brach zusammen und fiel in ein tiefes Koma. Es wurde ein bösartiger Milztumor diagnostiziert. Er wurde operiert und man prophezeite ihm, nur noch drei Monate zu leben. Er stürzte sich wieder intensiv in seine Forschungsarbeit, um noch so viel wie möglich in der kurzen Zeit, die ihm blieb, zu entdecken und zu erkennen. Letztendlich lebte er noch 19 Jahr lang. Schon nach seiner Genesung stellte er fest, dass diese weniger auf die Operation, sondern eher auf die Änderung seiner inneren Haltung zurückzuführen war ("Wahre Heilung geschieht durch Bekämpfung der Ursache des Leidens an ihrer Wurzel").

Nach weiteren Forschungen an dem Einsatz von Vakzinen aus den Darmbakterien bei chronischen Krankheiten wechselte er 1919 seine Stelle und trat eine Arbeit als Bakteriologe im Homöopathischen Krankenhaus in London an. Die Studien der Schriften von Hahnemann, dem Begründer der Homöopathie, begeisterten ihn sehr und er verabschiedete sich schon hier von der Denk- und Arbeitsweise der klassischen Schulmedizin. Er war fasziniert von der Verdünnungsmethode und dem ganzheitlichen Ansatz der homöopathischen Arzneimittel, in denen der ganze Mensch in seinem Denken und Fühlen mit einbezogen war. Er begann, seine Vakzine zu potenzieren und entwickelte damit die Darmnosoden, die heute noch zum Einsatz kommen. Seine Kollegen und er entdeckten, dass zu jeder Bakterienart ein bestimmter Persönlichkeitstyp und eine bestimmte Symptomatik gehörte, und sie entwickelten damit Arzneimittelbilder für jedes Bakterium, wie es bei den homöopathischen Mitteln üblich ist. Die genaue Beschreibung des Menschen und seiner körperlichen Symptome für die einzelnen Darmnosoden war geboren und einsatzfähig. Dr. Bach ging davon aus, dass die unbehandelte und deshalb vergiftende Darmflora, die er als Ergebnis der zivilisierten Ernährung betrachtete, ein wesentlicher Faktor für die Entstehung von Krebs war und dass deshalb die Einnahme der individuell passenden Darmnosode eine sehr gute Krebsprophylaxe bedeuten würde.

1928 gab Dr. Bach seine gut gehende Praxis und eine weitere Forschung zur Wirkung der Darmnosoden auf. Er wollte Pflanzen finden, die im Prinzip wie seine Vakzine auf die ganze Persönlichkeit des Menschen wirkten. Er begab sich auf die Suche nach einer Heilmethode, die einfach und für alle Menschen leicht nachvollziehbar und anzuwenden ist. In seiner intensiven Art verbrannte er seine sämtlichen Forschungsunterlagen und trennte sich, wie er schon beim Studium der Homöopathie das schulmedizinische Denken und Wissen hinter sich gelassen hatte, symbolisch von seiner bisherigen Arbeit, und begann vollkommen neu.

Dazu begab er sich auf Wanderschaft in die Natur und überließ sich seiner hohen Sensibilität und Intuition.

DIE 12 HEILER

Die ersten 12 Pflanzen, die er entdeckte, nannte er die 12 Heiler. Sie sollten der Harmonisierung der grundlegenden 12 Seelenzustände dienen:

Mimulus (Ängstlichkeit)
Impatiens (Ungeduld)
Clematis (Verträumtheit, Idealismus)
Agrimony (oberflächliche Fröhlichkeit)
Chicory (besitzergreifende Liebe)
Vervain (Überaktivität, Daueranspannung)
Centaury (schwacher Eigenwille)
Cerato (Überbetonung des Intellekts)
Scleranthus (Sprunghaftigkeit)

Water Violet (Selbstisolierung)
Gentian (Zweifel, Pessimismus)
Rock Rose (Panik, tiefsitzende Angst)

DIE 7 HELFER

Als Dr. Bach feststellte, dass mit diesen 12 Hauptmitteln noch nicht alle wesentlichen Seelenzustände abgedeckt waren, machte er sich 1933 erneut auf die Suche. Es mussten noch stärker wirkende Mittel gefunden werden, die auch die negativen Seelenzustände heilen konnten, die durch den Einsatz der 12 Heiler nicht in die positive Richtung transformiert werden konnten. Zuerst dachte er, dass es noch vier weitere Pflanzen sein müssten, und fand: Gorse (Entmutigung, Depression), Oak (Dauerleistungsdruck, Erschöpfung), Heather (zu starke Selbstbezogenheit) und Rock Water (Überkorrektheit, überhöhte Ideale), die er die 4 Helfer nannte.

Nachdem auch mit dieser Ergänzung noch nicht alle Menschen seelisch geheilt werden konnten, fand er noch Olive (Erschöpfung, chronische Müdigkeit), Vine (Herrschsucht) und Wild Oat (nicht in Kontakt mit seiner Lebensaufgabe). Damit waren es insgesamt 7 Helfer geworden.

Als nächstes fand Dr. Bach Zugang zu den Kräften und Energien der Bäume. Er entdeckte:

Cherry Plum (Angst vor Kontrollverlust, hohe innere Spannung), Elm (vorübergehende Überforderung), Pine (Selbstvorwürfe), Larch (schwaches Selbstbewusstsein), Willow (Verbitterung), Aspen (Überempfindlichkeit, Ängstlichkeit), Hornbeam (geistige Erschöpfung), Sweet Chestnut (hoher Leidensdruck), Beech (Kritiksucht), Crab Apple (Reinigungszwang), Walnut (Unsicherheit bei Neuanfängen), Chestnut Bud (mangelnde Lernfähigkeit), White Chestnut (Kopflastigkeit, mentale Spannung) und Red Chestnut (Überfürsorglichkeit, Pessimismus).

Zum Abschluss und zur Krönung seines Werks fand er 1935 noch Holly (Misstrauen, verschlossenes Herz), Honeysuckle (Festhalten an der Vergangenheit), Wild Rose (Resignation, negative Erwartungshaltung), Star of Bethlehem (Schocks, Kummer, Energielosigkeit) und Mustard (Melancholie, Weltschmerz).

Nach diesem intensiven, hochsensiblen Leben in Kontakt mit den schmerzhaftesten Seelenzuständen bei seinen Patienten und sicher auch sich selbst und in ebenso feinfühligem Kontakt mit den Schwingungen und Aussagen der Natur verstarb Dr. Edward Bach 1936.

DIE HERSTELLUNG DER BLÜTENESSENZEN

DIE SONNENMETHODE

Bach hatte die Intuition, die Essenz der Pflanzen aus den Tautropfen, die er auf den Blütenkelchen im Sonnenlicht schimmern sah, zu gewinnen. Er sammelte den Tau und stellte fest, dass die Tropfen von Pflanzen, die im Schatten standen, weniger wirksam sind als von denen, die dem Sonnenlicht ausgesetzt sind. Daraus schloss er, dass die Sonne die Kraft der Pflanze auf das Wasser überträgt. Da das Sammeln der Tautropfen beschwerlich war, ahmte er das Geschehen aus der Natur nach. Er stellte eine Schale mit Quellwasser und den frisch gepflückten Blüten in die Sonne und ließ ihre Lichtkraft ein paar Stunden wirken. Die Essenz der Pflanzen war danach auf das Quellwasser übertragen und die erste Methode, Blütenessenzen zu gewinnen, war geboren.

DIE KOCHMETHODE

Als Bach die Pflanze Cherry Plum als helfende Blüte entdeckte, war es März und die Sonne hatte noch nicht Kraft, um die Essenz aus der Pflanze mit der Sonnenmethode zu übertragen. Daher beschloss er, einen Zweig in Wasser zu kochen und eine Stunde ziehen zu lassen. Sein Ansatz war, dass auch in dem Holzfeuer Sonnenkraft, wenn auch aus vergangenen Jahren gespeichert war, die durch das Verbrennen freigesetzt wurde.

Bei beiden Methoden mischte er die Blütenessenz mit der gleichen Menge von Branntwein, um sie haltbar zu machen.

DIE EINNAHME VON BLÜTENMISCHUNGEN

Je nachdem wie tief und chronisch der Seelenzustand ist, wird eine ausgewählte Blütenmischung eingenommen. Diese besteht zu einem Viertel aus Weinbrand oder Essig zur Haltbarmachung, zu drei Vierteln aus stillem Mineralwasser und dazu kommen auf 10ml jeweils 1 Tropfen Uressenz aus der Stockbottle. Die Mischung kommt in eine braune Pipettenflasche, am besten von 30 ml, und wird normalerweise 4 Mal täglich, nur nicht direkt vor und nach dem Essen eingenommen.

Die Einnahme kann eine oder mehrere Wochen lang notwendig sein. In akuten Zuständen nimmt man die Mischung mindestens ein Mal stündlich ein, bis eine Besserung spürbar wird. Dann reduziert man die Einnahmehäufigkeit auf alle 2-3 Stunden. Am nächsten Tag prüft man das Befinden. Wenn der Zustand noch etwas wahrnehmbar ist, wird die Mischung 4 mal täglich oder intuitiv nach Bedarf noch weiter genommen. Es gibt keine rigiden, festen Regeln. Das energetische System und seine Selbstregulationsfähigkeiten nach Aufnahme der Blütenessenzen sind bei jedem Menschen anders und es bedarf seiner Mitarbeit, seiner Selbstwahrnehmung, um zu entscheiden, wann eine Mischung ihren Dienst getan hat und die Einnahme entweder ganz beendet oder die Mischung zum Teil oder vollständig neu zusammengestellt werden muss.

Bei tiefer liegenden oder schon sehr lange währenden negativen Seelenzuständen bedarf es einer sanften, langsamen Einwirkung auf die seelischen Wunden, geistigen Fixierungen oder eine andere Form von innerer Verletzung oder Starre im System. Es kommen langsam und in genau der richtigen Dosis die zu bearbeitenden Spannungen, Ängste, Konflikte, Abwehrmechanismen, Gefühle und Gedanken an die Oberfläche, die zu dem Thema gehören und können nach und nach verarbeitet werden.

Im Vergleich zu anderen therapeutischen Methoden wirken die Blütenessenzen immer schonend im Sinne der Sanftheit und dem Tempo des Bewusstwerdungsprozesses. Es ist keine Holzhammermethode, sondern absolut im Einklang mit dem Menschen. Wenn man das Gefühl haben sollte, eine Pause im inneren Prozess zu benötigen, setzt man mit der Einnahme einfach entsprechend aus. Aber das ist im Allgemeinen nicht notwendig. Es herrscht eine weise Verbindung und Zusammenarbeit zwischen der Wirkung der Blütenessenzen und dem Empfänger.

Die Blüten sind nicht nur harmonisierend, sondern es herrscht auch eine Harmonie zwischen der Blütenkraft und dem Ablauf des inneren Prozesses. Homöopathische Hochpotenzen z.B. können eine immense seelisch-geistige „Schlagkraft“ besitzen, mit der aber nicht jeder umgehen kann. Blütenessenzen wirken dagegen immer sanft, darauf kann man sich verlassen, und dennoch tief. Das Geschehen wird oft als Liebe und Gnade wahrgenommen. Dennoch sind die Blütenessenzen keine „keep smiling“-Methode, sondern dringen in die untersten und hintersten Ecken vor, nur eben sanft und gemächlich, im Einklang mit dem Menschen, der sich ihrer Hilfe anvertraut.

Am authentischsten und sichersten ist es, die Blüten für die Mischung aus dem Unterbewusstsein heraus zu wählen, sei es mit Blütenkarten oder direkt durch Auswahl der Blütenfläschchen mit der linken Hand, mit der man bei geschlossenen Augen über die einzelnen Flaschen hinweggeht und dann intuitiv auf ein Fläschchen mit einem Finger tippt. Es gibt auch analytische Methoden zur Auswahl, aber die Wahl aus dem Unterbewusstsein heraus ist die Sicherste. Oft genug werden Blüten ausgewählt, die man insbesondere für sich selbst nie „freiwillig“ gewählt hätte. Und schon die Auswahl allein gibt tiefen Einblick in die derzeitige Befindlichkeit. Am besten prüfen Sie für sich selbst, welche Methode am besten und stimmigsten aus Ihrer Sicht und Wahrnehmung ist.

AUFBAU DES BUCHS

Das Buch ist so aufgebaut, dass sich dem Farbbild und der psychologischen Beschreibung der 38 Blütenessenzen die Zuordnung der entsprechenden Edelsteine und ätherischen Öle sowie Anregungen zur Bewusstseinsarbeit durch Körper- und Energiearbeit, Malen, Seelenreisen und Meditationen anschließt. Die Malthemen können mit jeder beliebigen Technik (Stifte, Aquarell, Öl etc.) umgesetzt werden. Die Seelenreise wird mit einer Entspannung begonnen, die im Anschluss beschrieben wird. Die meditativen Übungen werden entweder direkt erklärt oder einfach nur benannt. Sie erhalten beim Wunsch nach Vertiefung Literaturhinweise. Danach folgt die Zuordnung zu den astrologischen Konstellationen, die dem Blütenthema entsprechen.

Eine Einführung in die Chakrenarbeit und die Bedeutung der 12 astrologischen Grundenergien erhalten Sie als Ergänzung im Anschluss an die Beschreibung der 38 Bach-Blüten und die Rescue Remedy-Mischung.

Die Teilnahme an den Übungen und der Umgang mit den Edelsteinen, ätherischen Ölen und Blütenessenzen finden in eigener Verantwortung statt.

ENTSPANNUNG VOR DER SEELENREISE

Wählen Sie einen Ort und einen Zeitpunkt, an dem Sie ungestört sind. Merken Sie sich den Inhalt der jeweiligen Reise. Legen Sie sich auf den Rücken und atmen Sie bewusst sanft durch die Nase ein und danach tief und lange aus. Machen Sie eine kleine Pause, bevor Sie wieder einatmen. Die Atmung sollte in dieser Form bewusst und nur etwas verstärkt stattfinden. Es stellt sich zunehmend ein Gefühl der Ruhe ein.

Stellen Sie sich vor, dass mit jedem Ausatmen alles von Ihnen abfließt, was Sie vom bisherigen Alltag noch mit sich herumtragen. Dabei lassen Sie immer mehr los und lassen sich vollkommen auf die Unterlage sinken. Wenn Sie entspannt und ruhig sind, zählen Sie bei jedem Ausatmen von 10 rückwärts bis 1. Danach können Sie die Bilder zur Seelenreise auftauchen lassen.

Falls Sie den Eindruck haben, dass Sie noch tiefer in das Thema einsteigen möchten, können Sie sich vorstellen, dass Sie eine Wendeltreppe nach unten gehen. Mit jeder Stufe wird es dunkler. Wenn Sie unten angekommen sind, sehen Sie vor sich einen langen Gang. Am Ende des Gangs, der ab und zu durch Fackeln an der steinernen Wand etwas erhellt wird, findet sich eine alte, schwere Holztür mit dem Namen des Themas bzw. des Persönlichkeitsanteils (oder wohin die Reise auch gehen soll) an der Tür. Sie öffnen die schwere, alte Tür und blicken hinein in diesen meist lange verschlossenen Raum Ihrer Seele.

Nachdem Sie alles gesehen und gehört haben, gehen Sie wieder hinaus aus dem Raum, den Gang zurück zur Wendeltreppe und steigen wieder nach oben, wobei es mit jeder Stufe heller wird.

Danach in beiden Fällen von 1 bis 10 hochzählen, sich recken und strecken, die Augen öffnen und wieder frisch und wach sein für den Alltag.

CHAKRENARBEIT UND EINFÜHRUNG IN DIE PSYCHOLOGISCHE ASTROLOGIE

Im Anschluss an die 38 Blütenessenzen finden Sie eine Abhandlung zur Bedeutung der 7 Hauptchakren, die Symptome bei ihrer Über- und Unterfunktion und die Möglichkeiten, damit zu arbeiten.

Daran schließt sich eine Einführung in die psychologische Astrologie mit den 12 Grundenergien (Mars/Widder bis Neptun/Fische) an.

2. DIE 38 BACH-BLÜTEN

AGRIMONY

Kleiner Odermennig (Agrimonia Eupatoria)

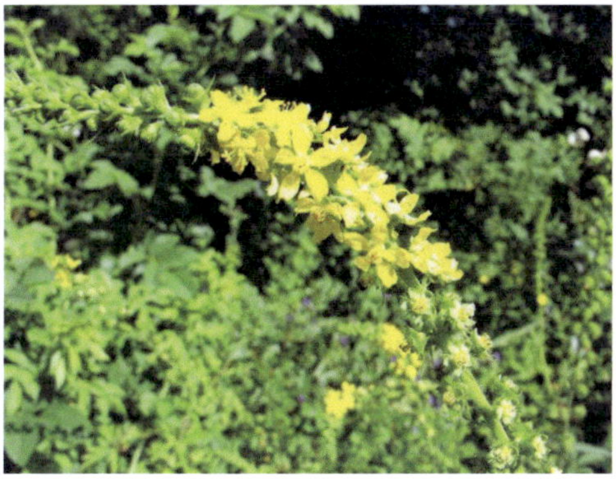

DIE PFLANZE

Der Odermennig gehört zu den Rosengewächsen und trägt kleine leuchtend gelbe Blüten. Er wächst bevorzugt auf trockenen Wiesen, an Wegrändern und lichten Gebüschen. Die mehrjährige Pflanze wird bis zu 80 cm hoch. Der Stängel wächst aus einem kriechenden Wurzelstock. Die fiedrigen Blätter sind an der Oberseite grün und an der Unterseite weiß und filzig. Aufgrund der gelben Farbe und seiner phytotherapeutischen Wirkung auf Leber und Galle ist er astromedizinisch auch Jupiter zuzuordnen, seine Anwendung zur Wundheilung entspricht Mars, von der Bedeutung seiner Blütenessenz her, ordne ich ihn aufgrund der mangelnden Konfrontationsfähigkeit und dem Harmoniebestreben der Waage-Venus zu.

DIE BLÜTENESSENZ

Thema: Harmonie und Freundlichkeit
Lichtseite: Fähigkeit, für Ausgleich, Gerechtigkeit, Harmonie und Frieden zu sorgen.
Schattenseite: Aufgesetzte Freundlichkeit und Fröhlichkeit. Mit seinem Lächeln seine wirklichen Gefühle und negative Stimmungen übertünchen.
Vision und Lernaufgabe: Mut zur Konfrontation mit sich selbst und anderen. Sich mit seiner verdrängten Schattenseite befassen, sie integrieren und sich aus dieser Ganzheit heraus authentisch für Harmonie und Win-Win-Lösungen einsetzen.

Das größte Anliegen von Menschen im Agrimony-Zustand ist Harmonie und Frieden. Dafür tun sie alles. Innere und äußere Regungen, die eine negative Stimmung aufkommen lassen könnten, werden im Keim erstickt und mit Freundlichkeit und Fröhlichkeit überdeckt. Diesen Vorgang nehmen sie gar nicht mehr wahr. Er ist selbstverständlich geworden. Das erspart ihnen die Konfrontation mit ihrer Schattenseite und negativen Gefühlen, die damit aber nicht aus der Welt, sondern nur aus dem Bewusstsein sind. Sie gären im Inneren und wollen gesehen und gelebt werden.

Der Agrimony-Typ ist wie zweigeteilt. Nach außen das Lächeln auf den Lippen und im Inneren brodeln die Verdrängungen, die sich langfristig oft in körperlichen Beschwerden niederschlagen müssen, um Aufmerksamkeit zu bekommen. Im Agrimony-Zustand will man Leichtigkeit und Friede, Freude, Eierkuchen. Das scheint angenehm und positiv, kommt aber nicht aus dem Herzen, sondern wird zur Maske, um sich auf dem Weg des geringsten Widerstands durchs Leben winden zu können. Man ist ungefährlich für sich und andere. Keiner braucht zu befürchten, dass schwierige Themen auf den Tisch kommen, sondern kann sicher sein, dass sie elegant unter den Teppich gekehrt werden. Ein einfacher, unkomplizierter Zeitgenosse, allerdings ohne Substanz und Tiefgang.

Das legitime, konstruktive Bedürfnis von Agrimony-Menschen, durch Diplomatie und Kompromissbereitschaft Frieden zu stiften, wird im negativen Seelenzustand verzerrt zu einer Maske von Dauerfreundlichkeit. Oft mussten Menschen, die viel in diesem Zustand sind, schon als Kind Ausgleich schaffen. Sie wuchsen vielleicht in schwierigen oder gar aggressiven Verhältnissen auf, hatten Eltern, die sich ständig stritten, so dass sie Lächeln und Leichtigkeit als Überlebensstrategie entwickelten. Sie konnten und wollten nicht auch noch Grund für Spannungen sein. Davon gab es schon genügend. Also flatterten sie fröhlich durch die schweren Stimmungen, die negative Intensität, die sie umgab. Nur so konnten sie ihr Leben als Kind aushalten. Im Erwachsenenalter setzen sie das Verhalten, das ihnen früher so nützlich war, fort und müssen lernen, dass sie jetzt frei sind. Sie können als erwachsener Mensch aus hellen und dunklen Seiten ein neues, ein eigenes, selbstbestimmtes Leben beginnen.

Agrimony hilft, wieder in Kontakt mit seinen Ängsten, Sorgen, Unsicherheiten und Unzulänglichkeiten, mit Wut und Hass zu kommen und damit umgehen zu lernen. Die Blütenessenz öffnet nach innen und unten und ermöglicht, mutig hinter seine eigenen Fassaden zu blicken. Man lernt, ehrlich zuerst zu sich und dann auch zu anderen zu sein, sich auch unbequem, traurig, übellaunig, ängstlich, bedürftig zu zeigen, um dann festzustellen, dass das Miteinander reicher wird und Nähe entstehen kann. Jetzt als Erwachsener können alle Gefühle gelebt und mitgeteilt werden. Die alten Schutzmaßnahmen sind nicht mehr nötig.

Im positiven Agrimony-Zustand kann aus dieser neu gewonnenen Ganzheit heraus viel wirksamer und überzeugender das Bedürfnis nach Ausgleich und Harmonie erfüllt werden. Man wirkt als echter Friedensstifter, der alle Parteien mit ihren Licht- und Schattenseiten wahrnehmen und entsprechend umfassend beraten oder mit ihnen kommunizieren kann. Der Gang durch die innere Finsternis hat Bodenhaftung und Tiefe gebracht und den Mut erweckt und gestärkt, seine Maske abzulegen und ein Mensch mit allen Facetten zu werden.

Bei Kindern und Jugendlichen zeigt sich der negative Agrimony-Zustand noch mehr als bei Erwachsenen durch Späße, Clown spielen und ständige Fröhlichkeit. Die Kinder sind witzig und sehr beliebt. Durch die Blütenessenz werden sie dazu ermutigt, auch ihre Sorgen und Probleme zu spüren und zum Ausdruck zu bringen.

FEINSTOFFLICHE UNTERSTÜTZUNGEN

Edelsteine

- Schneeflockenobsidian (schwarze Tiefe mit weißen Flocken an Fröhlichkeit)
- Sodalith (Treue zu sich selbst)

Ätherische Öle

- Kampfer (intensive Tiefe und Tiefenreinigung, Vorsicht: abortiv, nicht in der Schwangerschaft anwenden)

- Douglasfichte (weiche Erdung)
- Orange (echte Freude)

BEWUSSTSEINSARBEIT

Körper- und Energiearbeit
- Jede Art der anstrengenden körperlichen Bewegung bringt auf den Boden und in die Realität zurück.
- Arbeit mit den Chakren 1- 4, danach auch mit 5, um das wieder gefundene Innere auch kreativ und individuell ausdrücken zu können und eine Brücke zwischen Kopf und Rumpf herzustellen.
- Die Farben knallrot und schwarz zulassen, in der Wohnung, in der Kleidung, im künstlerischen Ausdruck.

Malthemen
- Eine Seerose (Blüte mit Wurzeln im Schlamm)
- Mein Schatten
- Selbstbild mit der Vereinigung von Licht- und Schattenseite in sich

Seelenreise
- Reise die Wendeltreppe hinab, den Gang entlang bis zur Tür „Mein Schatten". Die Tür öffnen. Bei Bedarf sich eine Persönlichkeit dahinter auswählen und sie erzählen lassen, wer sie ist, wie es ihr geht, was sie unbedingt braucht, welches Geschenk sie für Sie hat und wie sie sich gerne in Ihrem Leben zeigen würde.

Meditation
- Stille Meditation, einfach die Gedanken und Gefühle kommen lassen, ohne Einmischung

Tagebuch schreiben. Seine Gefühle und Gedanken als ersten Schritt für sich selbst ehrlich wahrnehmen.

Astrologische Zuordnungen
- Waage-Venus/Zwillinge-Merkur
- Waage-Venus/Sonne

- Waage-Venus/Waage-Venus
- Waage-Venus/Jupiter.

ASPEN

Zitterpappel, Espe (Populus tremula)

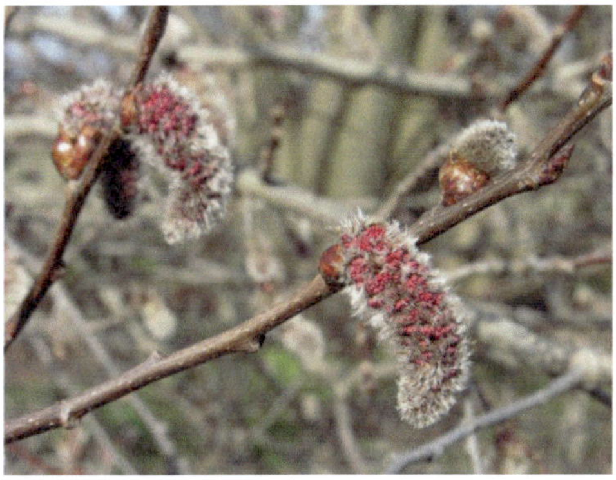

DIE PFLANZE

Die Espe oder Zitterpappel gehört zur Familie der Weidengewächse. Laut Wolf-Dieter Storl ist sie eine Pionierpflanze, die zusammen mit der Birke als erste den Norden bis zum Polarkreis hin besiedelte und auch noch in Höhen von 2000 Metern zu finden ist. Ihre Blüten erscheinen noch vor der Laubbildung. Sie wächst und vermehrt sich schnell und bildet immer neue Wurzelschößlinge aus, die in kürzester Zeit zu einem ganzen Hain auswachsen. Das bekannte Kennzeichen ist das flatternde Laub, das beim kleinsten, kaum wahrnehmbaren Windhauch in Bewegung gerät. Jeder kennt den Ausspruch: Der zittert wie Espenlaub, aus Angst, das wesentliche Thema auch der Blütenessenz.

DIE BLÜTENESSENZ

Thema: Furchtlosigkeit
Lichtseite: Zuversicht, Vertrauen, Sensitivität.
Schattenseite: Dünnhäutigkeit, unerklärliche Überängstlichkeit, Überempfindlichkeit.
Vision und Lernaufgabe: Seine Sensibilität schützen, bewusst kanalisieren und sich in einer größeren Einheit geborgen fühlen, was die Angst nimmt.

Die Ängstlichkeit und Schreckhaftigkeit im blockierten Aspen-Zustand geht auf eine zu hohe Offenheit für die feinstoffliche Welt zurück, die Segen und Fluch gleichzeitig sein kann. Fluch dann, wenn man keine Möglichkeit sieht, sich gegen die subtilen, unmerklich wirksamen Energien abzugrenzen, denen wir Tag und Nacht ausgeliefert sind. Kollektive Strömungen von Gewalt, Negativität, wirtschaftlichen Bedrohungen, Missbrauch, Entwürdigung, Verletzungen auf allen Ebenen werden im Aspen-Zustand vermehrt aufgenommen und verursachen Ängste und dunkle Ahnungen, die man nicht einordnen kann, was die Angst noch verstärkt.

Etwas Schlimmes wird geschehen, fühlt man, ohne es genauer definieren zu können. Es senken sich düstere Gedanken über einem, die bedrohlich wirken, aber nicht gegriffen oder an einer realen Tatsache festgemacht werden können. Wie die Espe, deren Blattwerk beim kleinsten Windhauch sofort unverhältnismäßig reagiert und zittert, so haben auch auf den Aspen-geprägten Menschen kleinste Schwingungen eine große Auswirkung, die sie im Allgemeinen nicht orten können, sondern sich ihnen ohnmächtig ausgeliefert fühlen wie ein Blatt im Wind, aber nicht von der geistigen (viele Ideen), sondern der feinstofflichen, energetischen Ebene her.

Aspen-Menschen sind sehr dünnhäutig und saugen unbewusst die Energien ihres Umfelds und der Welt auf wie ein Staubsauger. Sie scheinen sich nicht dagegen wehren zu können. Das trifft auf alle neptunischen Zustände zu. Bei Aspen entsteht dadurch Angst, die sehr plötzlich auftauchen kann und einem überfällt wie ein unsichtbarer dunkler Schatten: Angst in der Dunkelheit, beim Alleinsein oder in einer Menschenmenge, unerklärliche, große Angst, die zum plötzlichen Rückzug aus einer Veranstaltung oder einer Gruppe führen kann.

Angst ist bei realen Gefahrensituationen überlebensnotwendig. Die hier beschriebenen Ängste wie überhaupt Ängste, die einer realen Grundlage entbehren, weisen u.a. darauf hin, dass man sich als isoliertes Wesen sieht und nicht im Bewusstsein lebt, in eine höhere Weisheit, Führung und Geborgenheit eingebettet zu sein.

Zugegeben, in manchen schwierigen Situationen fällt es jedem schwer, auf den ersten Blick den höheren Sinn und Gewinn für seine Entwicklung auszumachen. Man fühlt sich in solchen Phasen auch nicht besonders von höherer Stelle versorgt und genährt, nicht wirklich. Aber mit etwas Abstand tut sich dann doch früher oder später der Sinn des Geschehens auf. Bei dauerhaftem großem Angstpotenzial, auch wenn es allein auf Hypersensibilität zurückzuführen ist, ist dieses Bewusstsein des Eingebundenseins zu wenig ausgeprägt.

Gerade sehr empfindsame, also neptunische Menschen haben aber die Fähigkeit, die überpersönliche, immaterielle Welt wahrzunehmen und zu lernen, sich von dort getragen und geführt zu fühlen. Das ist nicht blauäugig, es spricht auch nicht die Verantwortung für klares, erwachsenes Handeln ab, sondern es öffnet die Wahrnehmung über die eigene Persönlichkeit hinaus und erweitert entsprechend den Horizont.

Damit kommen wir zu der positiven Seite von Aspen: sich bewusst zu werden, dass eine Übersensibilität vorherrscht, das sie ein besonderes Geschenk, ein Segen ist, wenn man sie pflegt, schützt und ganz bewusst zum Einsatz bringt. Geeignete Bereiche sind die klassisch neptunischen, z.B. natürliche und energetische Heilweisen, Kunst, Psychotherapie, feinstoffliche Methoden, Meditation, soziales Empfinden und Engagement. Es bedarf auf jeden Fall der regelmäßigen Stärkung des feinstofflichen Körpers direkt durch Chakrenarbeit oder andere Methoden, die das ganze System fördern wie Yoga oder Qi Gong.

Ganz wichtig bei hoher Schreckhaftigkeit und Überängstlichkeit ist die therapeutische Abklärung, ob es sich um ein posttraumatisches Belastungssyndrom, also die Folge eines unverarbeiteten Traumas handelt, das entsprechend behandelt werden muss.

Im positiven Aspen-Zustand ist man sich seines reichen Schatzes der Hypersensibilität bewusst und hat seine individuellen Wege gefunden, sie zu schützen, sich bei Bedarf abzugrenzen und sie konstruktiv und gezielt für sich und andere zu kanalisieren.

Kinder brauchen oft Aspen, wenn sie unerklärliche Ängste haben, z.B. vor Dunkelheit, vor dem Alleinsein besonders nachts, vor Geistern oder anderen düsteren, imaginären Schreckgestalten.

Überempfindliche Jugendliche gibt es natürlich auch, die sich wegen jeder Kleinigkeit – aus der Sicht des Umfelds – zurückziehen bzw. den Rückzug brauchen und schnell ängstlich werden, ohne dass es dafür, auch aus ihrer eigenen

Sicht, erkennbare Gründe gibt.

FEINSTOFFLICHE UNTERSTÜTZUNGEN

Edelsteine
- Lavendeljaspis
- Amethyst
- Bergkristall (Klarheit)
- Aquamarin
- Farbloser Beryll

Ätherische Öle
- Zeder, Zypresse (Konzentration, Klarheit)
- Cassia (schützende Wärme)
- Orange (Glaube und Hingabe an eine höhere Weisheit)

BEWUSSTSEINSARBEIT

Körper- und Energiearbeit
- Regelmäßig Arbeit mit allen Chakren und Aura Soma-Pomandern, um die Aura zu stärken und zu schützen. Mehr Ausstrahlung von innen verhindert unbewusste Aufnahme von äußeren Energien.
- Das System mit anderen Methoden stärken, wie Hatha-Yoga und Qi Gong

Malthemen
- Selbstbild: mit weißer energetischer Schutzhülle (oder andere Farbe seiner Wahl)
- Selbstbild: bei der Umsetzung seiner hohen Empfindsamkeit in einem dafür gewählten Kanal (Kunst, Heilen, Soziales o.a.)

Seelenreise
- Reise zu seinem/r inneren Führer/in mit der Frage, wie man sich am besten in seiner Empfindsamkeit stärken und schützen kann und wie eine passende konkrete Umsetzung dieser besonderen Eigenschaft aussehen könnte.

Meditation

- Grundsätzlich vorsichtig sein in der Auswahl, um sich nicht noch offener zu machen, eher Methoden über den Körper oder Zazen.
- Möglichst keine Meditationen mit ganz geschlossenen Augen.

Astrologische Zuordnungen

- Neptun pur, besonders in Verbindung mit Sonne und Mond, aber auch Venus und Mars

BEECH

Rotbuche (Fagus sylvatica)

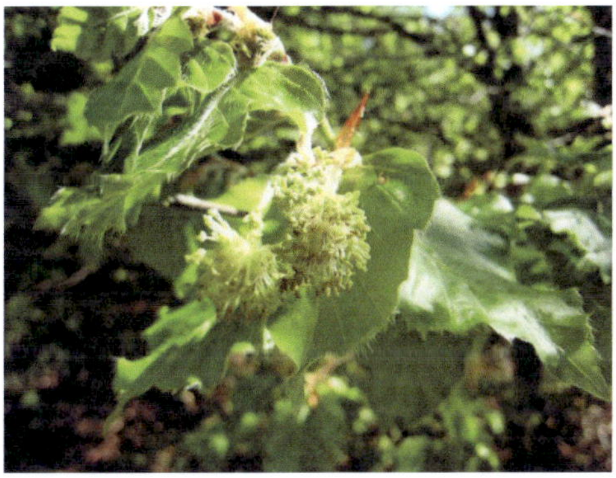

DIE PFLANZE

Die Rotbuche ist der häufigste Laubbaum in Europa. Sie kann bis zu 30 Metern hoch werden und ein Alter von 300 Jahren erreichen. Leicht erkennbar ist ihre glatte, graufarbige Rinde, die sehr empfindlich auf Temperaturschwankungen und Licht reagiert. Die Rotbuche verschafft sich Platz und schützt ihre Rinde durch einen sehr dichten Laubwuchs, der so viel Schatten wirft und ihr Unterholz verdunkelt, dass sich nur wenige kleine Pflänzchen unterhalb von ihr ansiedeln können. Die Rotbuche ist insgesamt wenig einladend für ihr Umfeld, für Insekten genauso wenig wie für andere Bäume, die sie mit ihrem starken Laubwuchs verdrängt.

DIE BLÜTENESSENZ

Thema: Toleranz
Lichtseite: Gutes Urteilsvermögen, Verständnis, Einfühlungsvermögen.
Schattenseite: Engstirnigkeit, Kritiksucht, Rechthaberei.
Vision und Lernaufgabe: Negative Erfahrungen verarbeiten, Projektionen erkennen und zurücknehmen, seine Urteilskraft konstruktiv einbringen, Toleranz gegenüber sich und anderen.

Im blockierten Beech-Zustand sind wir eng und hart zu uns und damit auch zu anderen. Es treffen hier die Pingeligkeit der Jungfrau und die strenge Härte von Saturn zusammen. Das Umfeld wird überkritisch beäugt und abgeurteilt. Man sieht das Haar in der Suppe, vor allem in der des anderen, und versäumt kategorisch vor seiner eigenen Haustüre zu kehren. Schuld sind grundsätzlich die anderen und diese zeichnen sich durch Fehlerhaftigkeit und Mängel aus. Diese scharfe Abgrenzung hat ihre Gründe und bietet vor allem Schutz.

Hintergrund des Beech-Zustandes kann eine starke Erfahrung der Ablehnung und Ausgrenzung sein, real oder in seiner subjektiven Wahrnehmung. Diese Ablehnungserlebnisse wurden nicht reflektiert und verarbeitet, sondern weggeschoben.

Zum Schutz hat man sich aufgewertet und Verhaltensmaßregeln aufgestellt, an denen das Umfeld mit aller Strenge und Unnachgiebigkeit gemessen und schnell abgeurteilt wird. Nachdem man früher von anderen gerichtet wurde, richtet man nun selbst und fühlt sich dadurch sofort stärker. Man ist nicht länger den Beurteilungen anderer ausgeliefert, sondern urteilt eilig und radikal selbst. Dabei schiebt man seine Mitmenschen genauso von sich, wie es die Buche mit ihrem Blätterwald tut, und schützt damit seine empfindliche „Rinde“, die eigene Haut.

Ganz tief darunter liegt die Angst, verstoßen und nicht gewollt zu werden. Als Überlebensmechanismus geht man dazu über, die anderen nicht zu wollen, wofür man ganz genau hinsieht und schon in der kleinsten Kleinigkeit einen Grund findet, Anstoß am Aussehen oder Verhalten seiner Mitmenschen zu nehmen. Dabei entsteht eine Mauer des Schutzes und der stacheligen Abwehr, stachelig wie die

Früchte der Buche, die leicht giftigen Bucheckern, die allerdings auch vielen Tieren des Waldes als wichtige Nährquelle dienen. Auf den Menschen übersetzt heißt das: Hinter der abschreckend wirkenden Hülle steckt Nährgut, das für sich selbst und andere erst noch gewahr werden und zum Genuss gebracht werden muss.

Im blockierten Beech-Zustand ist man nicht erreichbar und hat eine sehr abweisende Ausstrahlung. Die abgeurteilten Mitmenschen zeigen wenig Interesse, sich dieser strengen Person mit ihren kritischen Blicken und Anmerkungen zu nähern. Die abweisende Energie tut ihre Wirkung und aufgrund des geringen Kontakts können Vorurteile gut aufrechterhalten und gefestigt werden. Beech zurrt sein Energiefeld und seine Lebendigkeit immer mehr zu und arbeitet sich gouvernantenhaft, wie eine gestrenge Lehrerin, die den Kontakt zu ihrer Innenwelt verloren hat, durchs Leben, das dadurch immer karger und dunkler wird.

Beech-geprägte Menschen wissen alles besser und am besten. Abweichende Meinungen verweisen aus ihrer Sicht lediglich auf Ignoranz und Unkenntnis hin. Man lässt sich nicht erweitern und inspirieren, sondern alles Fremde, das nicht in das eigene enge Raster passt, wird abgelehnt.

Die Blütenessenz Beech öffnet diese enge Haltung und weicht die innere Härte langsam auf. Wir beginnen menschlicher zu werden, nehmen Projektionen zurück und entwickeln Herz und Verständnis für unsere eigene Person und unser Umfeld. Der Horizont wird weiter. Wir kommen in Kontakt mit unseren Ängsten und vielleicht auch den dahinter liegenden Erfahrungen. Die ausgeprägte Kritiksucht gegenüber anderen wird als Abbild der kritischen Haltung zu uns selbst erkannt und wir beginnen milder zu uns zu sein, Fehler einzusehen, uns zuzugestehen und zu verzeihen. Wir steigen von unserem hohen Richterstuhl herab und beginnen, ein ganz normaler Mensch zu werden, einzigartig, wertvoll, aber genauso mit Fehlern behaftet wie jeder andere auch. Das entspannt und lädt auch wieder Menschen ins Leben ein, die so sein dürfen, wie sie sind.

Da wir unsere Schwächen akzeptiert haben, können Kritik und Ablehnung von außen nicht mehr gefährlich sein und werden interessanterweise auch gar nicht mehr kommen. Sie zeigen sich nur so lange, wie man selbst nicht im Reinen mit sich ist.

Im positiven Beech-Zustand kann man seine Fähigkeit zur genauen Beobachtungsgabe und klaren Urteilskraft konstruktiv wissenschaftlich, psychologisch oder in anderen Bereichen einsetzen. Man hat diesen klaren, analytischen Blick und geht dabei tolerant und menschlich mit sich und der Welt um.

Kinder und Jugendliche können durch den Einfluss einer Gruppe oder ihrer Familie auch schon in Abwehrhaltung und Verurteilung besonders von Menschen anderer Kulturen oder sozialen Schichten sein und könnten vorsorglich Beech nehmen, damit sich diese Sichtweise nicht verstärkt und festigt.

FEINSTOFFLICHE UNTERSTÜTZUNGEN

Edelsteine
- Rosa Steine (Herzöffnung)
- Amethyst (spirituelle Öffnung)

Ätherische Öle
- Orange (geistige Weite und Wohlwollen)
- Rose (Herz öffnen)

BEWUSSTSEINSARBEIT

Körper- und Energiearbeit
- Bioenergetik, um die Panzerung zu lösen.
- Sanfte Dehnungsübungen (Hatha-Yoga, Qi Gong)
- Reinigung von negativen Emotionen durch Heilende Laute (Tao Yoga)
- Arbeit mit allen Chakren, besonders Herz-, Stirn- und Kronenchakra
- Bei jeder Kritik reflektieren, wo die Projektion liegt, warum man sich über den anderen erheben möchte, wovor man Angst hat und was man sich in Wirklichkeit wünscht.

Malthemen
- Zusammengeschnürt in seiner harten, kritischen Haltung voller Vorurteile
- Seine selbst geschnürten Fesseln sprengen und offen und frei werden
- Gleicher unter Gleichen, jeder in seiner besonderen Art

Seelenreise
- Reise zu dem/r inneren Kritiker/in. Sein/Ihr Aussehen? Wie ist er/sie gekleidet? Welche Umgebung? Farben? Düfte? Atmosphäre? Ihn/sie fragen, warum er/sie so ist, wie er ist, was ihm fehlt, was ihn quält, was ihn verletzt hat, wovor er Angst hat, was er beschützt. Was braucht er/sie zu seiner/ihrer Heilung?

Meditationen

- Dynamische und Kundalini-Meditation, um frei zu werden und die Energie in Fluss zu bringen (CDs mit Beschreibung gibt es im Buchhandel).
- Regelmäßig joggen oder spazieren gehen in der Natur, hinausgehen

Astrologische Zuordnungen

- Jungfrau-Merkur/Saturn
- Auch Sonne/Jungfrau-Merkur, Jungfrau-Merkur/Jungfrau-Merkur

CENTAURY

Tausendgüldenkraut (Centaurium erythraea)

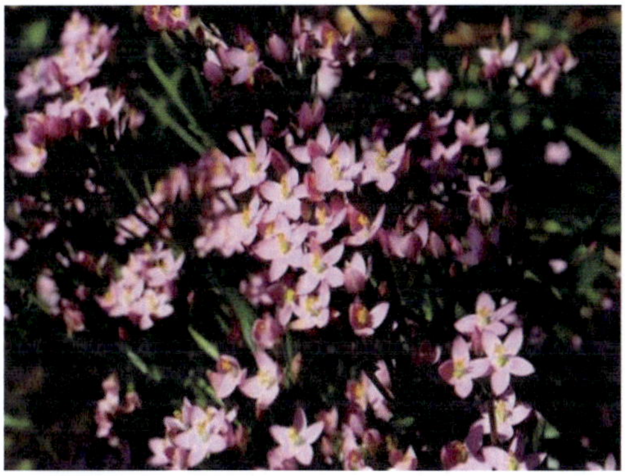

DIE PFLANZE

Das Tausendgüldenkraut gehört zu den Enziangewächsen und wird wegen seiner Wirkung auch Bitterkraut oder Fieberkraut genannt. Aufgrund seiner Bitterstoffe ist es appetitanregend und verdauungsfördernd. Es hat zudem eine fiebersenkende, reinigende und entzündungshemmende Wirkung. Die Blüten öffnen sich nur vormittags, wenn die Sonne scheint. Bei anderen Wetterbedingungen verschließen sie sich und die Pflanze wirkt sehr unscheinbar, als würde sie sich bei widrigen

Umständen wie Kälte, Wind und Feuchtigkeit in die Unsichtbarkeit zurückziehen und von der Bildfläche verschwinden. Dennoch verfügt sie über eine starke Heilkraft, vor allem für den Verdauungstrakt, in dem auch das Seelische verarbeitet werden muss und aus dem heraus in der Region um den Solarplexus die Ichkräfte entfaltet werden.

DIE BLÜTENESSENZ

Thema: Eigenwille und Selbstbestimmung
Lichtseite: Seine Persönlichkeit unter Wahrung seiner Individualität bewusst in den Dienst einer Sache stellen.
Schattenseite: Selbstaufgabe, latente Unterwürfigkeit, schwacher Eigenwille.
Vision und Lernaufgabe: Seine Persönlichkeit entfalten und einbringen. Dabei Grenzen aufzeigen, bei sich bleiben und seine Interessen durchsetzen.

Centaury hat neben der Sonne-Energie (Individualität entwickeln und zeigen) auch einen Anteil Mars (seinen Willen durchsetzen) und Jungfrau (seinen Dienst tun). Alle drei Kräfte kommen im blockierten Zustand nicht konstruktiv zur Entfaltung. Stattdessen gibt man die energievolle, selbstbewusste Persönlichkeitsentwicklung zugunsten einer Opferhaltung und fast schon Untertänigkeit gegenüber einer starken Person, die den Gegenpol dazu abgibt, oder einer Sache auf.

Man will es allen recht machen und nimmt sich völlig zurück, um endlich Bestätigung zu bekommen und Konfrontationen, denen man mit seiner Ich-Schwäche nicht gewachsen ist, zu vermeiden. Übergangsweise können wir alle in diesen Zustand kommen, z.B. nach Phasen großer Kraftanstrengung und Erschöpfung. Dann wird sich aber schnell wieder der innere Drang zur Selbstbehauptung und zum Ausdruck unserer Besonderheit bemerkbar machen und uns zurück in unsere Power bringen.

Als echter Centaury-Typ dagegen kommt man schon als pflegeleichtes Kind auf die Welt. Man ist unauffällig, ist früh sauber, macht keinen unnötigen Stress und Lärm, ist später gut in der Schule und macht seinen Eltern und dem ganzen Umfeld Freude. Endlich jemand in der Familie, um den man sich nicht groß kümmern muss und der einfach so mitläuft im Alltagsgeschehen. Er funktioniert praktischerweise ganz von alleine, ohne großen Aufwand.

Nachdem man in der Kindheit und als Jugendlicher erlebt hat, dass dieser Weg am einfachsten ist, auch wenn man in der Schule öfter mal hin und her geschubst, verlacht und als Schwächling abgetan wurde, behält man die Verhaltensweise als Erwachsener bei. Tief im Unterbewusstsein hätte man sich allerdings gewünscht und wünscht es sich auch immer noch, für dieses pflegeleichte, dienstbare Dasein gewürdigt zu werden. Es ist unbewusst, aber es ist da, das Bedürfnis nach Anerkennung dafür, dass man die Schularbeiten durchweg alleine erledigt hat, dass man aus freien Stücken im Haushalt mitgeholfen hat, während die Geschwister munter mit ihren Freunden spielten, dass man seine Kinder- und Jugendlichensorgen mit sich selbst abgemacht hat, dass man mit seiner echten Persönlichkeit, die gedeckelt wurde, hinterm Berg gehalten hat, um nicht zu stören und nicht zur Last zu fallen.

Centaury-Menschen verfügen über eine hohe Sensibilität. Sie spüren schon als Kinder, wenn es der Mutter oder dem Vater schlecht geht oder die Eltern schon genug mit sich selbst zu tun haben. Sie halten sich dann zurück, nach dem Motto: Jetzt kann ich nicht auch noch kommen mit meinen Wünschen und Nöten. Sie beginnen früh, sich zurückzunehmen, vielleicht aus Schüchternheit und Angst, sich stolz zu präsentieren, unabhängig davon, was die anderen denken, aber sicher auch aus dieser Sensibilität für die Befindlichkeit der anderen heraus.

Sie können nicht unbeschwert lachen und fröhlich herumtoben, wenn sie spüren und wissen, dass Mama oder eine andere wichtige Person im Moment traurig ist. Durch diese ständige Zurücknahme ihrer eigenen Bedürfnisse, werden diese mehr und mehr verdeckt und können immer weniger Impulse für das eigene Verhalten und Auftreten geben. Sie verschwimmen und verschwinden zunehmend und zurück bleibt eine große Bereitschaft, sich für Menschen und Dinge einzubringen und zu Diensten zu sein.

Dass man damit genau die Personen und Situationen anzieht, die nach einem Diener oder gar Opfer Ausschau halten, versteht sich von selbst. Die beiden gehören als untrennbares Paar zusammen. Will man sich aus einer solchen Umklammerung, sei es durch einen dominanten Menschen oder eine aussaugende Situation, lösen, muss man seinen Teil der Hausaufgaben machen und seine verzerrt gelebte Dienstbarkeit und Hingabe liebevoll erkennen, akzeptieren und dazu übergehen, seine Persönlichkeit und ihre echten Bedürfnisse wieder oder überhaupt einmal zu spüren und ihr zunehmend gerecht zu werden.

Schwelende Wut, weil man in seinen Anstrengungen nicht wahrgenommen wird, geschweige denn die gebührende Anerkennung erhält, unterschwellig wirkende Dauerfrustration, weil keiner die Leistungen sieht, sondern eher noch mehr Aufgaben hinüberschiebt, bringen nicht weiter und kosten sehr viel Kraft. Es tut weh, was unterdrückt wird, und dabei macht man sich meist noch vor, dass alles nach eigenem Wunsch und Willen passiert und man schon zurechtkommt.

Centaury hilft, zu sich zurückzufinden und ehrlich zu sich zu sein. Man kommt in Wirklichkeit gar nicht zurecht, man ist überarbeitet, traurig, wütend und enttäuscht, dass man immer größere Aufgaben aufgehalst bekommt, ohne je ein Wort des Lobes oder der Dankbarkeit zu erhalten. In der heutigen Arbeitswelt sind diese opferbereiten Diener sehr willkommen und werden entsprechend ausgenützt. Schwierig ist eben, dass sie meinen, es selbst so zu wollen. Centaury öffnet den Weg in die eigene Persönlichkeit, in die wirklichen Bedürfnisse, in einen eigenen Willen, der bei Bedarf Grenzen setzt und nein sagt, in die Anerkennung von sich selbst, in seine heilige, innere Welt, die sich Umsetzung und stolzen Selbstausdruck in der Außenwelt wünscht, sicher auch in all die Gefühle, die mit der bisherigen Lebensweise einhergingen und jetzt an die Oberfläche gelangen.

Erst wenn der Weg zur Entfaltung seiner besonderen Qualitäten frei ist und diese sich zeigen dürfen, kann man genau abschätzen, wo und für welche Sache man sie gerne einbringen und sich engagieren möchte. Was ist einem selbst wirklich wichtig und wofür möchte man seine Fähigkeiten zum Einsatz bringen und sie dabei immer weiter entwickeln? Wo ist der richtige Platz in der Privat- und Berufswelt? Wie schafft man die Balance zwischen Eigenwilligkeit und selbstlosem, überpersönlichem Engagement? Wie kann man am besten seine Persönlichkeit stärken, um dauerhaft mit Freude zum besten Nutzen aller seine individuellen Qualitäten in einer Beziehung, Familie, Gemeinschaft oder der Gesellschaft zur Verfügung zu stellen, wobei man immer der Herr und Meister über das Geschehen bleibt?

Centaury unterstützt diesen Prozess, der zuerst nach innen und dann in neuer, gewandelter Form nach außen führt. Es stärkt die Identität und bewahrt sie auch in Gruppensituationen, bei hohen Anforderungen und gegenüber dominanten Personen, die nach dieser inneren Veränderung nicht mehr in diesem Maße in sein Leben treten werden, da „der Partner“ in der vorherigen Form nicht mehr zu haben ist.

Je mehr die innere Plattform im positiven Centaury-Zustand steht, von der aus nach außen durchgestartet wird, umso liebevoller, respektvoller und achtsamer wird der Umgang miteinander sein. Es gibt kein oben und unten mehr, sondern die Zusammenarbeit von gleichberechtigten Menschen oder innerhalb von Hierarchien, in denen alle mit derselben Achtung und Wertschätzung behandelt werden, die man sich selbst entgegenbringt und für sich selbst wünscht.

Centaury-Kinder und –Jugendliche erkennt man in ihrer ruhigen, zurückhaltenden und unauffälligen Art. Sie scheinen fast mit einer Tarnkappe unterwegs zu sein, um nicht unnötig zur Last zu fallen. In der Schule sind sie ganz praktisch zum Abschreiben, weil sie sicher ihre Hausaufgaben gemacht und sich gut auf Klausuren vorbereitet haben. Ansonsten werden sie übersehen oder man kann sich hervortun, indem man sie hänselt, verlacht und herumstößt. Diese „netten" Mitschüler können sich dabei gewiss sein, dass die Malträtierten nicht petzen oder gar zurückschlagen werden. Ganz sicher nicht. Auch wird sich Centaury ganz selbstverständlich für Fleißaufgaben oder Zusatzjobs melden und sie still, leise und sorgsam verrichten.

FEINSTOFFLICHE UNTERSTÜTZUNGEN

Edelsteine

- Feueropal (Stärkung des Willens und der inneren Kraft)
- Heliodor (Durchbruch zum Licht)
- Gelber Baryt (Kraft, die aus dem Herzen kommt)
- Hessonit (goldfarbener Granat, für Vertrauen in die eigene Kraft)
- Sodalith (zur Stärkung, wenn man wieder weiß, wer man ist, um sich treu zu bleiben)

Ätherische Öle

- Mandarine, Orange (geistige Erwärmung und Öffnung)
- Bergamotte (geistige Leichtigkeit, Reinigung und Weite)
- Cassia, Zimt (wärmend)
- Rosmarin (revitalisierend)
- Vetiver, Elemi (wärmend und erdend)
- Zeder, Zypresse (aufrichtend, stabilisierend)

BEWUSSTSEINSARBEIT

Körper- und Energiearbeit

- Zuerst Energie sanft zuführen: Massagen, Entspannungsbäder, die Anspannung loslassen, sich gehen lassen, sich tragen lassen, im und am Wasser aufhalten, Tränen zulassen.
- Sich von unterbewusst vorhandenen negativen Gefühlen reinigen und sanft mit Energie füllen: Heilende Laute, regelmäßige Arbeit mit allen

Chakren.
- Feste Zeiten für Nichtstun und spontane Eingebungen
- Aufenthalt in der Sonne, im Freien, Lichttherapie

Tagebuch führen, allgemein und zum Abschluss jeweils: Anerkennung seiner Leistungen und was man sich wünscht.

Malthemen
- Selbstbild: unauffällig, unter der Tarnkappe
- Selbstbild: immer zu Diensten
- Grenzen setzen, nein sagen
- Selbstbild: In meiner Kraft, meinem königlichen Dasein
- Als besondere, eigenwillige Persönlichkeit seinen Dienst tun

Seelenreise
- Reise in sein inneres Schloss, in dem man residiert und seine einzigartige Persönlichkeit kennenlernt, entwickelt, kultiviert und präsentiert. Wie sieht das Schloss aus? In welcher Umgebung befindet es sich? Wie sieht es innen aus? Wie viele Räume? Farben? Düfte? Einrichtung? Wie sieht mein/e innere/r König/in aus? Wie geht es ihr/ihm? Was wünscht sie sich, um mehr Raum in Ihrem Leben einnehmen zu können? Was beschließen sie gemeinsam?

Meditationen
- Das Energierad
  Stellen Sie sich auf Höhe des Solarplexus (inneres Feuer) oder des Herzens (Herzenswärme), je nachdem mit welcher Kraft Sie im Moment arbeiten möchten, eine sich drehende goldfarbene, leuchtend-glänzende Scheibe vor. Diese Scheibe können Sie jederzeit aktivieren, entweder in einem meditativen Rahmen oder im Alltagsleben, wenn es gerade notwendig ist, indem Sie die Scheibe oder das Rad im Uhrzeigersinn drehen (von Brustmitte nach links oben, links unten, rechts unten, rechts oben, links oben), dann holen Sie Energie in Ihr System herein und halten Ihre Energie in ständiger Bewegung und auf einem hohem inneren Niveau.
- Regelmäßig Hatha-Yoga-Übungen zur Weitung des Brustkorbs und zur Durchblutung und Dehnung des Verdauungstrakts

Astrologische Zuordnungen

- Sonne/Jungfrau-Merkur
- Sonne/Neptun, verstärkt, wenn noch Pluto dazu kommt.

CERATO

Chinesische Bleiwurz, chinesisches Hornkraut (Ceratostigma willmottiana)

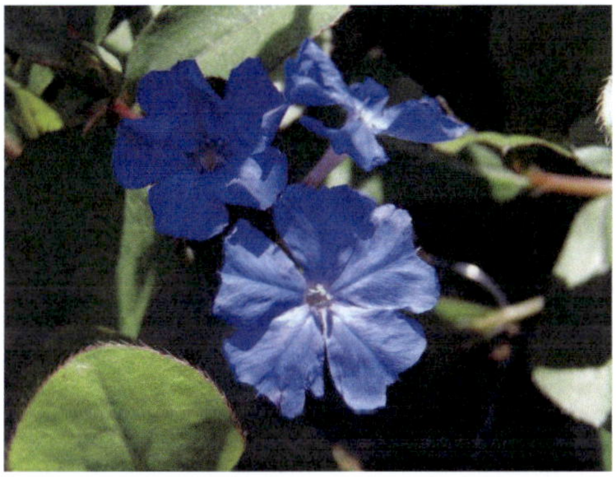

DIE PFLANZE

Der Strauch der Bleiwurz wird bis zu zwei Meter hoch. Ihre rot-braunen Stängel sind kantig und die Blätter dicht behaart. Aus den blauen 5-blättrigen Blüten ragen feine, weiße Staubfäden heraus. Die Bleiwurz ist erst Anfang des 20. Jahrhunderts nach England gelangt. Sie stammt aus dem Tibet, ist Symbol für die unendliche Weite und Stille der Natur, für den klösterlichen Buddhismus, in dem das Göttliche in sich wahrgenommen wird, in dem Leere und Fülle eins sind. Auch ein Symbol für positive äußere Kargheit, die direkt nach innen führt. Im Tibet steht die Pflanze für Weisheit. Das Blau der Blüte ist klassisch Saturn und erinnert an das klare Blau des Himmels sowie das Blau des Stirnchakras. Es öffnet zum positiven Seelenpotenzial von Cerato: geistige Klarheit und Inspiration.

DIE BLÜTENESSENZ

Thema: Intuition und Inspiration
Lichtseite: In Kontakt zu seiner inneren Stimme sein und die Bereitschaft, ihr zu folgen.
Schattenseite: Überbetonung des Intellekts. Starke Außenorientierung aufgrund mangelnder Verbindung zu seinem Höheren Selbst.
Vision und Lernaufgabe: Geistige Leere und Aufnahmefähigkeit für seine Intuition herstellen und seine Entscheidungen daran ausrichten.

Wenn wir Cerato benötigen, sind wir völlig von unserer Intuition abgeschnitten. Es besteht kein Draht mehr „nach oben“, zu unserem höheren Selbst oder anderen unterstützenden Eingebungen aus der geistigen Welt. Stattdessen ist unser Denken auf die intellektuelle Ebene reduziert und wir haben nur Zugang zu dem, was wir schon kennen, was wir schon immer wussten und was Abbild zementierter Erwartungshaltungen ist.

Eine andere Cerato-Version ist das unfruchtbare Ping-Pong zwischen zwei Möglichkeiten in unserem Kopf, das uns geistig aufreibt, stresst und verrückt macht, aber sicher nie zu einer klaren Entscheidung führen wird. Wir stecken fest in Unentschlossenheit und suchen uns aus dieser Unklarheit heraus Rat in unserem Umfeld: „Soll ich dies oder das tun....“ Wenn dann noch unterschiedliche Einflüsse und Meinungen aus der Außenwelt auf uns zukommen, ist die Verwirrung perfekt und wir wissen gar nicht mehr, in welche Richtung wir marschieren sollen.

Ursache dieses Zustandes ist heute meist die Überflutung von Informationen und Eindrücken auf allen Kanälen, während der beruflichen Arbeit, beim Surfen im Internet und Zappen durch die Fernsehprogramme, dem oft auch hektischen Freizeitstress usw., verbunden mit der chronischen Zeitnot für uns selbst. Leere und Ruhe haben Seltenheitswert. Und wenn wir irgendwie Ruhe erfahren, dann als erschöpftes Darniederliegen nach zu viel Action. Dumpfheit macht sich breit und der geistige Horizont in Bezug auf Intuition und Inspiration geht gegen Null. Da hilft auch das erlernte intellektuelle Wissen oder akademische Gedankengut nicht weiter.

Klare Entscheidungen können nur aus einem klaren, weit offenen Geist geboren werden. Offen für eigene Eingebungen, nicht für die vielfältigen Meinungen der anderen. Hilfe bietet jede Form des totalen Daseins bei dem, was man tut. Jeder kennt die Erfahrung, dass nach tagelangem Ping-Pong im Kopf, das ohne jedes Ergebnis war, das entspannt-konzentrierte Arbeiten im Garten, Putzen der Fenster, Faulenzen auf dem Sofa, Singen in der Badewanne, in dem man vollkommen aufgeht und eben gerade nicht mehr denkt, wie aus dem Nichts die lange gesuchte Antwort oder Lösung herbeizaubert. Die Antwort ist schon lange da, es bedarf nur der Offenheit für die innere Stimme und das Heraustreten aus dem Gedankenkreisel.

Allerdings müssen wir mit der Klarheit auch umgehen können. Klarheit, die tief aus der Seele oder hoch aus der Intuition kommt, kann nicht mehr weggewischt werden. Sie steht konkret im Raum und fordert die entsprechenden Konsequenzen. Es gibt kein Zurück mehr wie bei intellektuellen Überlegungen, die immer wieder hin und her geschoben werden können. Auch das kann ein unbewusster Grund sein, diese eigentlich gewünschte Klarheit für Entscheidungen oder das Herauskristallisieren einer festen Meinung doch nicht wirklich zu wollen, da man vor den daraus resultierenden Konsequenzen oder das Beziehen einer Position mit all seinen Folgen für das bisherige Leben unterbewusst zurückschreckt.

Häufiger dürfte heute allerdings die geistige Überforderung und die Überfülle an nicht gerade nährenden geistigen Eindrücken sein, die den Kontakt zur Intuition und Inspiration versperren. Neben den passenden Blütenessenzen ist auf jedenfalls regelmäßige Meditation, die für jeden anders aussehen kann, nämlich jede Betätigung, die ihn in seine Mitte bringt, eine sichere Maßnahme, um wieder geistig Luft zu bekommen und Leere zu erfahren, aus der sich die gesuchten Lösungen wie von selbst ergeben.

Im positiven Cerato-Zustand sind wir entsprechend gelassen und offene Fragen lösen sich zu gegebener Zeit wie von selbst. Wir vertrauen auf unsere Intuition, erstens dass sie kommt und zweitens dass sie genau richtig ist. Wir sind nicht mehr auf die verschiedenen Ratschläge von außen angewiesen, die letztendlich nur noch mehr durcheinander bringen, sondern schaffen auf unsere Weise immer wieder geistigen Raum für die innere Stimme, das Sprachorgan des Ganzen. Es bedarf auch nicht länger der übermäßigen Anhäufung von noch mehr Wissen, sondern wir erkennen, was geistig wirklich von Nutzen und nährend für uns ist. Weisheit und Klarheit entstehen dann aus der Leere und der eigenen, individuellen Verknüpfung des intellektuellen Wissens heraus.

Kinder und Jugendliche mit geistiger Dauerüberfrachtung durch hohen Leistungsdruck in der Schule, wenn nur der Intellekt gefördert und gefordert wird, der natürlich wichtig ist, aber nur eine Seite des geistigen Potenzials darstellt, brauchen Cerato, ergänzt durch Anreize zur Entwicklung aus dem sportlichen, musischen, kreativen Bereich.

FEINSTOFFLICHE UNTERSTÜTZUNGEN

Edelsteine
- Azurit
- Sodalith
- Bergkristall

Ätherische Öle
- Zitrone (Konzentration)
- Pfefferminze (geistige Frische und Abkühlung)

BEWUSSTSEINSARBEIT

Körper- und Energiearbeit
- Arbeit mit dem Stirnchakra für Abstand und Inspiration und mit dem Kronenchakra für mehr Intuition und vertrauensvolle Öffnung für eine höhere Weisheit
- Königsblauer und violetter Aura-Soma-Pomander

Malthemen
- Selbstbild mit riesenhaftem Kopf, der nach oben versperrt ist, mit seinen vielen kleinen Gedanken
- Kopf in Offenheit im Stirnchakra nach vorne mit blitzartiger Inspiration und im Kronenchakra nach oben mit sanfter Intuition

Seelenreise
- Zuerst formuliert man eine wichtige Frage, die im Moment das Leben bestimmt.

  Dann begibt man sich auf die innere Reise zur/m geistigen Führer/in, die/der uns und unsere Entwicklungsrichtung genau kennt und jede Frage aus einer tiefen Weisheit heraus beantworten kann. Sie/er lebt in einem Tempel. Wie sieht dieser aus? Wie sieht es in seinem Inneren aus? Wie riecht es dort? Welche Farben? Wie ist er eingerichtet? Man begibt sich zu dem hintersten, heiligen Raum, dem Aufenthaltsort der/des Führerin/s, öffnet die Tür und sieht sie/ihn auf dem Thron der Weisheit und Erkenntnis. Man verbeugt sich, stellt seine Frage und empfängt die Antwort.

Meditationen

- Zazen zur Klärung, geistigen Reinigung und für geistige Leere
- Mantra-Meditation mit dem Mantra Ksham (aufrecht und entspannt hinsetzen, Schneidersitz oder beim Sitzen auf einem Stuhl die Füße auf den Boden, und laut oder innerlich bei jedem Ausatmen das Mantra Ksham intonieren)

Allgemein: Pausieren mit der Aufnahme von Wissen. Lesepause. Internetpause.

Astrologische Zuordnungen

- Wenn zu viel Gedankenkarussell: Zwillinge-Merkur/Sonne, Zwillinge-Merkur/Mond, Zwillinge-Merkur/Zwillinge-Merkur, Zwillinge-Merkur/Jungfrau-Merkur, Zwillinge-Merkur/Venus, Zwillinge-Merkur/Mars, Zwillinge-Merkur/Uranus
- Falls geistig zu eng und starr: Zwillinge-Merkur/Saturn

CHERRY PLUM

Kirschpflaume (Prunus cerasifera)

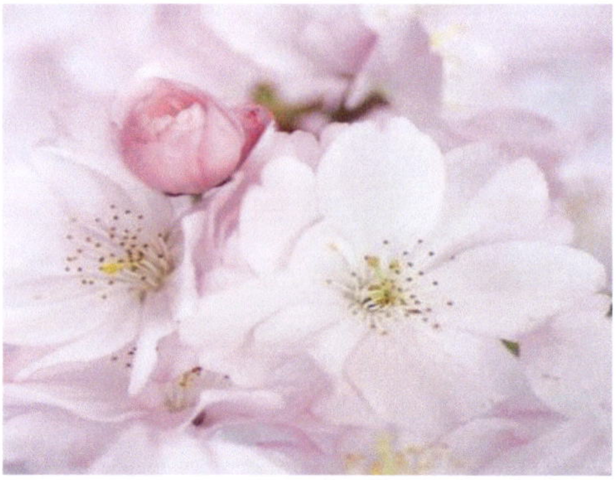

DIE PFLANZE

Der Kirschpflaumenbaum gehört zu den Rosengewächsen. Er blüht zusammen mit der Schlehe als erster Baum im Jahr, von Februar bis Anfang April, noch bevor sich die Blätter herausbilden. Er ist der erste in der Baumwelt, der mit seiner Blüte das Wiedererwachen des Lebens symbolisiert. Laut Wolf-Dieter Storl ist die Pflanze der weißen Göttin geweiht. Die Heckenpflanze stand früher als Grenze, am Übergang zwischen der zivilisierten Welt und der Wildnis, den unkontrollierten Kräften, der wilden Macht der Natur. Die Blüten des Baumes dienen als erste Nahrung für die Bienen nach dem Winter. Die weiße wilde Göttin ernährte sich von dem Wildhonig. Aus dem Honig wurde zusammen mit Bilsenkraut und anderen Wildpflanzen der Wein gebraut, der zum Frühlingsvollmond zu Ehren der weißen Göttin getrunken wurde mit der Folge orgiastischer Gelage, bei denen alles an die Oberfläche kommen und gelebt werden durfte, was lange in der Finsternis des Unbewussten vor sich hinvegetiert hatte: ungeahnte Lebenskräfte und Lebendigkeit, sexuelle Phantasien mit entsprechenden Ausschweifungen, Brutalitäten, Gewalt, Sadismen usw. Kontrolle und Zensur waren aufgehoben.

DIE BLÜTENESSENZ

Thema: Loslassen
Lichtseite: Anschluss an sein Unbewusstes mit allem, was sich dort findet, Licht und Schatten.
Schattenseite: Durch die Abkehr von der inneren Wildheit und das Aussortieren und Verdrängen der Kräfte, die die Kontrolle aufheben, wie Sex und intensive Gefühle, unter starker innerer Spannung stehen. Angst, verrückt zu werden.
Vision und Lernaufgabe: Den Mut entwickeln, in die innere Finsternis hinabzusteigen und sich mit seinen Verdrängungen wieder verbinden und sie in sein Bewusstsein reintegrieren.

Es gibt verschiedene Blütenessenzen, die den Wiederkontakt mit den verdrängten Seiten zum Thema haben. Bei Cherry Plum meint man, auf einem Pulverfass zu sitzen und den Verstand zu verlieren, so sehr drückt das nach unten weg geschobene Gut und will um jeden Preis an die Oberfläche gelangen. Es stellt im negativen Cherry-Plum-Zustand einen enormen Kraftakt dar, diese Kräfte unten zu halten und ihnen den Einlass in unser Bewusstsein zu verwehren. Es raubt uns fast die Luft. Wir vermeiden auch tiefer zu atmen oder gar zu entspannen, da damit die mühsam aufrechterhaltene Kontrolle ins Wanken geraten könnte. Flache Atmung, den Bauch eingezogen, die Knie durchgedrückt, den ganzen Körper in erstarrter Haltung zu fixieren, sind Maßnahmen, die wir unbewusst treffen, um den Wahn, der sich nach oben schaffen will, zu bannen und zurückzuhalten. Und je mehr man Druck dagegen ausübt, umso mehr Gegendruck erzeugt man und bekommt bald das Gefühl, bersten zu müssen und zu zerstörerischen Taten hingerissen zu werden, die man nicht mehr unter Kontrolle hat.

Die Zweiteilung zwischen oben und unten, Bewusstsein und Unterbewusstsein, wird mit aller Gewalt betrieben und bringt im blockierten Cherry Plum-Zustand an den Rand des Wahnsinns. Entweder wurde zu lange Wut zurückgehalten, die inzwischen so eine Intensität erreicht hat, dass wir den Verursacher den Garaus machen könnten, wenn sich der Deckel der gestauten Kraft heben würde. Oder es wird die sexuelle Kraft im unteren Kämmerlein gehalten, bis sie sich schon fast durch die Augäpfel rauszudrücken scheint. Die Vorstellung, auch nur minimal dem sexuellen Drang zu folgen, weckt die Phantasie von endlosen Orgien, mit denen man sich sicher nicht gesellschaftsfähig fühlt und es daher zwangsweise vorzieht, auch hier den Deckel mit aller Gewalt darauf zu lassen. Oder das ganze energetische System steht unter Schock, der unbearbeitet das Nervensystem in angstvoller Daueranspannung hält, so dass wir tagsüber unter Hochdruck stehen und nachts nicht schlafen können. Es scheint einem zerreißen zu wollen.

Cherry Plum löst ganz sanft die Abwehr gegen diesen tobenden inneren Hexenkessel. Der Energiedruck wird langsam herausgenommen und es offenbart sich in verträglichen Dosen, was sich aus den inneren Katakomben zeigen möchte. Die Selbstentfremdung durch die bisherige Abspaltungspolitik wird uns bewusst und wir nähern uns den verdrängten Inhalten unserer Seele wieder an. Wir holen sie zurück nicht nur ins Bewusstsein, sondern auch unser Selbstbild. Wichtige Unterstützungen sind Meditation und künstlerischer Ausdruck. Für eventuelle gewalttätige Energien brauchen wir einen unschädlichen Kanal und dafür eignet sich jede Art der Kreativität. Der Wiederkontakt gibt sehr hohe Mengen an Kraft frei, erstens die, die wir nicht mehr für den Akt der Unterdrückung benötigen, und zweitens die, die sich wieder regen darf und zu fließen beginnt. Am besten suchen wir nach einem ersten konkreten Kanal, wie Joggen oder andere körperliche Bewegung, bis wir das Gefühl haben, die frei werdenden Kraftreserven auch mit unserem Umfeld teilen und austauschen zu können.

Das positive Potenzial von Cherry Plum sind eine hohe Intensität, ein enorm hohes Energiepotenzial und die Fähigkeit und der Mut, dieses zuzulassen und da, wo es passt, auch unkontrolliert auszuleben. Es findet eine Wiedervermählung mit der inneren Finsternis statt – Basis für einen endlosen Reichtum an Seelenkräften.

Wenn Kinder oder Jugendliche auf einem solchen Dampfkessel sitzen, vor allem in der Trotzphase und in der Pubertät, kann auch bei ihnen Cherry Plum helfen, langsam, aber sicher den Überdruck herabzusetzen und die verdrängte Energie nach und nach in ihr Wesen zu integrieren.

FEINSTOFFLICHE UNTERSTÜTZUNGEN

Edelsteine

- Schwarzer ungeschliffener Diamant (Zugang zu dunklen Verdrängungen) Schneeflockenobsidian (Kontakt zu seinen Tiefen, Loslassen)
- Flourit (Durchbruch bei Blockaden)
- Gagat (Trauerstein)
- Schwarze Perle (Trauer)
- Aragonit (Wandlung)
- Zum Ausgleich auch helle Steine: Rosenquarz, Jade
- Für Ruhe und Klarheit: Bergkristall

Ätherische Öle

- Für Entspannungsfähigkeit: Melisse, Lavendel

BEWUSSTSEINSARBEIT

Körper- und Energiearbeit

- Arbeit mit dem Stirnchakra beim Wunsch nach Abstand und Ruhe
- Langsam ausgeführte bioenergetische Beckenübungen
- Heilende Laute nach Mantak Chia (Tao Yoga)
- Progressive Muskelentspannung nach Jacobson

Malthemen

- Die Gesichter meines inneren Pulverfasses
- Der sanfte Ausbruch
- Meine endlose innere Kraft und Intensität

Seelenreise

- Die Wendeltreppe nach unten, ganz tief hinab, den düsteren Gang entlang zur schweren Tür, die sich langsam öffnen lässt, und die tobenden, eingesperrten, nach oben drückenden Gestalten seiner inneren Finsternis und Wildnis besuchen. Wer ist alles da? Wie sehen sie aus? Was machen sie? Was wollen sie? Was kann man ihnen vorschlagen, damit sie zufrieden sind? Mit wem geht man zuerst nach oben und bringt ihn/sie wieder in das Leben im Licht mit ein? Wie kann man diese Kraft/Kräfte im jetzigen Leben zum Ausdruck bringen? Wie sieht ihre (konstruktive) Bühne aus?

Meditationen

- Negativitätsmeditation (sich 30 Minuten zurückziehen und sich vorstellen, was alles Schlimmes passieren könnte, wenn man dem inneren Dampfkessel freie Bahn geben würde)
- Zur Abreaktion: Dynamische Meditation
- Zur Lockerung und für mehr Leichtigkeit: Kundalini-Meditation, Nataraj-Meditation (40 Minuten tanzen, CD im Buchhandel erhältlich)

Astrologische Zuordnungen

- Alle Pluto-Verbindungen, besonders zu Sonne, Mond, Venus und Mars

CHESTNUT BUD

Knospe der Rosskastanie (Aesculus hippocastanum)

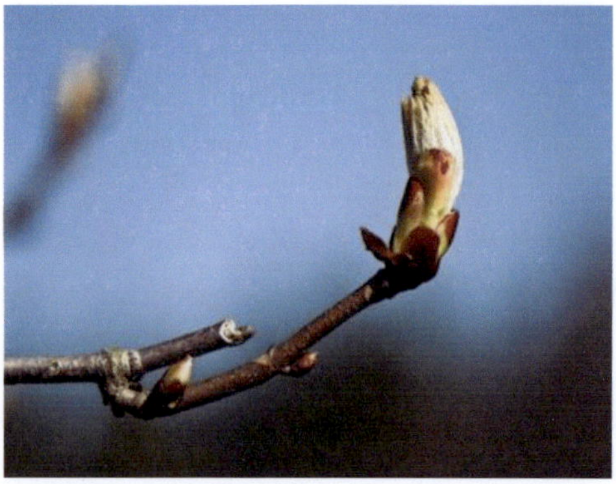

DIE PFLANZE

Die Rosskastanie ist ein schnell wachsender Baum, der bis zu 30 m hoch wird. Ihre sehr großen Blätter sind an der Oberseite dunkelgrün und etwas glänzend, während sie an der Unterseite hellgrün und ihre Adern filzig sind. Die Knospen, die sich im Herbst zeigen und die Blütenanlagen schützend umgeben, haben mehrere Schuppen und sind klebrig. Die Rosskastanie blüht von April bis Juni. Aus ihren Blüten wird die White Chestnut-Essenz gewonnen.

Die Früchte sind die nicht essbaren Rosskastanien, die von einer stacheligen Hülle umgeben sind.

Die Rosskastanie ist bekannt als Alleebaum, als klassischer Parkbaum und als Schattenspender in Biergärten. Sie stammt ursprünglich aus Asien. In der Phytotherapie hat sie sich aufgrund ihrer gefäßverstärkenden, entzündungshemmenden und antikoagulierenden Wirkung besonders bei Krampfadern und Hämorrhoiden bewährt.

DIE BLÜTENESSENZ

Thema: Lernfähigkeit

Lichtseite: Fähigkeit zu bewusster Wahrnehmung, Reflexion und Verarbeitung der Lebensereignisse.
Schattenseite: Wiederholung immer der gleichen Fehler und Versäumnisse aufgrund der Weigerung, sich mit deren Ursachen auseinanderzusetzen.
Vision und Lernaufgabe: Bei seinen Misserfolgen, besonders wenn sie sich ständig wiederholen, das Lebenstempo herausnehmen, anhalten, die Hintergründe analysieren und entsprechend neue Wege einschlagen.

Im negativen Chestnud Bud-Zustand eilen oder schlafen wir über bestimmte Geschehnisse und Erfahrungen in unserem Leben weg, ohne innezuhalten und sie uns anzuschauen. Es missglücken Kontakte, Freundschaften, Beziehungen oder wir scheitern immer wieder bzgl. unseres beruflichen Ehrgeizes und anderer Ziele im Leben. Das wollen wir wettmachen, indem wir sogleich zum nächsten Partner, Job, zur nächsten Diät, der nächsten Therapieform, Meditation oder was auch immer weitergehen. Wäre doch gelacht. Einwürfe aus dem Umfeld, dass man es doch mal anders versuchen oder die sich wiederholende Situation reflektieren könnte, werden als störend, bremsend und ignorant betrachtet und abgetan. Der nächste Anlauf klappt bestimmt. Chestnud Bud-Zustände können so ausgeprägt sein, dass es nicht einmal wahrgenommen wird, dass immer dasselbe misslingt. Man denkt, dass die nächste Frau, die etwas anders aussieht, oder der nächste Therapeut, der anfangs etwas verständiger erscheint, jetzt einfach angesagt sind, und übersieht die Kette der Wiederholungen, die sich hier schon länger Perle an Perle aneinanderreihen.

Hintergrund kann die innere Eile sein, die der Realität immer schon Längen voraus ist (Mars), oder eine Form von Abgestumpftheit (Stier), die ihren Stiefel aus Gewohnheit immer weiter macht, ohne überhaupt in Betracht zu ziehen, dass er wenig weiter bringt, sondern nach einer Veränderung schreit. In beiden Fällen kommt es letztendlich zur Stagnation beim Treten im Hamsterrad. Es passiert nichts Neues. Der Mensch lernt nichts dazu. Er weiß es besser – sonst würde er nicht immer wieder dasselbe wiederholen – oder er hat es gar nicht gemerkt und weiß noch nicht einmal, dass Veränderungsbedarf besteht.

Chestnut Bud ist die Knospe, die Vorform, die Wiege der Blüte, die sich im darauf folgenden Frühjahr aus ihr entwickeln wird. Das Strahlen und Leuchten, die Entfaltung kann nur erahnt werden, ist in der Knospe aber schon vollständig angelegt. Sie ist potenziell da. So sieht es auch mit der Lösung aus, wenn wir im negativen Chestnut Bud-Zustand zwanghaft in der Unreife erstarrt sind oder auf ihr beharren (Saturn). Alles, was wir uns wünschen und zu unserem Entwicklungsweg gehört, auch die Wandlung steter Misserfolge oder wiederholten Scheiterns in der konstruktiven Form schon in uns angelegt. Wir brauchen nur noch stoppen, innehalten, hinhorchen und hinschauen, was sich hier wiederholt abspielt und wie wir aus diesem Wiederholungszwang ausbrechen können.

Möglicherweise sind die Hintergründe komplex. Chestnut Bud wird uns helfen, ihnen auf die Spur zu kommen. Der Bruch mit der immer gleichen Vergangenheit und damit auch Zukunft, die sich aus dieser speist, wenn sie nicht durchleuchtet und verarbeitet wird, kann zusätzlich zur Blütenessenz anderer Geburtshelfer bedürfen, sei es einer karmischen oder systemischen Betrachtung, der täglichen Meditation, Integration von Bewegungs- oder Atemübungen in den Alltag oder anderer therapeutischer Impulse. Wir scheuen nicht umsonst die Konfrontation mit diesen sich wiederholenden Ereignissen. Dahinter können Verletzungen, Ängste und eine verdrängte tiefe Verzweiflung bis hin zur Depression stehen oder schwierig erscheinende Lebensveränderungen, so dass man nicht nur schlicht von Unreife sprechen kann. Die Einsichten und Potenziale, die durch Reflexion geborgen und ans Licht gefördert werden können, machen sicher auch Angst und werden deshalb „übersehen".

Im positiven Chestnut Bud-Zustand haben wir Möglichkeiten gefunden, regelmäßig zur Ruhe zu kommen. Wir sind bereit, zu akzeptieren, dass Fehlschläge zum Leben und damit auch zu uns dazugehören, dass sie Basis dafür sind, blinde Flecken aufzudecken und uns weiterzuentwickeln. Wir vertrauen darauf, dass letztendlich alles, was in unserem Leben passiert, in irgendeiner Form Blüten und Früchte tragen wird und wir uns deshalb auf die Betrachtung, Analyse und Verarbeitung auch negativer Ereignisse einlassen können. Wir entfalten konstruktive Zwillinge-Merkur-Fähigkeiten, indem wir mit Objektivität beide Seiten der Medaillen in unserem Leben betrachten und daraus lernen. Das wirkt auf den ersten Blick entschleunigend, aber mit Abstand betrachtet - und den verlangt der positive Zustand auch - bewegen wir uns durch die Reflexion in unserer Entwicklung wesentlich schneller voran, als wenn wir ganz schnell weiter in die nächste, ganz ähnliche Situation eilen und sich in diesem Lebensbereich alles nur im Kreis dreht.

Bei Kindern und Jugendlichen, die entweder aufgrund ihres übermäßigen geistigen Tempos sehr unkonzentriert erscheinen und immer wieder dieselben Flüchtigkeitsfehler machen, oder die im Gegenteil dazu als lernschwach gelten, nur weil sie langsam sind und erst eine eigene Struktur entwickeln müssen, nach der sie individuell am besten lernen können, die insgesamt mehr Zeit brauchen, kann Chestnut Bud sehr hilfreich sein. In beiden Fällen sind die Kinder nicht dumm, sondern leben und verstehen in einem anderen geistigen Tempo wie die „Norm“. Im ersten Fall empfiehlt sich z.B., das überhöhte Tempo umzuleiten auf die körperliche Ebene durch schnelle Sportarten sowie neue, spielerische und immer wieder spannend und neu erscheinende Lern- und Lehrmethoden zu entwickeln, die auch diesen Kindern Spaß machen und sie nicht rigoros ausbremsen. Und im zweiten Fall sollte man den Kindern ihr individuelles Tempo und ihr Bedürfnis nach Struktur, die als greifbare Form immer langsamer ist, zugestehen und sie ihre eigene Ordnung im Prozess des Lernens finden lassen.

FEINSTOFFLICHE UNTERSTÜTZUNGEN

Edelsteine

- Brauner Achat (Erdung)
- Lavendeljaspis (Ruhe und Kraft)
- Lazulith (Ruhe und Frieden)
- Rutilquarz (Ausdauer und Umdenken)
- Bergkristall (Klarheit)

Ätherische Öle

- Zitrone (Konzentration)
- Pfefferminze (geistige Abkühlung)
- Zypresse und Zeder (Erdung, Bodenhaftung)
- Douglasfichte (erdend und wärmend für den Geist)

BEWUSSTSEINSARBEIT

Körper- und Energiearbeit

- Arbeit mit dem Stirnchakra für Abstand und Reflexion
- Königsblauer Aura-Soma-Pomander
- Autogenes Training und Progressive Muskelentspannung, um das Tempo herauszunehmen.

Malthemen

- Mit Scheuklappen auf der Flucht nach vorne
- In Riesenschritten durchs Leben hechten

- Selbstbild in der Natur, entspannt, innehaltend, zur Ruhe gekommen

Seelenreise

- Reise zum Ort der inneren Ruhe und Erkenntnis. Wie sieht es dort aus? In welcher Umgebung ist dieser Ort? Welche Farben und Düfte sind dort? Sich gemütlich niederlassen und den Ort in sich aufnehmen und genießen. Was sieht oder erfährt man dort, was man im Moment zur geistigen Beruhigung braucht? Was hilft, um Ereignisse in Ruhe betrachten, erkennen und verarbeiten zu können? Was ist die wichtigste Erkenntnis, die im Moment weiterbringt? Wie sieht ihre Umsetzung im Alltag aus? – Entweder die Antworten tauchen an diesem Ort von alleine auf oder man begegnet dort einer weisen Kraft/Person, die sie beantworten kann.

Meditationen

- Stiller Aufenthalt oder langsame Bewegung in der Natur. Das Grün, die Farben, die Düfte bewusst wahrnehmen und in sich aufsaugen.
- Kundalini-Meditation: Viel körperliche Bewegung und Leichtigkeit, aus der hinterher Ruhe und Abstand entstehen.
- Zazen

Astrologische Zuordnungen

- Zwillinge-Merkur/Sonne
- Zwillinge-Merkur/Mond
- Zwillinge-Merkur/Zwillinge-Merkur
- Zwillinge-Merkur/Mars
- Zwillinge-Merkur/Uranus

CHICORY

Wegwarte (Cichorium intybus)

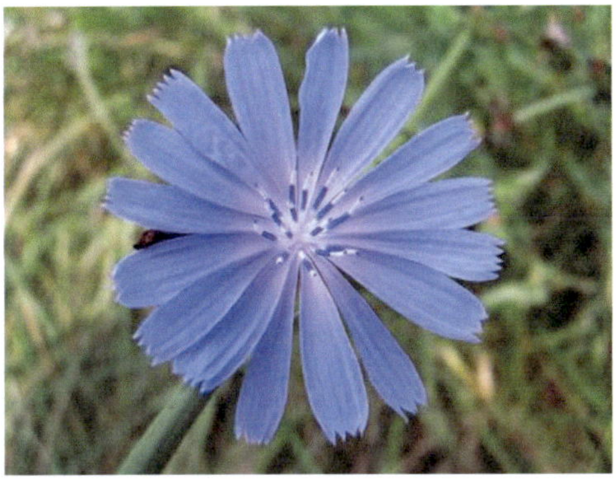

DIE PFLANZE

Der mehrjährige Korbblütler wird bis zu einem Meter hoch und trägt zartblaue Blüten, die sich vollkommen an der Sonne ausrichten. Sie recken ihre Köpfe in Richtung Osten, wenn die Sonne aufgeht und blühen nur vormittags. Wenn die Sonne nicht scheint, lassen sie ihre Blüten geschlossen. Wenn man von der Bedeutung der Blütenessenz ausgeht, kann man auch von einer extremen Sonnenfixierung sprechen. Als Heilpflanze wirkt die Wegwarte bitter und damit verdauungsfördernd. Sie regt die Absonderung der Galle an, wird bei Gallensteinen eingesetzt (Galle – Aggression – Mars) und hat eine Leber, Milz und Blut reinigende Wirkung.

DIE BLÜTENESSENZ

Thema: Selbstlose, bedingungslose Liebe
Lichtseite: Hohes Maß an Liebe, die gegeben wird, ohne zu fordern und etwas zurück zu erwarten.
Schattenseite: Besitzergreifende, erdrückende Liebe.
Vision und Lernaufgabe: Sein Herz öffnen und seine Liebe absichtslos verschen-

ken.

So wie die Wegwarte sich selbst gar nicht mehr wahrnimmt, sondern nur ihre Blüten, also ihr Wesen öffnet, wenn die Sonne, übersetzt ihr Angebeteter scheint, richten Menschen, die ihre Blütenessenz brauchen, sich vollkommen auf ihre große Liebe aus, sei es nun der Partner oder die ganze Familie. An diese Liebe ist ein großes Preisschild geheftet: sie verlangt alle Aufmerksamkeit und Zuwendung. Sie saugt aus bis auf den letzten Blutstropfen, während sie gleichzeitig bereit ist, für den anderen ihr letztes Hemd zu geben und sich vollkommen zu verausgaben. Es scheint fast schon um Leben und Tod zu gehen.

Zu lieben heißt, seine Fangzähne auszufahren und erbarmungslos ins Fleisch des Geliebten zu bohren. Und ist er/sie nicht willig, so brauch' ich (seelische) Gewalt. Erst wenn sich der Auserwählte vollkommen diesem "Liebeszauber" beugt und sein Leben seinerseits uneingeschränkt auf den Partner ausrichtet, fühlt dieser sich geliebt. Es wird aber dennoch nie genug sein, nie wirklich ausreichen. Es werden weiterhin Schuldgefühle eingeflößt, es wird emotional erpresst, man wird unter dem liebevollsten Liebeslächeln erdrückt, das auch die allerletzte Energie fordert. Das Defizit an Zuwendung des Chicory-Partners ist so gewaltig, dass es dennoch nie gefüllt werden kann.

Hintergrund ist oft ein elementarer Mangel, der als Kind erfahren wurde und mit dem sich ausgesöhnt werden muss. Denn alle, die später kommen, Partner oder gar Kinder, können nur ihre eigene, eigentliche Rolle im Leben des Chicory-Partners spielen und sind gar nicht in der Lage, dessen kindlichen Defizite nachträglich aufzufüllen. Es ist auch nicht ihr Job. Und es stellt eine maßlose Überforderung dar, gegen die sie sich abgrenzen sollten. Der Chicory-Partner wird damit auf sich selbst zurückgeworfen und muss anfangen, dort nach dieser übermenschlichen Liebe zu suchen, wo er sie nur finden kann: in der Bearbeitung seiner kindlichen Defizite und in der Öffnung für die Liebe durch seine Eltern und Ahnen sowie die überpersönliche Liebe, z.B. durch Meditation.

Auf diesem Weg stellt die Chicory-Blütenessenz eine große Hilfe dar. Sie erleichtert es, die Fangzähne zurückzufahren, jedem Beteiligten seinen Frei- und Eigenraum zu lassen und emotional erwachsen und für sich selbst verantwortlich zu werden. Liebe heißt dann nicht länger, besitzen zu wollen, sondern selbst Besitz von der großen Kraft der Liebe zu werden, sich von ihr durchfließen zu lassen, Kanal zu werden und sie nach außen zu verströmen.

Chicory hilft, sich selbst in seinem Wert wieder wahrzunehmen und damit auch darin, liebenswert zu sein. Sie hilft, die Augen für die Liebe zu öffnen, die sie schon die ganze Zeit umgibt, aber eben in einer freien, freiwilligen Form. Diese Liebe wurde vorher nicht gesehen, da das Verhalten der anderen nur daran gemessen wurde, ob sie genau den Vorstellungen des Chicory-Betroffenen entsprachen und ob diesem die ausschließliche Aufmerksamkeit zukam. Alles andere, d.h. alles Eigene, Eigenwillige der "geliebten" Person war uninteressant und konnte gar nicht angenommen werden.

Chicory schafft Abstand und Freiraum. Im positiven Chicory-Zustand sind wir offen für eine Liebe, die nicht bis zur Willenlosigkeit bindet, sondern sich in echtem Respekt und vollkommener Akzeptanz des anderen zeigt und seine Grenzen gelten lässt, ohne sich deshalb ungeliebt zu fühlen. Die Herzenergie fließt und ist nicht länger auf die wenigen Auserwählten beschränkt, sondern zeigt sich im Umgang mit jedem Menschen.

Kinder brauchen Chicory, wenn sie alle Aufmerksamkeit (Liebe) zu jeder Zeit auf sich ziehen wollen und durch alle möglichen subtilen Manipulationen oder lautes Geschrei als einzige und ausschließlich geliebt werden möchten. Wichtig z.B. bei der Geburt eines neuen Geschwisterchens.

FEINSTOFFLICHE UNTERSTÜTZUNGEN

Edelsteine

- Bixbit
- Rhodonit
- Rhodochrosit
- Rosa Turmalin
- Kunzit

Ätherische Öle

- Rose
- Rosenholz
- Neroli

BEWUSSTSEINSARBEIT

Körper- und Energiearbeit

- Herz-Chakra-Arbeit
- Sanfte Bewegung und sich tragen lassen in sehr warmem Wasser
- Systemische Aufstellungen (Sehen, Würdigen und Annehmen der Liebe der Eltern und anderen Vorfahren)

Malthemen

- Vollkommene Versorgung durch die mütterliche Liebe - Mutter und kleines Kind
- Ein Paar, das in Liebe und Freiheit verbunden ist.

Seelenreise

- Reise zu dem seelisch unterernährtem inneren Persönlichkeitsanteil, meist das innere Kind oder nach vielen Enttäuschungen im Liebesleben auch die innere Geliebte, und ihr zuhören, sie ermutigen, ihre Bedürfnisse zu benennen, und dann gemeinsam für die Gegenwart passende Möglichkeiten finden, um diesen großen inneren Mangel bzw. die innere Enttäuschung zu heilen.

Meditationen

- Sich mit rosa Licht umhüllen und von dieser Energie versorgen lassen
- Kontemplation

Astrologische Zuordnungen

- Waage-Venus/Pluto
- Waage-Venus/Saturn

CLEMATIS

Weiße Waldrebe (Clematis vitalba)

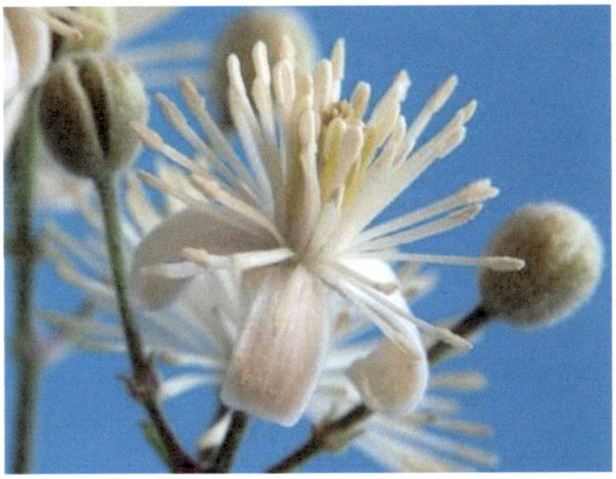

DIE PFLANZE

Die Waldrebe gehört zur Familie der Hahnenfußgewächse und ist eine Liane. Sie windet sich vom Boden an Büschen und Bäumen entlang bis zu 10 Metern in die Höhe dem Licht entgegen. Die Sprossachsen der verholzenden Kletterpflanze haben einen Durchmesser von bis zu 6 Zentimetern.

DIE BLÜTENESSENZ

Thema: Kreativer Idealismus
Lichtseite: Umsetzung seiner reichen Phantasie und Schöpferkraft.
Schattenseite: Verträumtheit, Geistesabwesenheit, Zerstreutheit.
Vision und Lernaufgabe: Das Schöne an der praktischen Verwirklichung seiner Träume, Phantasiekraft und Kreativität für sich oder im Beruf kennenlernen und immer mehr darin aufgehen.

Bei Clematis geht es darum, mit seinem ganz besonderen Wesen, das anders ist als die anderen, hier im Leben und auf der Erde anzukommen. Der Clematis-geprägte Mensch befindet sich nämlich bevorzugt überall, nur nicht im hier und jetzt und sicher nicht mit beiden Beinen auf dem Boden der Realität. Die ist ihm zu trist, zu rau, zu phantasielos.

Er schwebt lieber in seine Traumwelt davon und malt sich darin die Dinge aus, die er auf Erden gerne hätte, aber nicht bekommt. Stattdessen baut er sich ein Schloss in den Wolken. Er lebt in seiner Phantasie eine ideale Welt, eine erfüllende Liebesbeziehung, in der er endlich seine Sanftheit und sein Anderssein leben kann, ohne als weltfremd und Langweiler abgestempelt zu werden, eine verschmelzende Sexualität, in der nicht Rambo, sondern Zartheit das Sagen hat, eine kreative berufliche Position, in der er nicht kämpfen muss, sondern in seinem Sosein anerkannt und geschätzt wird, oder er sieht sich als erfolgreicher Manager, der allein durch sein besonderes Auftreten zum Ziel kommt und die Konkurrenz aussticht, ohne kämpfen und sich durchboxen zu müssen.

Aggression und Kampf im Leben sind ihm völlig fremd und viel zu anstrengend. Er ist nicht sehr in seinem Körper und kann daher auch keine großen Vitalkräfte aufbauen. Er ist eher müde, leicht überfordert und erschöpft. Die geringe physische Energie kann sich in Stagnationen im ganzen Körperbereich, in niedrigem Blutdruck, kalten Händen und Füßen und einer schwachen Haltung niederschlagen. Er ist eben nicht von dieser Welt und sieht daher auch keinen Anlass, sich mit dieser mehr als nötig auseinanderzusetzen. Zu dieser Welt auf Erden gehört eben auch sein Körper, den der Mensch im blockierten Clematis-Zustand eher als Beschwernis mit sich trägt oder besser gar nicht erst wahrnimmt oder weiter beachtet. Das kann z.B. viele blaue Flecken mit sich bringen, da man gar nicht die Widerstände in Form von Tischen und anderen Kanten auf seinem Weg wahrnimmt und das Anstoßen auch nur wenig registriert.

Clematis-Menschen sind das, was man gerne eine Schlaftablette nennt. Sie wandeln scheinbar unbeteiligt durchs Leben, sind schwer zu Aktivität oder Emotionalität zu bewegen, entziehen sich größeren Herausforderungen auch mal durch Ohnmachtsanfälle, Heuschnupfen oder andere Krankheiten, die die Wahrnehmung schwächen und Energie rauben, um nicht ganz da sein zu müssen. Schlafen, insbesondere schon zur Tageszeit und an allen Orten bei allen möglichen Gelegenheiten, da die Normwelt einfach zu sehr langweilt oder unnötig beansprucht, ist auch eine gute Gelegenheit, um sich davonzumachen.

Clematis denkt einfach, ohnehin auf dieser kleinkarierten Welt nicht verstanden zu werden, und spürt auch nicht die Energie in sich, ihre reiche Phantasie und ihre Träume zur Tat werden zu lassen, gerade in dieser Welt, die diese alternativen, unkonventionellen Ideen und ihre Verwirklichung so dringend braucht.

Der erste Schritt ist deshalb, sich dieser Tatsache bewusst zu werden. Man ist nicht anders als die anderen, um sich damit in seine Traumwelt zurückzuziehen. Man hat nicht deshalb seine idealistischen, romantischen, irrational erscheinenden Vorstellungen, um sie für sich zu behalten, sondern um sie in eine Form zu gießen und in dieser Welt zu installieren. Auch hier eignen sich wieder die typischen neptunischen Betätigungsfelder, wie der künstlerische Ausdruck auf der Bühne, in Gedichten und Romanen, als Designer, auf der Leinwand und durch Skulpturen, durch neue Wohn- und Lebensformen, neue Heilmethoden, neue Weltbilder, neue psychologische Betrachtungs- und Behandlungsweisen u.v.m.

Im positiven Clematis-Zustand ist man weiterhin Gefäß für eine reiche Intuition und Phantasie und gleichzeitig bereit und willens, diese in der greifbaren Wirklichkeit umzusetzen. Dadurch kommt mehr irdische Kraft in den Körper, in den ganzen Menschen und er wird vitalisiert und auf seine Weise energievoll. Er bereichert die Welt durch Ideen und Werke, die die Norm in konstruktiver Weise unterminiert und für Alternativen und wohltuende Unvernunft öffnet. Dazu gehören auch immer die Integration von Mitgefühl, sozialem Empfinden, energetischem Heilen und die Aufwertung des Andersseins in allen Lebensbereichen. Statt dessen Ausgrenzung findet Würdigung und kreative Umsetzung statt.

Kinder sind oft kleine Träumerchen und auch als sensibler Jugendlicher kann man sich in seiner Phantasiewelt wesentlich wohler fühlen als in der spießigen, kleinen Realität. Auch hier ist Clematis eine sehr hilfreiche Blütenessenz.

FEINSTOFFLICHE UNTERSTÜTZUNGEN

Edelsteine

- Zum Einstieg: Chalcedon, Aquamarin
- Hart: Sodalith

Ätherische Öle

- Vetiver
- Elemi
- Zypresse

BEWUSSTSEINSARBEIT

Körper- und Energiearbeit

- Jede Form von Körperarbeit bringt auf den Boden und in die Realität. Wenn schon, sollte man sich die Form selbst aussuchen können, deshalb findet keine feste Zuordnung statt.

Malthemen

- Selbstbild mit seinen Traumwelten und Phantasien
- Selbstbild mit beiden Beinen auf der Erde
- Selbstbild bei einer phantasievollen, kreativen Betätigung, in die all seine Ideale und Träume einfließen können.

Seelenreise

- Reise zu seinem/r inneren Künstler/in bzw. kreativen Schöpfer/in: was würde er/sie schon lange gerne tun? Wie sehen die ersten konkreten Schritte dazu aus?
- Dieselbe Reise zu seinem alternativen Heiler und zu seinem sozial engagierten Persönlichkeitsanteil. Wie sehen diese aus und wie möchten sie ihre Fähigkeiten in eine Form bringen?

Meditationen

- Vipassana und Zazen
- Regelmäßig, möglichst täglich seine Phantasie in einen kreativen Akt einfließen lassen

Astrologische Zuordnungen

- Neptun pur, besonders in Verbindung mit Sonne, Mond und Mars

CRAB APPLE

Holzapfel (Malus pumila)

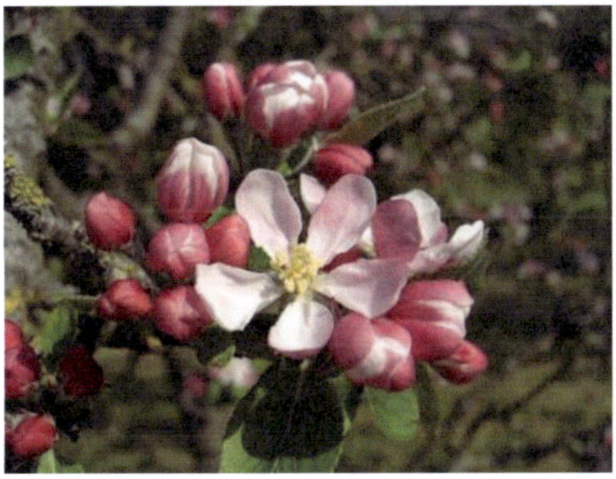

DIE PFLANZE

Der Holzapfel oder europäische Wildapfel gehört zu den Kernobstgewächsen mit im Vergleich zum heutigen, Kulturapfel recht kleinen 2-4 cm großen Früchten, die sauer und holzig schmecken. Laut Wolf-Dieter Storl betrachteten die Kelten und Germanen den Apfelbaum als Heiligtum, als Symbol der Unsterblichkeit, Vollendung und Reinheit und seine zarten, nektarreichen, rosa Blüten als Zeichen der Liebe und Fruchtbarkeit. Man kann sie der Venus zuordnen, in der blockierten Form des überspannten Zwangs nach Reinigung und Reinheit gehört sie eher zur Schattenseite des Reichs der Jungfrau.

DIE BLÜTENESSENZ

Thema: Reinheit
Lichtseite: Liebevolle und großzügige Akzeptanz seiner Schwächen und Makel.
Schattenseite: Reinigungsfanatismus, Vollkommenheitszwang. Gefühl der inneren Beschmutzung und Unreinheit.
Vision und Lernaufgabe: Loslassen seines Reinigungszwangs. Lust entwickeln an seinen dunklen Seiten und Gedanken und sie integrieren. Den Reichtum durch

diese wertfreie Integration in sich wahrnehmen und genießen.

Crab Apple-Menschen zeichnen sich durch einen extremen Drang nach Sauberkeit und Vollkommenheit aus. Das bezieht sich auf alle Ebenen und Lebensbereiche, angefangen beim eigenen Aussehen, ihrem Körper, Denken und Reden und der gesamten Verhaltensweise. Es herrschen weit mehr als bei Beech und in viel differenzierter Form rigide Regeln, wie alles zu sein hat. Jede noch so kleine Abweichung kommt einer Katastrophe gleich, die einen Menschen im blockierten Crab Apple-Zustand erschüttert und zur Verzweiflung treibt. Er verliert jedes Selbstbewusstsein und fühlt sich klein, schlecht und schmutzig.

Bei Crab Apple herrscht auch eine viel höhere Sensibilität und Empfindlichkeit vor als bei Beech und es können sich entsprechend Allergien oder Zwänge ausbilden, wie Waschzwang, Zahnputzzwang, Fastenzwang, Entsäuerungszwang und vor allem immer das Gefühl, etwas falsch gemacht zu haben, unrein zu sein und dafür büßen zu müssen. Da man die äußere Welt als so gefährlich, krank machend und beschmutzend wahrnimmt, zieht man unweigerlich Bakterien, Viren, jede Stechmücke und jeden Blütenpollen magisch an und ist entsprechend gefährdet, krank zu werden.

Die Außenwelt wird als genauso unvollkommen und verunreinigt betrachtet wie man selbst. Man hat den ganzen Tag damit zu tun, sich und die Umwelt zu beobachten, die als negativ bewerteten Anteile scharfen Blickes aufzugreifen und als Feinde möglichst zu eliminieren, wegzuwaschen, auszuscheiden oder anderweitig abzustoßen. Das Verhältnis zu seinem Körper und der Umgebung ist gestört, da es natürlicherweise überall von Leben wuselt und wimmelt und sich dieses Leben trotz aller Anstrengungen nicht klinisch rein halten lässt.

Eine klassische Interpretation für dieses Verhalten ist die Angst vor allem Dunkeln und Unkontrollierbarem, insbesondere der Sexualität, als typisches Abbild des Bösen, insbesondere da es auch körperlich zu unvermeidlichen Verunreinigungen kommt. Es sitzt sicher eine alte christliche Prägung dahinter, ein früheres Leben als Nonne, ein strenger Einfluss in der Erziehung, sei es durch die Eltern oder die Generationen davor. Das zieht sich energetisch wie ein roter Faden durch das ganze Familiensystem. Hier empfiehlt sich neben Crab Apple auf jeden Fall eine karmische und/oder systemische Bearbeitung.

Es muss eine Zeit oder einen Einfluss gegeben haben, in dem der Mensch in Gut und Böse aufgeteilt wurde und unter Androhung von strenger Strafe das sogenannte Böse nicht gefühlt und gelebt werden durfte, sondern mit aller Gewalt ausgemerzt werden musste. Bei dieser Betrachtung werden sofort mittelalterliche

Szenarien wach und man spürt instinktiv, wo die Wurzeln einer solchen Verhaltensweise zu suchen sind und über welchen Weg eine echte tiefe Heilung am besten stattfindet.

Crab Apple zeigt sich auch geistig in einer ungeheuren Pingeligkeit und Detailfixierung. Man verliert den Gesamtüberblick und hängt völlig in den Einzelheiten fest. Der Fokus liegt immer auf dem Detail, das schon überfordern kann, geistig oder körperlich, sei es ein falscher Gedanke, ein nicht exakt abgeschnittenes Blatt Papier, eine etwas verrückte Bügelfalte, ein abstehendes Haarbüschel, ein Minipickel im Gesicht, Bücher im Regal, die nicht schnurgerade nebeneinander stehen, ein Hauch von Staub auf dem Wohnzimmertisch, ein kaum erkennbarer Fleck auf der Hose oder als Supergau der Ansatz einer Laufmasche in der Strumpfhose. Die Gesamtheit Mensch verliert dahinter jede Bedeutung.

Die Blütenessenz Crab Apple entzerrt diese einseitige Fixierung und öffnet den Blick für das Große und Ganze. Sie relativiert den Schweregrad der Unvollkommenheiten und des Gefühls der Unreinheit. Im positiven Crab Apple-Zustand ist man gelöst, großzügig und fügt die innere und äußere Trennung in Gut und Böse wieder zusammen. Man wird zu einem ganzen Menschen und darf es heute auch sein. Ein großer Schritt in Richtung Selbstliebe und Liebe zu den anderen ist getan.

Crab Apple kann sehr hilfreich sein, wenn reale Verschmutzungen stattfanden, oder bei größeren inneren und äußeren Reinigungsaktionen wie Kleider oder Wohnung ausräumen und Fastenkuren. Auch bei schweren Belastungen durch die Pflege kranker oder inkontinenter Menschen und nach einer medikamentösen Überflutung wie einer Chemotherapie oder starken Antibiotika-Behandlung unterstützt Crab Apple den seelischen und körperlichen Reinigungsprozess.

Kinder und Jugendliche brauchen Crab Apple, wenn sie pingelig und pedantisch mit sich und anderen umgehen und kein kindgerechtes Verhalten bzgl. sich schmutzig machen, Raufen, Toben und Experimentieren an den Tag legen.

FEINSTOFFLICHE UNTERSTÜTZUNGEN

Edelsteine

- Lapilazuli (tiefer Kontakt nach innen und Wandlung)
- Aragonit (Wandlung)
- Flourit (Bruch mit überholten Verhaltensweisen, Befreiung)

Ätherische Öle

- Eukalyptus (reinigend, desinfizierend)
- Kampfer (extrem durchputzend. Vorsicht abortiv! Nicht in der Schwangerschaft anwenden)

BEWUSSTSEINSARBEIT

Körper- und Energiearbeit

- Fasten. Aber auch Schlemmen und sich etwas gönnen. Alle bisherigen Gewohnheiten beim Essen und bei übertriebener Körperpflege ein Mal wöchentlich durchbrechen.
- Oder: Das Verhalten bewusst extrem verstärken. Nicht nur ein Mal Händewaschen, sondern exakt zehn Mal, usw.
- Reinigungsatemübungen aus dem Yoga
- Heilende Laute
- Weißer Aura Soma-Pomander

Malthemen

- Selbstbild: Status quo
- Meine dunkle, unreine Seite
- Meine klare, helle Lichte Seite
- Selbstbild: als ganzer Mensch, in dem beide Seiten gleichberechtigt existieren dürfen.
- Wandlung des zerstörerischen Dunklen durch die reinigende, alchemistische Kraft des Herzens

Seelenreise

- Visualisierung: täglich 30 Minuten immer zur gleichen Zeit sich vorstellen, was alles Schreckliches passieren könnte, wenn das eintritt, wovor man am meisten Angst hat (Stich einer Wespe, Übertragung von Bakterien, Auftreten mit nicht ordentlich gebügelten Kleidern usw.).
- Karma-Arbeit und systemische Aufstellung zum Thema mit therapeutischer Begleitung

Meditationen

- Dynamische Meditation als Tiefenreinigung und Lösung von Verspannungen auf allen Ebenen
- Regelmäßig Hatha-Yoga
- T'ai Chi (lösend und die Wahrnehmung von Harmonie in sich)

Astrologische Zuordnungen

- Jungfrau-Merkur/Pluto
- Jungfrau-Merkur/Saturn
- Sonne-Jungfrau-Merkur

ELM

Englische Ulme (Ulmus procera)

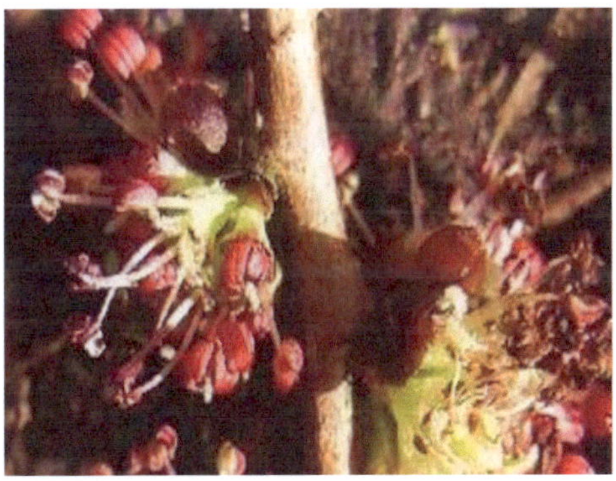

DIE PFLANZE

Die Englische Ulme wird bis zu 20 Metern breit und bis zu 40 Metern hoch. Ihr dicker, gerader Stamm ragt bis zur Baumkrone hinauf. Der Baum trägt schon im Februar/März seine Blüten und bildet danach gleich seine Früchte in Form von Flugsamen aus, eine klare Signatur Merkurs, wenn auch eher der Zwillinge-

Variante. Erst nach der Blüte und der Frucht erscheint das Laub, was bei Bäumen unüblich ist. Die Englische Ulme ist demnach zackig und dynamisch unterwegs, wie es auch der Elm-geprägte Mensch im positiven Zustand ist.

DIE BLÜTENESSENZ

Thema: Leistungsfähigkeit
Lichtseite: Selbstsicherheit, Fleiß, Tüchtigkeit, Zuverlässigkeit.
Schattenseite: Gefühl, seinen Bergen an Aufgaben und Arbeit nicht mehr gewachsen zu sein.
Vision und Lernaufgabe: Auch als sehr energievoller und arbeitsfähiger Mensch erkennen, dass man ab und zu eine Verschnaufpause braucht, und sich diese zugestehen.

Menschen mit Elm-Prägung befinden sich im Gegensatz zu den anderen Bach-Blüten meist in dem positiven Zustand. Sie haben einen hohen Energiepegel, übernehmen gerne Verantwortung, engagieren sich in Führungspositionen und setzen sich selbstlos für eine Sache ein, für die sie ihre eigene Befindlichkeit zurückstellen. Man kann sich auch in schwierigsten Zeiten auf sie verlassen und sie sind es gewohnt, ein überdurchschnittliches Arbeitspensum zu absolvieren. Dennoch gibt es selbst für den stärksten Mann und die stärkste Frau manchmal Phasen, in denen auch sie sich von ihren selbst auferlegten Aufgaben überrollt fühlen. Plötzlich scheinen die üblichen und sonst mit Leichtigkeit genommenen Hürden und Herausforderungen übergroß und unüberwindbar. Man erkennt sich in dieser Verfassung kaum wieder und kann sie nicht einordnen. Auch das Umfeld ist überrascht, denn man ist es gewohnt, dass Herr X oder Frau Y wie ein perfektes Rädchen im Uhrwerk funktioniert und immer einsatzfähig ist. Um ihn oder sie braucht man sich normalerweise keine Gedanken zu machen. Es funktioniert einfach alles wie am Schnürchen, unabhängig davon, wie hoch die Belastung gerade sein mag. Anders kennt man diese dynamischen, selbstbewussten und freudvoll leistungsfähigen Menschen nicht.

Vielleicht spürt der Elm-geprägte Mensch schon länger, dass er mal kurz durchatmen und eine kleine Ruhepause einlegen müsste, weiß aber nicht, wie er es in der jetzigen Situation schaffen soll und wie das dann verwaiste Arbeitsfeld ohne ihn weiterlaufen soll. Elm-Menschen haben immer irre viel zu tun und Arbeitspausen sind nicht einkalkuliert, da man sie im Allgemeinen nicht braucht.

Das kann jahrelang gut gehen. Man wundert sich vielleicht selbst, mit welcher geradlinigen Ausdauer man die höchsten Leistungen erbringen kann, ohne zu schwächeln, Urlaub zu brauchen oder gar krank zu werden, und das über Jahre.

Aber auch bei diesem Energieniveau verlangt der Körper und das ganze Wesen Mensch mal eine kurze Phase der Stille und Regeneration. Da man diesen Eindruck von sich nicht hat, überspringt man die entsprechenden Impulse so lange, bis sich doch Erschöpfung und ungewohnte Gefühle der Unzulänglichkeit einstellen. Bei Elm findet dieser Zustand nur vorübergehend statt und man ist schnell wieder fit wie ein Stehaufmännchen. Aber in diesem plötzlichen Zustand der Unsicherheit, des wankenden Selbstvertrauens und des Gefühls der Überforderung, bringt Elm die Erkenntnis, dass kleine Pausen auch bei dieser Persönlichkeit unumgänglich sind, und führt langsam wieder in den Zustand der gewohnten Selbstsicherheit und Leistungskraft zurück. Wichtig ist natürlich, ab jetzt wacher für Ruheimpulse zu sein und ihnen zu folgen. Elm-Persönlichkeiten brauchen nicht viele davon, aber diese sollten gelebt werden, um erneute Schwächephasen zu verhindern und sich gerecht zu werden.

Kinder und Jugendliche können manchmal auch Elm brauchen, wenn der Klassenbeste plötzlich vor einer ganz gewöhnlichen Klausur zittert oder wenn Schüler, die gerne, gut und mit viel Spaß lernen, sich dem Erledigen der üblichen Hausaufgaben nicht gewachsen fühlen, die normalerweise leicht von der Hand gehen.

FEINSTOFFLICHE UNTERSTÜTZUNGEN

Edelsteine

- Honigcalcit
- Feueropal (Vitalität, Wärme)
- Chalcedon (Ruhe)

Ätherische Öle

- Melisse, Lavendel (Entspannung)
- Cassia (Wärme)
- Orange (geistige Weite und Sanftheit)

BEWUSSTSEINSARBEIT

Körper- und Energiearbeit
- Loslassen. Nichtstun. Passive Entspannung (Massagen, heiße Bäder)
- Entspannungsmethoden (Autogenes Training, Progressive Muskelentspannung) regelmäßig einplanen
- Feste Freizeiten (keine Arbeit im Urlaub und an den Wochenenden)

Malthemen
- In tiefer Entspannung
- Zurück in seiner gewohnten Kraft und Selbstsicherheit

Seelenreise
- Reise zum inneren Ort der Entspannung und Regeneration. Wie sieht es dort aus? Wie ist er eingerichtet? Farben, Formen, Düfte? Welche Möglichkeiten zur Entspannung gibt es? Sich dort fallenlassen, verwöhnen lassen, loslassen, Unterstützung annehmen. Wissen, dass man jederzeit an diesen Ort zurückkehren kann, und sich am besten feste Zeiten dafür einrichten.

Meditationen
- Inneres Qi Gong
- Hatha Yoga
- Regelmäßig zur gleichen Zeit eine Entspannungsmethode

Astrologische Zuordnungen
- Sonne/Jungfrau-Merkur
- Jungfrau-Merkur/Mars
- Jungfrau-Merkur/Saturn
- Sonne/Saturn
- Mars/Saturn

GENTIAN

Herbstenzian (Gentiana amarella)

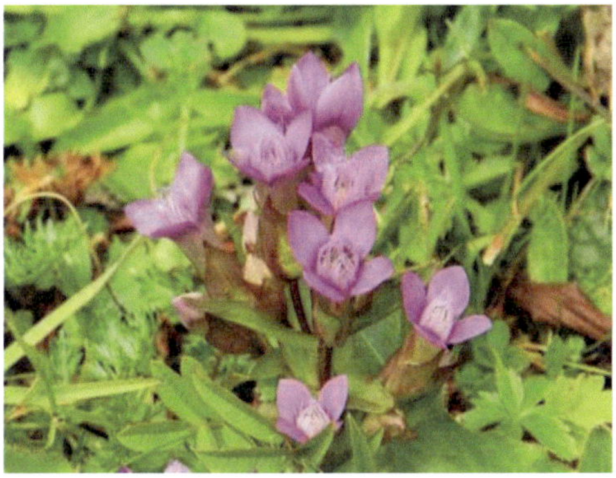

DIE PFLANZE

Alle Enzianarten zeichnen sich durch einen bitteren Geschmack aus, der genauso wie das häufig anzutreffende Blau der Blüten ein Symbol Saturns ist. Die hier rosa-violette Blüte könnte als Versöhnungsangebot an die Strenge, das niederdrückende Element und auch die Bitterkeit dieser Planetenkraft betrachtet werden, als das Potenzial, aktiv zu werden, sich aus einer zu pessimistischen Haltung herauszuholen und wieder glauben zu können.

In der Phytotherapie treibt Enzian Gifte und Würmer aus und regt den Appetit und die Verdauung an, was sich auch auf die seelische und geistige Ebene übersetzen lässt, zur Verarbeitung von bedrückenden, entmutigenden Erfahrungen und um wieder Appetit am Leben zu bekommen.

DIE BLÜTENESSENZ

Thema: Glaube und Vertrauen
Lichtseite: Das Glas halb voll sehen; in schwierigen Situationen auf den Sinn und das Wohlwollen des Lebens vertrauen und an einen guten Ausgang glauben.
Schattenseite: Pessimismus, Zweifel, leicht entmutigt.

Vision und Lernaufgabe: Konflikte und Misserfolge als zum Leben dazugehörig erkennen und annehmen und in diesen Situationen mit Selbstüberzeugung und in Vertrauen darauf, dass die richtigen Eingebungen und Ideen zum richtigen Zeitpunkt kommen werden, an die Lösbarkeit der Probleme und an den Sinn der Ereignisse glauben.

Wenn wir Gentian brauchen, herrscht eine grundlegende negative Erwartungshaltung in uns vor. Unabhängig davon, was passiert, sehen wir rigoros schwarz. Selbst Erfolgserlebnisse werden angezweifelt und wir warten nur darauf, dass es letztendlich doch schief geht, so wie wir es immer gewusst und prophezeit haben.

Mit solch einer Grundhaltung kann fast nichts mehr gut gehen und wenn, dann nehmen wir es gar nicht erst wahr, da es nicht in unser düsteres Weltbild passt. Das Leben kann uns bieten, was es will, es wird misstrauisch von allen Seiten beäugt und gedreht und gewendet und sicher werden wir fündig und entdecken das ersehnte Haar in der Suppe. Und was nicht ist, kann ja noch werden. Wenn keines da ist, wird es mental provoziert. Sinn dieser inneren Haltung ist ein Schutz vor weiteren negativen Erfahrungen. Wenn wir uns auf den Supergau einstellen, meinen wir, alles unter Kontrolle zu haben, da wir nicht mehr böse überrascht werden können. Leider kreieren wir auf diese Art genau dass, wovor wir Angst haben und was wir vermeiden wollten.

Gentian kann auch wichtig sein in Situationen, in denen wir schon sehr viel gearbeitet haben und energetisch oder auch konkret in Vorleistung getreten sind, ohne dass sich ein Erfolg einstellt. Wir haben uns verausgabt, alles eingebracht, was in uns steckt, und es kommt einfach nichts zurück. Diese Frustration, das Ausgelaugtsein, das Investieren ins scheinbare Nichts, ohne auf Resonanz zu stoßen oder ein Ergebnis zu erzielen, eine entsprechend depressive Stimmung, die an einer bestimmten Situation festgemacht werden kann, ist ein klassischer Zustand, in dem Gentian die Lebensgeister und den Lebensmut wieder erwecken kann.

Wenn wir uns in einer solchen Lage befinden, besteht kein Kontakt zu unserer inneren Stimme oder unserem höheren Selbst. Wir haben unsere ganze Kraft in ein berufliches Ziel, eine Partnerschaft, in die Umsetzung einer Idee gegeben und waren dabei so stark mental oder emotional gefragt und gefangen, dass der Faden nach oben abgerissen ist und Hilfe durch unsere Intuition nicht mehr möglich ist. Wir fühlen uns allein auf weiter Flur, abgeschnitten von allen guten Geistern und verstehen die Welt nicht mehr. Schließlich haben wir alles investiert. Mehr ging nicht.

Wenn wir uns so mit jeder Faser unseres Seins engagiert haben und es stellt sich kein Erfolg ein, brauchen wir entweder neue Kraft, um diese Durststrecke zu überstehen, oder es bedarf einer Kursänderung, die uns noch nicht bekannt ist und von der wir vielleicht auch gar nichts wissen wollen. Dann können wir nur noch vertrauensvoll (nicht blauäugig) loslassen, auch wenn es noch so schwer fällt, und mit Wachsamkeit schauen, was als Inspiration, als Begegnung, Buch, Link oder was auch immer unseren Weg kreuzt und die Antwort enthält. Wenn wir die Augen und Sinne offenhalten, ohne krampfhaft auf etwas zu warten, wird die Lösung auf uns zukommen, wenn wir dazu bereit sind, und der Problemknoten löst sich wie von selbst.

Gentian unterstützt uns darin, loszulassen und zu vertrauen. Nachdem wir so lange allein auf unsere eigene Kraft gesetzt und alles Menschenmögliche getan haben, ist es an der Zeit, das Leben vertrauensvoll auf uns zukommen zu lassen, empfänglich zu werden und auch etwas annehmen zu können.

Eine weitere klassische Gentian-Situation sind Rückfälle aller Art, sei es im Aufbau einer neuen Firma, im Genesungsprozess bei Krankheit, schwierigen Lernprozessen schulischer oder seelischer Art, der Überwindung einer Trennung, dem Verarbeiten tief greifender Veränderungen. Eigentlich wähnten wir uns schon über den Berg und Peng geht es wieder von vorne los und das Stück Weg muss erneut in Angriff genommen und bewältigt werden. Auch das schlaucht und kann durch die Einnahme von Gentian mit mehr Licht und Leichtigkeit in Angriff genommen werden.

Im positiven Gentian-Zustand haben wir das Phänomen und die Selbstverständlichkeit von Durststrecken, Konflikten, Rückfällen, Misserfolgen oder dem sehr langsamen Aufbau von Erfolg sowie anderen Frustrationen als zum Leben gehörig akzeptiert und sind bereit, mit der notwendigen Disziplin und Hartnäckigkeit, mit der Ausdauer und Eselsgeduld die Situationen zu durchstehen. Wir wissen aus Erfahrung, dass auf Dunkelheit immer Licht folgen wird, dass es das Leben grundsätzlich gut mit uns meint und steinige Strecken entweder für unsere Entwicklung notwendig oder Zeichen eines Irrwegs sind. Den Unterschied können wir mit Hilfe vertrauensvoller Hingabe an unsere innere Stimme und entsprechender Zeichen in der Außenwelt jederzeit erkennen.

Kinder und Jugendliche, die jede Kleinigkeit, jeder Misserfolg und jedes Scheitern so tief prägen, dass sie mutlos und pessimistisch durchs Leben gehen und den Glauben an sich und die Welt verloren haben, können durch Gentian wieder an sich als Kind, als Jugendlicher, als Schüler, Freund, Sportler, Musizierender, als beliebt beim anderen Geschlecht usw. glauben und entsprechend zuversichtlich und selbstüberzeugt am Leben teilnehmen.

FEINSTOFFLICHE UNTERSTÜTZUNGEN

Edelsteine

- Blauer Saphir
- Amethyst
- Helle Steine zwischendurch wie Rosenquarz, Jade, Honigcalcit
- Auch kurzfristig zwischendurch, wenn Blockaden durchbrochen werden sollen: Flourit

Ätherische Öle

- Niauli (geistig reinigend)
- Bergamotte (erhellend, Leichtigkeit)
- Orange (positive Stimmung, geistig nährend)

BEWUSSTSEINSARBEIT

Körper- und Energiearbeit

- Heilende Laute zur Reinigung und zum Wiederauffüllen mit Energie
- Alle Atemübungen, um wieder Luft und Licht ins System zu bringen.
- Arbeit mit allen Chakren zur Reinigung, Öffnung und Energetisierung
- Bei negativer Haltung auch Arbeit speziell mit dem Stirnchakra, um Abstand zu bekommen und sich für neue Ideen und Inspirationen zu öffnen.

Malthemen

- In hellen Farben malen, abstrakt ohne festes Thema
- Licht am Ende des Tunnels
- Meine Zielvision
- Selbstbild: angekommen im Erfolg

Seelenreise

- Reise zum/r inneren geistigen Führer/in: Ort, Aussehen, Duft, Farben, Umfeld? Sich vor ihr/ihm verneigen und die Frage stellen, die gerade unter den Nägeln brennt, und entspannt und vertrauensvoll auf die Antwort warten und hören.

Meditationen
- Kyudo Bogenschießen
- Zazen

Astrologische Zuordnungen
- Jupiter/Saturn
- Zwillinge-Merkur/Saturn

GORSE

Stechginster (Ulex europaeus)

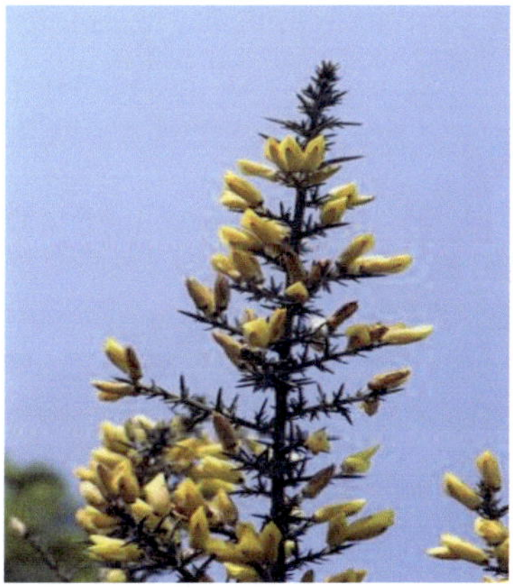

DIE PFLANZE

Der strahlend gelbe Busch aus der Familie der Schmetterlingsblütler gehört zu den Stickstoff bildenden Hülsenfrüchten und blüht von Februar bis Mai. Er verbreitet ein Kraftfeld an Licht und Wärme und weiß dabei genau, wer er ist und dass er auch Stacheln zeigen kann zur Abwehr von Tieren. Er ist auf kargen Böden zuhause und bringt dennoch diese vitale, lebendige Strahlkraft und seine wenn auch aggressiv anmutende Power durch die spitzen Stacheln zum Ausdruck. Er erscheint wie wiederauferstanden aus schwierigen Zeiten, wieder in seiner Kraft, goldgelb (Sonne und Jupiter) und mit Dynamik (Stacheln, Mars) beseelt.

DIE BLÜTENESSENZ

Thema: Hoffnung
Lichtseite: Auch in dunklen Lebensstunden die Hoffnung auf Besserung bewahren können.
Schattenseite: Resignation, Verzweiflung, Depression.
Vision und Lernaufgabe: In chronischen Zuständen der Resignation den Blick nach vorne wenden, sich wieder aufrichten und für Veränderung einsetzen.

Gorse ist vom Zustand der negativen Erwartungshaltung her zwischen Gentian und der noch folgenden Wild Rose-Blütenessenz einzuordnen. Während Gentian grundsätzlich schwarz sieht und sich vorsichtshalber den schlechtesten Ausgang vor Augen führt, um nicht wieder enttäuscht zu werden, dabei aber durch erste Erfolgserlebnisse schnell wieder Fuß fasst und in den Tritt des Lebens kommt, geht der Gorse-Zustand tiefer.

Man ist schon mehr gelähmt von den Ereignissen. Das Glas ist ganz leer und man kann sich beim besten Willen nicht vorstellen, dass es sich noch einmal füllen wird. Vielleicht ist man hier und da bereit, eher pro forma, um nicht ganz passiv zu sein und zu wirken, etwas für eine Veränderung zu tun, noch eine neue Therapie auszuprobieren, es mit der schwierigen Beziehung noch einmal zu versuchen, die 500. Bewerbung für einen Job zu schreiben usw.

Tief innen hat man aber schon aufgegeben und glaubt nicht mehr an die Möglichkeit der Besserung. Man ist schon viel müder als bei Gentian, dumpfer, lebloser, durch und durch frustriert, ohne dass daraus noch echte Aktivität entstehen kann. Man hat sich mit seinem Schicksal abgefunden und sieht nichts mehr, was man ihm aus eigener Kraft entgegensetzen oder abtrotzen könnte. Jetzt kann nur noch Hilfe von außen kommen, ein Lottogewinn, eine plötzliche Wandlung des Partners, ein Wunderheiler. Die eigene Beteiligung und damit auch Mitwirkkraft und –möglichkeit im Geschehen wird nicht mehr wahrgenommen und reflektiert. Während Gentian bei seinen Unternehmungen, die durchaus noch in Angriff genommen werden, nicht recht an den guten Ausgang glauben kann, hat Gorse schon so resigniert, dass er nur noch halbherzig und selten etwas tut, erschöpft, mit letzter Kraft, gelangweilt, der Anstrengungen überdrüssig, da sie ohnehin nicht weiterbringen.

Gorse ist sehr, sehr müde und kurz vor der Selbstaufgabe. Es finden aber im Gegensatz zu Wild Rose noch letzte Versuche statt, aus einer tiefen, stillen Verzweiflung heraus. Dass es getan ist und man sich nicht selbst vorwerfen oder von anderen vorwerfen lassen muss, nicht alles probiert zu haben. Der innere Kern dieses Menschen ist daran aber nicht mehr beteiligt. Es ist eher ein passives, fast schon marionettenartiges Tun ohne den dazu notwendigen Antrieb und ohne jede Hoffnung, dass es gelingt.

Im Gorse-Zustand vegetieren wir vor uns hin und warten auf Godot, auf die Rettung von außen, an die man zwar auch nicht glauben mag, in der man aber die letzte Möglichkeit zur Änderung sieht. Man selbst kann nicht mehr.

Genährt wird dieser Zustand durch die negative Sichtweise und Erwartungshaltung. Der Geist produziert jeden Tag die Gedanken, dass die Situation ausweglos sei, dass man Opfer des Schicksals ist, dass es kein Entrinnen gibt. Man hat innerlich aufgegeben, verfügt aber noch über letzte Kraftreserven, um nach außen hin etwas zu tun.

Im positiven Gorse-Zustand sehen wir, dass unsere Selbstaufgabe und Hoffnungslosigkeit der ständige Nährboden für den jetzigen Stand der Dinge sind. Für Änderungen muss zwar immer zuerst der Status quo ganz ehrlich betrachtet, benannt und wertfrei akzeptiert werden. Das ist der Grundstein, aus dem Erleichterung und ein Erwachen aus der Situation erwachsen kann. Man sieht der Lebenslage realistisch und ehrlich ins Auge und geht dann den nächsten Schritt nach vorne. Man entwickelt eine Vision, auf die man sich in kleinen, machbaren Schritten zubewegt. Vielleicht nimmt man sich auch professionelle Hilfe durch einen Therapeuten, um einen Impuls nach vorne zu bekommen. Oder es liegt tatsächlich erst einmal eine Erholungsphase an in einem anderen Umfeld, mit neuen Eindrücken und frischer Luft um die Nase. Selbst wenn eine schwierige Situation unabwendbar sein sollte, dann bedeutet Akzeptanz und das tiefe Vertrauen in ihren Sinn, auch wenn man ihn beim besten Willen nicht gleich erkennen kann, ein ganz wichtiger Schritt nach vorne. Und wenn man nicht nach vorne gehen will, dann akzeptiert man eben das. Durch Akzeptanz der realen Situation, wie sie bisher war und jetzt ist, aber morgen nicht mehr sein muss, tritt man wieder in Kontakt mit sich selbst und beginnt, wieder Achtung vor sich und dem Leben zu gewinnen. Akzeptanz heißt auch Liebe, die sich daraus zu sich und anderen entwickeln kann. Hauptsache, es geht nach innen und nach vorne.

Die Blütenessenz Gorse hilft, diese Schritte zu tun. Sie hilft bei der Erkenntnis, dass wir uns selbst immer tiefer hineinreiten und diesen Zustand zementieren, wenn wir uns resigniert, hoffnungslos und verzweifelt langsam vom Leben verabschieden, anstatt es an uns heran und uns von ihm versorgen zu lassen. Gorse öffnet unsere Augen für neue Realitäten und all die Menschen und Möglichkeiten, die uns helfen können und die wir aufgrund unseres Tunnelblicks bisher nicht wahrnehmen und schon gar nicht annehmen konnten. Gorse gibt uns außerdem das leuchtende Gelb (Selbstbewusstsein, Selbstüberzeugung) und die marsische Kraft (Stacheln) wieder zurück, um uns zu erheben und unser Leben wieder aktiv in die Hand zu nehmen.

Kinder und Jugendliche in dauerhaft frustrierenden Situationen, wie chronischen Krankheiten, abwertenden Lehrkräften, enttäuschenden Freunden, oder in Umfeldern, die düster und Energie raubend sind und sich nach und nach auf den Lebensmut und die Lebensfreude auswirken, können durch Gorse wieder beginnen, sich aufzurichten, durchzuatmen und an eine neue Zukunft zu glauben.

FEINSTOFFLICHE UNTERSTÜTZUNGEN

Edelsteine

- Blauer Saphir,
- Lapislazuli
- Amethyst
- Helle Steine, die einem spontan gefallen und aufrichten.

Ätherische Öle

- Niauli (geistig reinigend)
- Bergamotte (erhellend, Leichtigkeit)
- Orange (positive Stimmung, geistig nährend)

BEWUSSTSEINSARBEIT

Körper- und Energiearbeit

- Heilende Laute zur Reinigung und zum Wiederauffüllen mit Energie
- Alle Arten von Körper- und Atemübungen, um wieder Luft und Licht ins System zu bringen – regelmäßig, auch bei anfänglichen Widerständen, durchführen. Hier kann man sofort seine innere Abwehr gegen das Wie-

derauferstehen überwinden. Jeden Tag.

- Arbeit mit allen Chakren zur Reinigung, Öffnung und Energetisierung
- Bei negativer Haltung auch Arbeit speziell mit dem Stirnchakra, um Abstand zu bekommen und sich für neue Ideen und Inspirationen zu öffnen.
- Massagen bei erhebender Musik und Düften. Sich verwöhnen lassen und es annehmen.

Malthemen

- Abstrakt in hellen Farben malen
- Licht am Ende des Tunnels
- Meine Zielvision
- Selbstbild: Ich und mein neues Leben

Seelenreisen

- Reise zum/r inneren geistigen Führer/in: Ort, Aussehen, Duft, Farben, Umfeld? Sich vor ihr/ihm verneigen und fragen, was im Moment nährend und heilsam ist, was der Sinn der derzeitigen Situation ist, wie die ersten Schritte in eine Veränderung aussehen.
- Visualisierung: Sich selbst mindestens ein Mal täglich umarmen oder morgens in den Spiegel schauen mit den Worten: Schön, dass es mich gibt.

Tagebuch führen und all die schönen Dingen an sich selbst, im derzeitigen Leben, im heutigen Tag und im jetzigen Moment aufschreiben.

Meditationen

- Alle Körpermeditationen
- Kyudo Bogenschießen
- Zazen

Astrologische Zuordnungen

- Jupiter/Saturn
- Zwillinge-Merkur/Saturn

HEATHER

Schottisches Heidekraut (Calluna vulgaris)

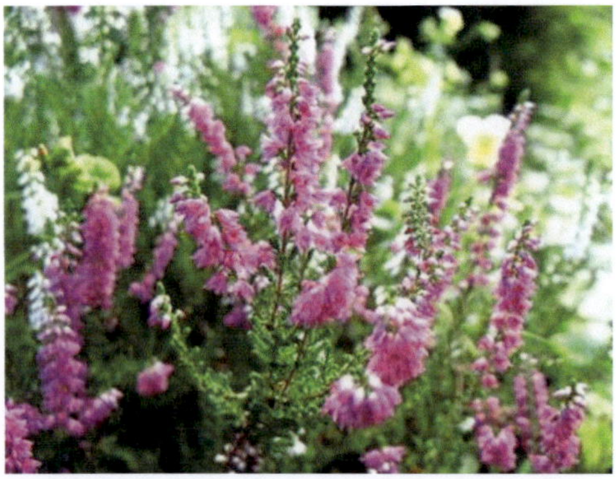

DIE PFLANZE

Der Zwergstrauch mit seinen holzigen, dürren Zweigen und lederartigen Blättern wird bis zu 50 cm hoch und blüht von Juli bis Oktober. Er überzieht unfruchtbare Landschaften, Heide und Moore. Das Heidekraut bildet mit seinem weit verzweigten Wurzelwerk einen dichten Teppich, auf dem Pflanze an Pflanze eng aneinander wachsen. Das symbolisiert das Aufrücken und Kleben des Heather-Typs an seinen Mitmenschen, um auf sich aufmerksam zu machen und nicht alleine sein zu müssen. Gleichzeitig entsteht dadurch Wärme, die man für die innere Leere und Verletzung in Heather-Phasen braucht. Mit zunehmendem Alter verholzt die Pflanze und wird lichter, so dass auch Gräser eindringen können. Zuletzt stirbt das Heidekraut in der Mitte ab. Zweige, die dabei am Boden liegen, wurzeln sich wieder neu ein, so dass ein ringförmiger Wuchs mit abgestorbener Mitte entsteht. Heidelandschaften vermitteln Ruhe und Eigentümlichkeit, Einsamkeit und „für sich sein“, trotz der Weite.

In der Phytotherapie wird die blut- und wundreinigende, harntreibende und Auswurf fördernde Wirkung des Heidekrauts genutzt. (Calluna kommt vom griechischen kallyno, d.h. ich reinige und fege.)

DIE BLÜTENESSENZ

Thema: Einfühlungsvermögen
Lichtseite: In sich ruhen, Interesse am Umfeld zeigen, ein guter Zuhörer sein.
Schattenseite: Starke Selbstbezogenheit, übermäßiges Selbstdarstellungsbedürfnis.
Vision und Lernaufgabe: Sich seiner Identität bewusst und sicher sein und aus dieser Mitte heraus anderen offen, aufnahmefähig und verständnisvoll begegnen.

Der Heather-Typ braucht die hundertprozentige Aufmerksamkeit seiner Mitmenschen und tut auch alles dafür. Der Schwerpunkt liegt dabei auf seinem dauernden Redeschwall, mit dem er sein Umfeld überwältigt. Dabei ist es ihm gleichgültig, wer dieses Umfeld sein mag, ob es Interesse an seinen weitschweifigen Ausführungen hat noch wie die Befindlichkeit seiner ungefragten Zuhörer ist. Es ist ihm durchaus zuzutrauen, dass er in einer Trauergemeinschaft seine tollen Späße vom letzten Urlaub zum Besten gibt oder eine frisch verliebte Freundin, die gerade im siebten Himmel schwebt und gerne davon berichten möchte, mit seinen Problemen am Arbeitsplatz beglückt. Er ist in dieser Hinsicht völlig schmerzfrei. Sein energievolles Anliegen besteht einzig und allein darin, zu reden, um zu spüren, dass er da ist, und Zuhörer zu haben, die durch ihre Anwesenheit erneut bestätigen und damit absichern, dass er existiert. Was treibt ihn dazu? Woher kommt das schwarze Loch in diesem Menschen, das unendlich viel Energie aufsaugen will und es auch tut und doch nie satt zu werden scheint?

Der Ursprung liegt in den frühen Kindheitstagen, in der keine oder viel zu wenig seelische Nahrung zur Verfügung stand. Sei es, weil es den Eltern nicht möglich war, sei es dass es zu einer frühen Trennung von der Mutter gekommen ist, oder dass für alles, was dieses Kind auch bewerkstelligte, keine Zeit und keine Aufmerksamkeit geschenkt wurde. Vielleicht war man der Erstgeborene und es bestand eine Aversion gegen diese starke Veränderung im Leben der Mutter, die lieber ihre Fähigkeiten in anderen Bereichen weiterentwickelt hätte, als sich der Fürsorge um das Kind zu widmen. Oder man war das vierte und letzte Kind in der Geschwisterreihe, die Mutter musste oder wollte jetzt endlich wieder in den Beruf zurück und auf das Kleine konnten schließlich auch die älteren Geschwister und ab zu die Großeltern aufpassen. Das müsste ja wohl reichen.

Irgendwie ist man in seinem Bedürfnis nach Nähe und vor allem nach Unterstützung in seiner Einzigartigkeit zu kurz gekommen. Es hat keinen so richtig interessiert, was dieses Kind alles vollbrachte. Die Abweisung und Verletzung sind so tief gegangen, dass das Kind schon an seinem Existenzrecht zweifelte und deshalb immer größere Heldentaten oder Dummheiten vollbringen musste, um überhaupt wahrgenommen zu werden, und wenn diese Wahrnehmung auch nur darin bestand, dass es gescholten wurde. Wenigstens wird seine Anwesenheit registriert und es wird in irgendeiner Form Bezug darauf genommen. Man wird ja bescheiden.

Da die Existenz und das Existenzrecht nicht ausreichend bestätigt und gestärkt wurden, bleibt der Zweifel daran im Unterbewusstsein bestehen und der Mensch ist aus seiner Sicht nur überlebensfähig, wenn er in ständigem Kontakt mit anderen ist und dieser Kontakt durch Dauermonologe gefestigt wird. Sonst fühlt man sich nicht existent und nimmt sich selbst nicht wahr. Man ist inzwischen auch für sich selbst nicht mehr vorhanden, wenn man nicht unentwegt über sich spricht und dafür Zuhörer hat.

Es ist ein ernstes, existenzielles Problem, das hinter diesem Verhalten steckt, zumindest wenn es sich um einen Dauerzustand handelt. Das ist für den Außenstehenden, der reichlich genervt oder zumindest überfordert ist, nicht leicht erkennbar, da sich der Heather-Typ sehr elanvoll und energiegeladen präsentiert. Der Partylöwe, der Geschichtenerzähler, der Schwung in die Bude bringt. Erst scheint er viel Energie einzubringen, aber dann zieht er sie durch seinen intensiven Drang nach Aufmerksamkeit um ein Vielfaches wieder vampirähnlich zu sich zurück.

Heather hilft, tief durchzuatmen und langsam zu sich selbst, in seinen inneren Kern heimzukehren. Dieses Zuhause steht schon immer leer, weil man sich aufgemacht hat, es von außen gefüllt zu bekommen. Diese Form der Versorgung gehört aber ins Kindesalter und alles, was damals nicht geflossen ist, kann später nicht mehr nachgeholt werden. Man kann nur mit der Vergangenheit abschließen, dankbar dafür sein, dass einem das Leben geschenkt wurde und dass man so lange diesen Mechanismus zum Überleben zur Verfügung hatte.

Dann geht es zum inneren Selbst, dem eigenen Kraftpol, der an das Ganze angeschlossen und deshalb immer gefüllt ist, und auf den wir uns immer verlassen und zurückziehen können. Wir beginnen, uns selbst zu nähren, aber nicht nur seelisch wie beim Mond, sondern in der Entwicklung der individuellen Persönlichkeit, seiner ganz besonderen Art und seinem Recht, dies im Sinn und Dienst des Ganzen zu tun und zu sein. Es geht um das Erwachen eines gesunden Egos, das weiß, wer er ist, was er kann und was ihn ausmacht. Um dahin zu kommen, geht es nicht an dem Schmerz der Missachtung oder des Verlustes an Zuneigung in der Kindheit vorbei. Er kann noch einmal kurz wahrgenommen und dann verabschiedet werden. Diese Zeiten sind vorbei und jetzt besinnen wir uns auf uns selbst und unsere besonderen Qualitäten, ohne die die Welt gar nichts ist. Jeder ist gleich wichtig und unentbehrlich.

Die Blütenessenz Heather bringt in die eigene Quelle des Selbstbewusstseins im eigentlichen Sinne zurück und das schafft endlich Ruhe und Zufriedenheit. Man bekommt eine völlig andere Ausstrahlung und die Menschen werden neugierig und man selbst wird attraktiv für sie. Dann passiert ganz von selbst das, was man sich über Jahre so schwer und mit so viel Energieaufwand erringen und mit ganzem Körper- und Stimmeinsatz erkämpfen wollte: Die Menschen interessieren sich wirklich für einem und wollen gerne zuhören. Sie wollen wissen, wer man ist und wie es einem geht. Ein ganz natürlicher Vorgang, denn jetzt ist Raum da, damit man auf einem zugehen kann, und es ist Raum da für den anderen, der sich genauso einbringen kann, wie man selbst.

Es ist erst jetzt die Persönlichkeit geboren, die vorher nie eine Chance hatte, sich zu finden und kennenzulernen. Der Mensch hat eine Essenz, einen ureigenen Kern bekommen, der immer da war, aber von ihm selbst genauso wenig aufgesucht, geschätzt, geachtet und entwickelt wurde, wie von seinem Umfeld in der Kindheit.

Heather-Zustände gibt es auch in der introvertierten Form, bei der sich alle Gedanken nur um die eigenen Belange drehen und für den anderen genauso wenig Aufnahmefähigkeit herrscht wie beim extrovertierten Typ, nur dass man seine Mitmenschen von einem überbordenden Mitteilungsbedürfnis verschont.

Kurzfristige Heather-Phasen kennen wir alle, wenn Neues in unser Leben tritt oder ein schwieriges Problem zu wälzen ist und man einfach einen Zuhörer braucht, dem man in seiner Aufregung oder Sorge seine Gedanken mitteilt.

Im positiven Heather-Zustand ruht man in sich oder findet schnell wieder dahin zurück. Man nimmt den anderen wahr in seiner Befindlichkeit, kann sich einfühlen und zeigt sich als guter Zuhörer. Aktive und empfängliche Anteile in der Kommunikation halten sich die Waage.

Kinder und Jugendliche, bei denen naturgemäß noch sehr viel Neues passiert, werden immer wieder in Heather-Zustände kommen und das ist auch normal so. Es bedarf erst dann der Blütenessenz, wenn sich dieses Energie raubende Verhalten als Dauerzustand einstellt.

FEINSTOFFLICHE UNTERSTÜTZUNGEN

Edelsteine

- Honigcalcit
- Hessonit (innere Wärme, inneres Licht)
- Achate (Erdung)
- Thulit, Rhodochrosit (Herzenswärme)

Ätherische Öle

- Cassia (sonnige Wärme)
- Douglasfichte, Elemi (sanfte, wärmende Erdung)
- Zypresse, Zeder (aufrichtende Erdung)
- Rose (in sein Herz kommen)

BEWUSSTSEINSARBEIT

Körper- und Energiearbeit

- Alles, was zentriert und erdet und in den eigenen Bauch und das eigene Herz führt.
- Arbeit mit allen Chakren, täglich
- Hara-Arbeit
- Tagebuch schreiben über die innere Befindlichkeit. Was fühle ich wirklich? Wer bin ich wirklich? Was sind meine wirklichen Bedürfnisse?

Malthemen

- Innere Leere, während man wild redet und gestikuliert mitten in seinem Publikum.
- Selbstbild: in stiller Meditation, um sich wahrzunehmen, zu fühlen und die Realität zu sehen.
- Selbstbild: Erfüllt von innerem Licht, in Kontakt mit seiner Quelle (Mutter, Vater, ganze Ahnenreihe und/oder das Ganze und/oder eigenes Bild dazu), in innerer Ruhe
- In Kontakt zu einem anderen Menschen, offen und einfühlsam
- Kontakt zwischen zwei Menschen, beide sind gleichberechtigt in ihrem Selbstausdruck.

Seelenreisen

- Visualisierung: die Ahnenreihe hinter sich und man nimmt all die Liebe, Zuwendung und den Segen von den Vorfahren an.
- Reise zum inneren Selbst, zu seiner einzigartigen Persönlichkeit. Aussehen? Kleidung? Befindlichkeit? Räumlichkeit und Umgebung? Wünsche zur Heilung. Wünsche, um sich endlich auf der Bühne des Lebens zeigen und präsentieren zu können. Welche Ideen, Anregungen und Visionen hat sie? Wie sehen die ersten Schritte dahin aus?

Meditationen

- Qi Gong und T'ai Chi zur Erdung und Einkehr, zum Ausgleich von Yin und Yang
- Regelmäßige Arbeit mit dem Herz- und Solarplexuschakra
- Stille Meditation (Zazen oder Vipassana), um auf den Boden zu kommen, Leere zuzulassen und bei sich zu sein.

Astrologische Zuordnungen

- Sonne/Zwillinge-Merkur
- Sonne/Sonne

HOLLY

Stechpalme (Ilex aquifolium)

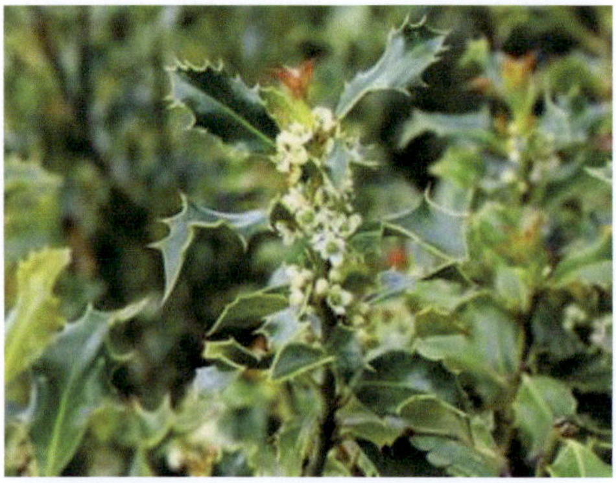

DIE PFLANZE

Die immergrüne Stechpalme ist ein Strauch, der bis zu zehn Meter hoch wird. Sie hat glänzende, dunkelgrün leuchtende Blätter, die vor allem bei jungen Pflanzen starke Dornen tragen, während bei den älteren Pflanzen nur noch ein Dorn an der Spitze der Blätter zu finden ist. Im Sommer trägt die Stechpalme kleine weiße Blüten. Ihre korallenroten Beeren sind giftig und wirken stark abführend, sollten also auf keinen Fall gegessen werden. Die Stechpalme wirkt auf allen Ebenen reinigend, auch gegen die negativen Gifte der Seele (Hass, Misstrauen, Eifersucht etc.), gegen die auch ihre Blütenessenz wirksam ist. In der Phytotherapie wird sie entsprechend zur Blutreinigung und als Herztonikum eingesetzt. Die Rinde hat eine tonische Wirkung, ähnlich dem Koffein.

DIE BLÜTENESSENZ

Thema: Die Macht der Liebe
Lichtseite: Tiefes Vertrauen und Offenheit für die reinigende, göttliche Liebe.
Schattenseite: Hass, Wut, Aggression, Eifersucht, Neid, Misstrauen.
Vision und Lernaufgabe: Reinigung von einem Übermaß an negativen Emotionen

durch Aktivierung und Stärkung des Herz- und Kronenchakras.

Holly ist die wichtigste Blütenessenz zur Behandlung von negativen Gefühlszuständen, die auf Aggression und Misstrauen beruhen. Ihre heilende Schwingung ist die Liebe. Je mehr das Herz geöffnet und Liebe entwickelt wird, umso weniger können sich Gereiztheit und Wut halten. Es wird hier nicht gegen schlechte Laune und Tobsuchtsanfälle gekämpft, denn das würde diese nur noch stärker machen. Druck erzeugt Gegendruck. Sondern es wird der Gegenpol zur Entfaltung gebracht, der ganz ohne weiteres Zutun die negativen Gefühle neutralisiert und auflöst.

Je mehr wir in unserem Herzen sind, umso weniger können hasserfüllte Gedanken und Gefühle in unserem Wesen Raum einnehmen. Sie werden förmlich überschwemmt und finden keinen Anker mehr, um sich in uns festzusetzen und unsere innere Haltung zu bestimmen. Liebe ist stärker. Und sie ist unser ureigenes Wesen, das durch Holly wiedererweckt wird. Neben der Einnahme der Blütenessenz macht es auch Sinn, andere Methoden, wie Chakrenarbeit und Meditation, regelmäßig anzuwenden, um unser Energiesystem zu reinigen und vor allem auszugleichen.

Aggression ist an sich keine schlechte Energie, sondern Rohstoff und Basis für unsere Vitalkraft, genauso wie die Sexualität. Einseitig und für uns und unser Umfeld unbekömmlich wird es, wenn aggressive Kräfte zunehmend die Alleinherrschaft übernehmen und jede Kleinigkeit, die nicht sofort so funktioniert, wie wir es möchten, oder jedes Widerwort von außen eine Überreaktion hervorruft und es zu völlig übertriebenen Aktionen und Angriffen kommt. Unser inneres Gift verpestet uns und unser Umfeld, unsere Beziehungen, unser Familienleben und unsere berufliche Arbeit.

Misstrauen und Eifersucht gehen immer auf alte Verletzungen zurück, die besonders dann wachgerufen werden, wenn wir lieben. Sofort steigen Erinnerungen auf, Wunden werden geöffnet, Angst vor ähnlichen Erfahrungen macht sich breit und beherrscht unser Wesen. Jede Aktion des anderen wird aus diesem Blickwinkel und Erfahrungswert bewertet. In den meisten Fällen ist die eigene Wahrnehmung verzerrt und interpretiert in die einfachsten Dinge Negatives. Neben der Arbeit mit sich selbst, empfiehlt sich auch ein regelmäßiger Austausch, um Missverständnisse aufzuklären und den anderen so kennenzulernen, wie er wirklich ist, nicht wie wir es ihm unterstellen. Eine Möglichkeit stellen die Zwiegespräche nach Moeller dar, in denen jeder ungestört von sich und allem, was in ihm vorgeht, erzählen kann, in Ich-Form (kein wir, Du, man…), keine Fragen, keine klugen Ratschläge.

Buchtipp für Liebespaare: Michael Lukas Moeller: Die Wahrheit beginnt zu zweit

Wenn Aggression, Missmut (statt positivem Mut), Neid, Eifersucht und Rachegefühle unsere Wahrnehmung vernebeln und feste Grundlage unseres Verhaltens werden, können wir sie durch Bewegung und Körperarbeit abreagieren, und gleichzeitig mit Holly noch tiefer eine Reinigung im Denken als Vorstufe der Gefühle und in unserem feinstofflichen Körper bewirken.

Im positiven Holly-Zustand sind wir nicht heilig, sondern heil, da unsere wirkliche und verfeinerte Essenz, die Liebe, sich wieder in unserem System und unseren zwischenmenschlichen Beziehungen Raum verschaffen kann. Männliche Power wird durch weibliche Power gleichberechtigt ergänzt und beide Urkräfte durchdringen konstruktiv unser Wesen.

Von der bewussten Reinigung unseres Herzchakras abgesehen ist diese innere Regeneration ein Prozess der Öffnung und des Empfangens. Wir lassen zu, von Liebesenergie durchströmt zu werden, was immer gegen das Ego geht, da sich dieses mehr durch Kampf und Abgrenzung definiert und am Leben erhält. Es soll auch leben und unser Selbstbewusstsein stärken. Wir sind aber erst ganz, wenn auch die Liebe irrational und unberechenbar unser Leben mitbestimmen darf, wenn wir in unserer Kraft als einzigartiger Mensch mit ihr fließen und uns tragen lassen, wenn wir in diesem Fluss vertrauen und uns ihm anheimgeben.

Kinder, die leicht gereizt und aggressiv sind, mit ihren Schulkameraden und Freunden wegen jeder Kleinigkeit Streit anfangen und durchgehend lautstark tobend Dampf ablassen müssen, sei es nun gegen Menschen, Tiere oder Gegenstände, können Holly genauso gut gebrauchen, wie wenn sie misstrauisch und eifersüchtig sind, hinter jeder Aktion des Umfelds einen Angriff vermuten und meinen, sofort zurückschlagen zu müssen. Eine ideale, wirkungsvolle Blütenessenz in der Trotzphase.

FEINSTOFFLICHE UNTERSTÜTZUNGEN

Edelsteine

- Smaragd
- Rubin
- Rhodochrosit
- Rosa Turmalin

- Kunzit

Ätherische Öle
- Rose
- Rosenholz

BEWUSSTSEINSARBEIT

Körper- und Energiearbeit
- Genügend Bewegung jeder Art, besonders in der frischen Luft und so lange, bis man völlig ausgepowert ist.
- Aggression fühlen, nach oben atmen (Einatem), im Herzen sich wandeln in Liebesenergie, die beim Ausatmen im Körper, der Aura, im umliegenden Raum, im Haus, im Ort und bis in die Welt hinaus verströmt wird. Einatmen: ich. Ausatmen: liebe.
- Herz-Chakra-Arbeit
- Smaragdgrüner und rosa Aura-Soma-Pomander

Malthemen
- Liebe aus dem Herzen durchströmt den ganzen physischen und feinstofflichen Körper.
- Wandlung von dunklen, negativen Kräften durch die rosa-farbige Kraft der Liebe.
- Der Mensch als Einheit zwischen männlicher Urkraft und der Urkraft der Liebe.

Seelenreise
- Reise die Wendeltreppe hinab zu einem Raum, in dem sich alles an Erfahrungen, Sichtweisen und Vorstellungen findet, die einem davon abhalten, zu vertrauen und zu lieben. Alles betrachten und spüren und dann an der Tür stehend, dem Raum zugewendet sagen: Ja, auch das bin ich. Alles, was hier ist, darf gewesen sein und ist für mich jetzt zu Ende. Ich übernehme meinen Teil der Verantwortung für alles, was geschehen ist, und lasse den anderen die ihre. Ich schließe jetzt diese Tür und damit ist diese Vergangenheit für mich zu Ende. Das Schöne der Erfahrungen bewahre ich in meinem Herzen. Und den beteiligten Menschen wünsche ich von

Herzen alles Gute. Nachdem Sie die Tür geschlossen haben, gehen Sie die Treppe wieder nach oben und stellen sich vor, wie Sie die ersten Schritte nach vorne in ein neues Leben gehen, in dem Vertrauen und Liebe wieder sein dürfen.
Sie können diese Reise immer wieder wiederholen, auch für einzelne Erfahrungen, die Sie auch direkt in sich wachrufen und auf die besagte Weise verabschieden können. Wichtig: Das Schöne auch sehen und in seinem Herzen bewahren. Das Schmerzliche darf gewesen und jetzt zu Ende sein. Und immer seinen Teil der Verantwortung übernehmen.

Meditationen

- Dynamische Meditation zur Abreaktion
- Negativitätsmeditation: Sich täglich zur gleichen Zeit 30 Minuten an einen ungestörten Ort setzen und sich die schlimmsten Dinge vorstellen, die passieren könnten, aus dem wichtigsten negativen Gefühl heraus, das man hat, z.B. Eifersucht: was könnte der andere alles Schlimmes treiben, wenn man ihn gerade nicht unter Kontrolle hat? Oder Hass: wie könnte man seine Hassgefühle total ausleben?

Astrologische Zuordnungen

- Alle Mars- und Pluto-Betonungen, besonders Mars/Pluto selbst und Waage-Venus/Mars, Waage-Venus/Pluto

HONEYSUCKLE

Geißblatt, Jelängerjelieber (Lonicera caprifolium)

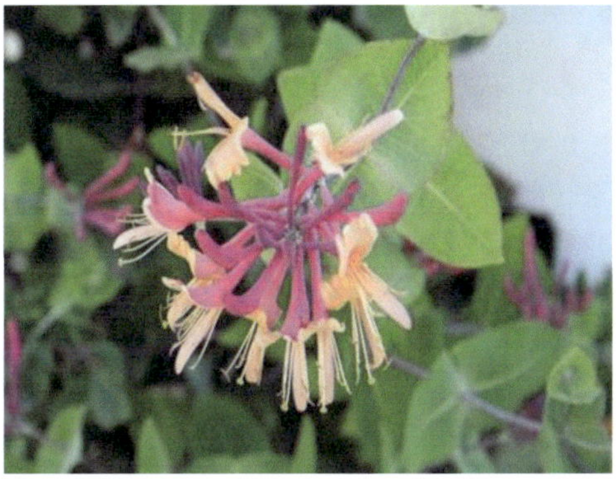

DIE PFLANZE

Das wohlriechende Geißblatt ist eine zarte Liane, die sich um kleine Bäume und Gebüsch windet oder domestiziert als Kletterpflanze angebaut werden kann. Sie verströmt von den Abendstunden an einen süßlich-betörenden Duft, womit sie Nachtfalter zur Bestäubung anlockt. So wie die Pflanze andere umschlingt, hängt auch der Mensch, der ihre Blütenessenz braucht, fest an einer alten Liebe oder vergangenem Glück und kann und will sich nicht lösen.

DIE BLÜTENESSENZ

Thema: Vergangenheit
Lichtseite: Mit der ganzen Aufmerksamkeit im Hier und Jetzt leben.
Schattenseite: In alten Zeiten und Erinnerungen gefangen sein. Heimweh. Wehmut.
Vision und Lernaufgabe: Die Vergangenheit dankbar würdigen, daraus lernen und das Schöne davon in seinem Herzen bewahren. Ansonsten mit seiner Energie in der Gegenwart sein.

Menschen, die Honeysuckle brauchen, haben auf ihrem Lebensweg an entscheidender Stelle Halt gemacht und schwelgen in den Erinnerungen einer meist glorifizierten Vergangenheit. „Als ich noch mit XY verheiratet war..., als ich noch in meiner vorherigen Firma gearbeitet habe…, als die Kinder noch im Haus waren..., als mein Sohn noch in der Nähe wohnte…, als ich noch in Berlin lebte, usw. Sie winden sich wie das Geißblatt um diese Zeit oder diesen Ort, besonders um geliebte Menschen, als ob das Leben danach nicht stattgefunden hätte, und vor allem als ob diese vergangene Zeit nur von Glück und Erfüllung gesegnet gewesen wäre. So goldene Zeiten werden nie mehr wiederkommen und das Leben scheint zum Zeitpunkt der jeweiligen Trennung zu Ende gegangen zu sein.

So gesehen ist die Ursache nicht nur die Beschönigung und das Stehenbleiben, sondern oft ein nicht bewältigter Abschied, die Abwehr gegen die tiefgreifenden, schmerzhaften Änderungen, die er mit sich bringt, und die Angst vor den Risiken und Anforderungen der Gegenwart, wenn man sich auf sie einlassen würde.

Das saturnische Verharren und Erstarren in der guten alten Zeit trägt bei dieser Blüte auch eine plutonische Komponente: den Auftrag des bewussten Loslassens einer Vergangenheit mit all der Traurigkeit, die dazu gehört. Das tut weh. Davor besteht wohl die größte Angst. Hier ist aber auch ein wichtiger Ansatz zur Lösung. Das allein zu erkennen, bringt schon ein Stück weiter und zeigt die Richtung.

Beginnen wird man aber am besten mit der realistischen Betrachtung der „schönen“ Zeit. Was hat tatsächlich stattgefunden? Wie war die Beziehung in Wirklichkeit, mit ihren zwei Seiten der Medaille? Der Mann war toll, ok. Aber er hat mir auch den Nachtschlaf geraubt mit seinen Schnarch-Arien, er war mehr mit seinen Freunden unterwegs, als mit mir etwas zu unternehmen, er hat meine erst schüchternen und dann immer deutlicheren Korrekturhinweise beim Sex stoisch ignoriert, er hat meine Sensibilität nie wahrgenommen, geschweige denn berücksichtigt, u.v.m.

Trennungen sind nur möglich, wenn man Verletzungen bei ihm/ihr belässt („es hat mir weh getan und ich lasse es bei Dir.“), wenn man seinen Teil (= 50%) der Verantwortung dafür, dass es zu Ende gegangen ist, übernimmt und ihm/ihr seine/ihre 50% lässt und wenn man das Schöne in der Beziehung (oder was es auch immer war) würdigt, schätzt und in seinem Herzen bewahrt. Jede geliebte Person hat einen Platz in unserem Herzen. Der Kampf dagegen, genauso wie Vorwürfe und Groll schaffen eine ungesunde Verbindung. Ein echter Neuanfang ist nicht möglich.

Diese ordnende Hand im Trennungsgeschehen mit dem Abschluss: „Für mich ist das zu Ende. Ich wünsche Dir alles Gute auf Deinem Weg", bringt eine große Ruhe und Klarheit in das Geschehen und entflechtet die ganzen subtilen, unsichtbaren Fäden der Verbundenheit. Quälend ist nur ihre Aufrechterhaltung, entweder bewusst oder unbewusst für das Bedürfnis der Seele, zu fließen und zu leben. Das kann sie nur im Moment.

Der Honeysuckle-Betroffene hat zum Zeitpunkt der Änderung sein Leben beendet und funktioniert nur noch. Vielleicht betrifft der Zustand auch nur einen Lebensbereich, sei es die Liebe, die Familie, der Beruf oder der Wohnort. Aber in diesem Bereich stirbt der Mensch langsam ab. Die sentimentale Wehmut nährt ihn nicht wirklich, sondern stopft künstlich ein Loch, das nur im realen Leben gefüllt werden kann. Das ist hart und fast schon grausam einzusehen, aber es bleibt nur die bewusste Trennung und der Schritt nach vorne, wenn wieder Leben einziehen soll, wenn wir wieder am wirklichen Leben teilnehmen wollen. Und dafür sind wir hier angetreten.

Honeysuckle ist auch indiziert, wenn wir Bilanz ziehen in unserem Leben, ohne rosa Brille auf, und feststellen, dass bestimmte Lebensbereiche langfristig ins Hintertreffen geraten sind und wir hier nicht gelebt haben, sondern viel zu lange auf dem Trockenen geschwommen sind. Oder wir gestehen uns ein, dass es Träume und Sehnsüchte gibt, die jetzt einfach nicht mehr umgesetzt werden können. Sie müssen verabschiedet werden, um nicht unnötig Energie zu binden und den Raum frei zu machen für Träume, die in der Gegenwart noch Wirklichkeit werden können.

Was vorbei ist, ist vorbei und nach dem Schmerz der Ablösung von den emotionalen und geistigen Verklebungen mit der Person, der Sache, dem Ort, der Idee, dem Wunschtraum, ist immer eine Erleichterung, Durchatmen und freie Bahn für das wirkliche Leben, das vorher wenig Chancen hatte, Einzug zu erhalten. Unversehens sind wir in dem Alter, dem Umfeld, dem Ort, den Potenzialen angelangt, die der Jetztzeit entsprechen, was Tiefe und Ruhe mit sich bringt und ein ungeahntes Meer an neuen Möglichkeiten. Der blockierte Honeysuckle-Zustand ist nach dieser mutigen Neugeburt nicht mehr erstrebenswert, sondern gehört jetzt seinerseits der Vergangenheit an. Wie immer hatte er seinen Sinn und es gebührt ihm Dank für die Überbrückung bis zur Bereitschaft, Verlorenes gebührend zu verabschieden, zu betrauern und hinter sich zu lassen.

Im positiven Honeysuckle-Zustand haben aus der Vergangenheit und dem Abschied gelernt, wir gehen reifer und selbstbewusster daraus hervor, wir tragen die schönen Erfahrungen in unserem Herzen, sind bereichert und kommen im jetzigen Leben an.

Kinder und Jugendliche, die einen Umzug aus der gewohnten Umgebung, aus ihrem Freundeskreis, der Schule nur schwer verkraften und den alten Gegebenheiten mehr nachtrauern, als sich für die neuen zu öffnen, kann Honeysuckle sehr gut helfen, wie auch beim Schüleraustausch oder ggf. Urlauben mit den Großeltern oder anderen Verwandten, wenn sich plötzlich Heimweh einstellt.

FEINSTOFFLICHE UNTERSTÜTZUNGEN

Edelsteine

- Lapislazuli (Kraft zur Wandlung)
- Feueropal (Aufwachen!, energetisierend)
- Gagat (kurz, für die Trauerarbeit)
- Flourite (Durchbruch)

Ätherische Öle

- Rosmarin (vitalisierend, nicht bei Bluthochdruck einsetzen)
- Douglasfichte (wärmend erdend)
- In Extremfällen: Kampfer (Vorsicht: abortiv! Nicht in der Schwangerschaft einsetzen)
- Vetiver (weiblich Erde)
- Rosengeranie, Rose (wieder ins Herz der Neuzeit kommen, Herzschmerz versorgen)

BEWUSSTSEINSARBEIT

Körper- und Energiearbeit

- Experimente aller Art zulassen: Alles, was man nicht kennt und was das Bisherige durchbricht.
- Reinigungsübungen aus dem Yoga (Pranayama)
- Arbeit mit dem Stirnchakra

Malthemen

- Die gute alte Zeit
- Der jetzige Moment
- Die Vision

Seelenreisen

- Reise in die gute alte Zeit, noch einmal in vollen Zügen darin schwelgen und sich dann mit den entsprechenden Lösungssätzen (s.o.) verabschieden. Vielleicht auch einen Abschiedsbrief danach schreiben, in dem alles Schöne noch einmal dankend aufgezählt und das evtl. Verletzende bei der entsprechenden Person oder kollektiv in der Zeit gelassen wird.
- Nach genügend zeitlichem Abstand: Reise in die Gegenwart und sich alles zeigen lassen, was endlich in sich und um sich herum zum Leben erwachen, eine Form annehmen und sich ausdrücken möchte.
- Visionsreise in die Zukunft, z.B. mit der Wunderfrage nach Steve de Shazer (Lösungsorientierte Kurzzeittherapie)

Meditationen

- Bewegung. Bewegung. Bewegung. Körpermeditationen jeder Art
- Täglich Zazen, um in den Moment und auf den Boden der Realität geworfen zu werden.

Astrologische Zuordnungen

- Saturn-Verbindungen zu Sonne, Merkur, Venus und Mars

HORNBEAM

Hainbuche, Weißbuche (Carpinus betulus)

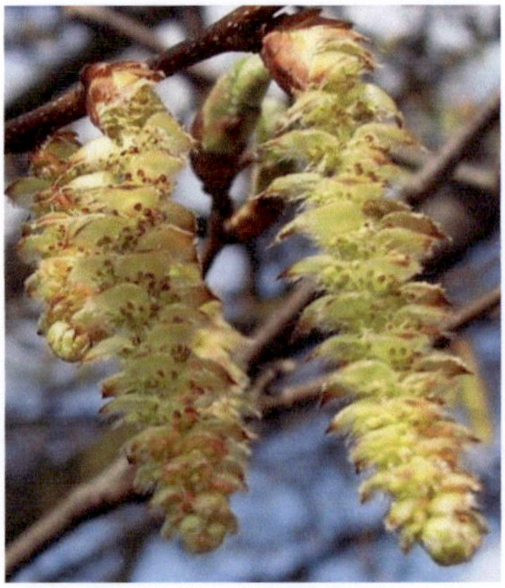

DIE PFLANZE

Die Hainbuche gehört zu den Haselnussgewächsen und wird bis zu 25 m hoch. Sie besitzt männliche und weibliche Blüten, die auf demselben Baum wachsen. Ihre männlichen Blüten bestehen aus Kätzchen, die von Hochblättern schützend umgeben sind. Auffallend ist der von wülstigen Auswüchsen geprägte Stamm des Baumes mit seinem extrem festen, schweren Holz. Die Rinde des Stammes ist sehr hart, das Holz innen ist weißlich. Wolf-Dieter Storl bildet hier eine Assoziation zum Schädel und in der Stärke des Holzes den heilsamen Ausgleich für geistige Müdigkeit und Erschöpfung, was auch die Wirkung der Blütenessenz ausmacht.

DIE BLÜTENESSENZ

Thema: Mentale Frische
Lichtseite: Geistige Wachheit, Kreativität und Spontaneität. Hohe geistige Leistungsfähigkeit.
Schattenseite: Geistige Erschöpfung durch zu viel und ausschließliche geistige

Beschäftigung oder durch langjährige geistige Routinetätigkeiten.
Vision und Lernaufgabe: Seine geistige Spannkraft bewahren, indem genügend Ausgleich zur mentalen Tätigkeit auf körperlicher und seelischer Ebene stattfindet. Abwechslung in sein Leben einladen und zulassen.

Im negativen Hornbeam-Zustand sind wir geistig ausgelaugt und erschöpft. Unsere Gedankenkraft ist am Ende und wir steigen morgens müder aus dem Bett als wir abends hineingegangen sind. Das Leben erscheint grau, trist und öde. Dieser Zustand reicht nicht hin bis zur Depression, er geht normalerweise nicht so tief. Der Geist langweilt sich lediglich, bekommt gar kein oder immer dasselbe Futter und fristet sein Dasein in einem genau absehbaren Routinealltag. Jahrein, jahraus immer dasselbe, die gleichen Abläufe, weit und breit keine Herausforderung, kein neuer Anreiz, der auch im negativen Hornbeam-Zustand uns sofort aktivieren und wieder lebendig machen könnte. Da dies möglich ist, zeigt, dass die Eintönigkeit zwar lähmt, man aber auch schnell und mit einfachen Mitteln wieder aus ihr herauskommen können: Mut zu Neuem, Farbe, Buntheit, Abwechslung, eine neue Aufgabe, Themenwechsel. Und schon werden wir wieder munter und finden ins Leben zurück. Ohne Intervention durch die entsprechende Blütenessenz oder einen anderen Impuls von außen hängen wir schon so in dem grauen Allerlei fest, dass ein Erwachen aus eigener Kraft unmöglich erscheint. Wir haben uns in unser Schicksal gefügt und schaffen keinen Abstand mehr dazu, der die Notwendigkeit und Möglichkeit zum Ausbruch erkennen lässt. Der Zustand fällt nicht einmal mehr auf. Er ist zur Normalität geworden.

Eine andere Ursache, in den negativen Hornbeam-Zustand zu gelangen, sind Phasen intensiven Lernens, Lesens und Studierens. Die ganze Lebenskraft und Aufmerksamkeit wird über längere Zeit auf eine geistige Arbeit fokussiert. Die anderen Lebensbereiche liegen brach. Man verbringt den ganzen Tag über seinen Büchern, Akten, Skripten oder sitzt vor dem Computer. Es ist nur noch der Kopf im Gange, das restliche Wesen ist wie abgeschnitten. Auch diese Lebensphasen beschränken uns so sehr auf ein geistiges Thema oder die rein intellektuell-geistige Ebene, dass wir Hornbeam brauchen, um die Vielgestaltigkeit des Lebens und unserer selbst wieder wahrzunehmen und mit Farbe zu füllen.

Ausgangspunkt der einseitigen Entwicklung ist das, was den positiven Hornbeam-Zustand ausmacht: wir sind geistig sehr interessiert, neugierig, wach und vital. Wir lieben jede Art von geistiger Arbeit und machen uns mit Elan und Freude ans Werk. Entweder wählen wir dafür eine Bürotätigkeit, werden zur Leseratte, die in jeder freien Minute über ihren Büchern zu finden ist, absolvieren einen Studiengang nach dem anderen, surfen stundenlang im Internet oder verfassen selbst Artikel und Bücher, ohne dabei noch etwas von der Umwelt und unserer Innenwelt mitzubekommen. Das ist zu Anfang reizvoll und spannend und wir sind in unserem Element. Wenn es aber zum Dauerzustand wird, höhlt es uns aus. Unser ganzes Wesen, unsere ehemalige Antriebskraft und die Freude an dieser Arbeit schlaffen langsam ab und wir bewegen uns wie bei einer langen Autobahnfahrt ohne besondere Eindrücke stoisch und immer saft- und kraftloser auf einer Linie. Das ermüdet und erschöpft. Es macht blass und lustlos.

Durch die Einnahme von Hornbeam werden wir sanft wach geküsst und der Horizont weitet sich über den bisherigen Tellerrand hinaus. Es wird uns überhaupt erst bewusst, wie wir bisher unser Leben gefristet haben. Es erwacht das Bedürfnis und die Lust, diese graue Zeit abzustreifen und in ein Leben voller Farbe und Diversität, mit neuen geistigen Anreizen (falls jahrelang dasselbe gearbeitet wurde) und Futter und Nährkraft für die seelische und körperliche Ebene einzusteigen. Wichtig ist dabei auch, sich nicht für die bisherige Vergangenheit und Lebensweise zu verurteilen, sondern dankbar dafür zu sein, dass neue Zeiten anbrechen, in denen auf Abwechslung im Geist und die gleichberechtigte Wahrnehmung und Erfüllung unserer seelischen, emotionalen und körperlichen Bedürfnisse geachtet wird.

Es wird immer mal eine Verschiebung in die eine oder andere Richtung geben, aber gesamt ist es wohltuend und bereichernd, allen Seiten in sich Gehör zu verschaffen und sie zu leben.

Kinder und Jugendliche brauchen heute bei den immer höher werdenden schulischen Anforderungen, insbesondere nach Prüfungszeiten, Hornbeam, um aus der geistigen Müdigkeit herauszukommen, sich zu regenerieren und für die anderen Lebensbereiche, das Spielen, die Kreativität, den Sport, die Musik, den Austausch mit Freunden usw. zu öffnen.

FEINSTOFFLICHE UNTERSTÜTZUNGEN

Edelsteine

- Rubin, Rhodochrosit (Erinnerung an unser Herz und die Liebe)
- Mondstein (Erinnerung an unsere Gefühle)
- Kunzit (Freude, Liebe)
- Honigcalcit (Sonne und Wärme)
- Feueropal (Kraft, Wille, Energie)

- Flourite (Durchbruch)

Ätherische Öle
- Orange (Leichtigkeit, geistige Wärme und Lebensfreude)
- Rose (Herz und Gefühl)
- Cassia (Wärme)
- Pfefferminze (geistige Frische)
- Cajeput (geistige Weite)
- Niauli (geistige Tiefe und Wachheit)

BEWUSSTSEINSARBEIT

Körper- und Energiearbeit
- Nährende Körperarbeit (sanfte Yoga-Asanas, sich Massagen geben lassen)
- Arbeit mit allen Chakren
- Farbtherapie durch entsprechende Kleidung, Bestrahlung, Wohnungsgegenstände Aura-Soma-Pomander (rot und orange – belebend, grün – heilend und sanft erdend, gelb – Sonne, Ichkraft)

Malthemen
- Malen in rot, orange, gelb und grün
- Selbstbild oder abstrakt: Wiedererwachen zum Leben
- Die Buntheit und Vielfalt des Lebens
- Neubeginn

Seelenreise
- Sich zurücklehnen, auch innerlich, und alles empfangen, was zur Erholung und Regeneration beiträgt. Wenn jede Körperzelle und Herz und Seele optimal genährt und wiederhergestellt sind, eine Visionsreise antreten in ein farbenfrohes, neues Leben mit viel Lust und Leichtigkeit, Liebe, Vitalität und Balsam für Körper und Seele. Wie sieht dieses Leben in allen Bereichen aus, vor allem denen, die so lange keine Beachtung mehr gefunden haben? Was tut man in diesem neuen Leben, wie sieht es ganz konkret aus? Wie könnten die ersten konkreten Schritte dahin aussehen?

Meditationen

- Auch hier: Stiller Aufenthalt oder langsame Bewegung in der Natur, das Grün, die Farben, die Düfte bewusst wahrnehmen und in sich aufsaugen.
- Alle Formen der Bewegung, der Körper- und Atemmeditation
- Tanzen

Astrologische Zuordnungen

- Zwillinge-Merkur/Sonne
- Zwillinge-Merkur/Mond
- Zwillinge-Merkur/Zwillinge- und Jungfrau-Merkur
- Zwillinge-Merkur/Venus
- Zwillinge-Merkur/Mars
- Zwillinge-Merkur/Saturn

IMPATIENS

Drüsentragendes Springkraut (Impatiens glandulifera)

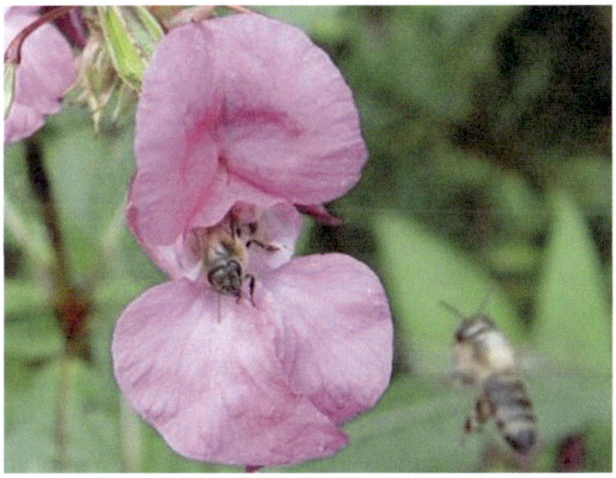

DIE PFLANZE

Impatiens ist eine einjährige Pflanze, die bis zu zwei Meter hoch wird und malvenfarbige Blüten trägt. Sie wächst sehr schnell, verschafft sich kraftvoll Platz gegenüber den Unkräutern in ihrem Umfeld und ist nicht umzubringen. Wird sie zertreten oder gebrochen, bilden sich sofort Wurzeln aus den Knoten der rötlichen Stängel aus und es geht weiter mit dem Wachstum (und der Existenz). Ihre Früchte sind längliche Kapseln, die in reifem Zustand so stark unter Spannung stehen, dass sie bei der kleinsten Berührung platzen und die Samen meterweise davonschleudern. Bei uns geläufiger aus dieser Pflanzenfamilie ist das Fleißige Lieschen, das ebenfalls durch schnelles Wachstum und kräftiges Blühen bekannt ist. Ein Ende wird nach einem wahrhaft fleißigen Sommer und Herbst der Pflanze erst durch den Frost gesetzt.

Das einheimische Springkraut wirkt harntreibend, reinigend und entzündungshemmend. Es wird äußerlich bei entzündeter und blutüberfüllter Haut, Hämorrhoiden und zur Reinigung von Wunden eingesetzt. Blutige Verletzungen und Entzündungen sind typische Erkrankungen, die dem kriegerischen Mars zugeordnet werden.

DIE BLÜTENESSENZ

Thema: Geduld
Lichtseite: Überschäumende, unbändige Tatkraft, Schnelligkeit und Fähigkeit zur Innovation.
Schattenseite: Ungeduld und Reizbarkeit.
Vision und Lernaufgabe: Seinen hohen Pegel an Tatkraft und Dynamik in geplante Aktivitäten kanalisieren. Teamfähigkeit entwickeln.

Impatiens-Persönlichkeiten sind einfach zu erkennen: es kann ihnen nichts schnell genug gehen. Sie haben eine unglaubliche Geschwindigkeit in allem, was sie tun, und hassen jede Art von Unterbrechung und Verzögerung. Menschen, die ihrem Tempo nicht folgen können, machen sie nervös und werden unwirsch zur Seite geschoben. Dann machen die Impatiens-Persönlichkeiten die Arbeit doch lieber alleine und kommen wunschgemäß schnell vorwärts. Auch langsames Denken und Reden in ihrem Umfeld treibt sie zur Verzweiflung und lässt sie leicht aufbrausen. Hintergrund dieses Verhaltens sind ein sehr hohes Energieniveau und der Drang, Ideen sofort und direkt zur Tat werden zu lassen. Planen, Strukturieren und langfristige Überlegungen sind Menschen im negativen Impatiens-Zustand nicht nur fremd, sondern äußerst lästig. Ihre ursprüngliche Energie verleiht ihnen viel Kraft, Mut, Pioniergeist und Durchsetzungsvermögen. Das ist ihr positives Potenzial. Um dieses konstruktiv leben und umsetzen zu können, bedarf es der Bodenhaftung und des Bezugs zur Machbarkeit und Realität, auch wenn sie sich dadurch ausgebremst fühlen.

Würden sie durchgehend ihre Energie herausschießen, wie die Impatiens-Pflanze ihre Samen, oder ihre Konkurrenten niederkämpfen, wie die Pflanze es mit den Unkräutern in ihrem Umfeld tut, würden sie nicht nur Raubbau an ihrem Körper und ihrer Seele betreiben, sondern in der hohen Anspannung einer ständigen Kampfhaltung stehen, regelmäßig explodieren, um sich schlagen und Streit verbreiten. So wie die Pflanze durch den saturnischen Frost in ihrem Wachstumsdrang gestoppt wird, so wird man als Impatiens immer wieder durch Eltern, andere Autoritäten oder Krankheit auf den Boden der Realität gebracht werden. Das ist meist schmerzhaft und es wird noch mehr Ungeduld und Kampfgeist entfacht. Ein Teufelskreis entsteht. Um sein kraftvolles Naturell positiv zu erfahren, besteht die Notwendigkeit, sich "freiwillig" und eigenständig selbst Autorität zu werden und seine überschäumende Dynamik zu erden.

Das findet im positiven Impatiens-Zustand statt. Hier regiert nicht mehr die Dynamik allein, sondern wird verbunden mit Bodenständigkeit und die Bereitschaft, auch andere Menschen, langsamere, in sein Wirken mit einzubeziehen. Diese spiegeln nämlich auch Persönlichkeitsanteile im eigenen Inneren, die nicht blindlings losstürmen möchten, sondern sich für ihre Entwicklung Weitblick, Abstand, Realitätssinn, Ausdauer und Zusammenarbeit wünschen. Im positiven Impatiens-Zustand kann das hohe Energieniveau mit Gemeinschaftssinn und Bodenhaftung ergänzt und bereichert werden – im eigenen Inneren und in der Außenwelt.

Impatiens-Kinder zeigen ihre Ungeduld und ihren Energieüberschuss besonders dadurch, dass sie um sich schlagen und handgreiflich werden können, wenn man sie ausbremsen möchte, dass sie laut sind, schreien und vor allem ganz sicher nicht still sitzen können. Sie sind der Zappelphilipp per se und bekommen leicht Konzentrationsstörungen in der Schule, wenn sie nicht genügend Auslauf, d.h. die Möglichkeit zu körperlicher Anstrengung und Abreaktion haben. Erst wenn sie sich ausgetobt haben, kann man sie ggf. dazu gewinnen, sich hinzusetzen und Hausaufgaben zu machen. Es ist deshalb wichtig, regelmäßig und ausreichend frische Luft und Bewegung zu ermöglichen und nicht nur zur Ordnung zu rufen, um die hohe Vitalität und Tatkraft wie auch das angeborene starke Durchsetzungsvermögen des Kindes nicht zu stark zu knebeln und zu ersticken. Erst die Bewegung, dann die geistige Arbeit.

FEINSTOFFLICHE UNTERSTÜTZUNGEN

Edelstein

- Rotbrauner Jaspis

Ätherische Öle

- Zeder und Zypresse zur Erdung

BEWUSSTSEINSARBEIT

Körper- und Energiearbeit

- Kampfsport, Marathon, Skilanglauf
- Arbeit mit dem ersten Chakra (Überfunktion)

Malthemen

- Meine Urkraft
- Ein wichtiges Ziel im Leben definieren und dann:
  Meine lebendige, gewaltige Energie wird gebündelt und umgewandelt in das erreichte Ziel.

Seelenreise

- Sich in seinen Mars, seine innere Urgewalt an Energie einfühlen und sich vorstellen, wie sie gestaut wird und in dieser konzentrierten Kraft zum gewünschten Ziel führt. Dieses erreichte Ziel mit sich selbst als agierende Person darin genau und im Detail ausmalen.

Meditationen

- Alle Körpermeditationen
- Zazen zur Erdung

Astrologische Zuordnungen

- Mars/Sonne
- Mars/Zwillinge-Merkur
- Mars/Mars
- Mars/Saturn
- Mars/Uranus

LARCH

Lärche (Latrix decidua)

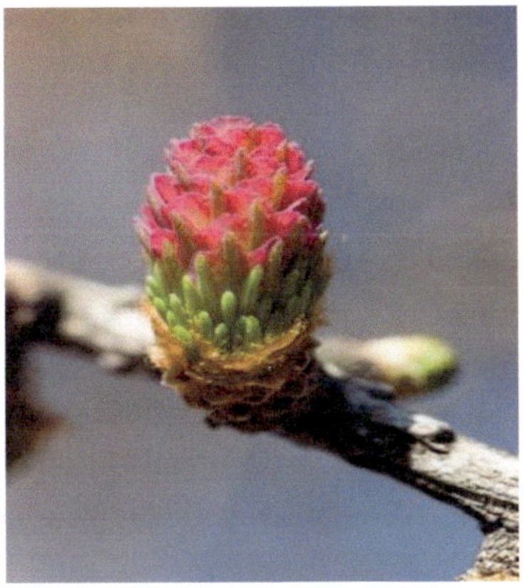

DIE PFLANZE

Die Lärche gehört zu den Kiefergewächsen und wird bis zu 40 Meter hoch. Als einziger Nadelbaum in unseren Breiten färbt sie ihr Laub im Herbst goldbraun und wirft es ab. Sie vereint Geradlinigkeit mit einer feinen Art, wirkt nicht so harsch und knorrig wie ihre Geschwister Tanne, Fichte und Kiefer und verfügt dennoch über das härteste und zäheste Holz aus der Familie. Sie ist in großen Höhen und Eiseskälte überlebensfähig (saturnisch) und lebt dabei im Einklang mit dem Rhythmus der Sonne, wenn sie ihre Nadeln wie Laubbäume im Frühjahr sprießen lässt und im Herbst verliert. Sie vereinbart klare Linie, Aufrechtsein und strahlende Sonnenhaftigkeit in sich. Sie richtet uns auf und verbindet diese Fähigkeit mit dem Leuchten unserer Persönlichkeit.

DIE BLÜTENESSENZ

Thema: Selbstvertrauen und Mut
Lichtseite: Risikofreude und Selbstüberzeugung.
Schattenseite: Unterlegenheitsgefühle, Versagensängste, selbstbeschränkendes Denken.

Vision und Lernaufgabe: Misserfolge als zum Leben dazugehörend verarbeiten und integrieren. Sein Selbstbild durch neue, mutige Unternehmungen und das Überschreiten geistig selbst gesetzter Schranken erweitern.

Im negativen Larch-Zustand hat man sich in vielen Bereichen darauf festgelegt, was man nicht kann. Man ist davon überzeugt, dass bestimmte Dinge im Leben nicht gelingen werden, und geht ihnen deshalb aus dem Weg. Hintergrund ist ein tief verletzendes Misserfolgserlebnis, das sich fest in das Selbstbild eingegraben hat und auch für die Zukunft als selbstverständlich betrachtet und erwartet wird.

Der Misserfolg hat seine Wurzeln früh in der Kindheit, in dem einem lobende Unterstützung versagt blieb und der Fokus auf das gerichtet wurde, was man nicht oder nicht schnell genug konnte. Vielleicht wurden die ersten Gehversuche belächelt oder das Umfeld machte sich lustig darüber, dass man mit fünf Jahren bestimmte Worte immer noch nicht richtig aussprechen konnte. Die lernt es wohl nie und wird wohl noch Sprachschwierigkeiten haben, wenn sie in die Schule kommt.

Oder man versucht mit aller Anstrengung, mit seinen kleinen Händchen etwas zu basteln und es gelingt nicht, was erneut zu Belustigung oder ungeduldigem Herabwürdigen führt. Alle Mühe umsonst. Und keiner hilft oder lässt die Zeit, die man zur Entwicklung dieser Fähigkeit braucht. Überfordern, Belächeln, Abwerten oder unwirsches Wegschieben, da man es offensichtlich nie verstehen wird, statt liebevollem, individuell und kindgerecht ausgerichtetem Fördern. Die anderen können es schließlich auch, also wo liegt das Problem bei dir, Kind?

Solche Erfahrungen hinterlassen Wunden, die ungeheilt vernarben. Das Kind wird überrollt mit Anforderungen, die es verinnerlicht und an denen es hart für sich alleine arbeitet, um ihnen doch noch gerecht zu werden. Es braucht dazu aber seine Zeit und seine eigene Form und Struktur, damit es gelingen kann. Selbst wenn es dann endlich Erfolg mit seinem Bemühen haben sollte, interessiert das keinen mehr, denn es ist mehr als selbstverständlich und es wurde auch langsam Zeit. Das Kind, das voll und ganz auf die Zuwendung seiner Eltern angewiesen ist, ist still verzweifelt, da es nichts in seinem Wesen und Verhalten entdecken kann, mit dem es positive Aufmerksamkeit, Anerkennung oder gar Liebe bekommen kann.

Hier beginnt schon die Fixierung auf alles, was nicht gelingt und was aus Sicht des Kindes der Grund dafür ist, nicht richtig gesehen, gewollt und in den Arm genommen zu werden. Es bleiben ihm zwei Möglichkeiten: entweder es strengt sich heimlich sehr stark an und vollbringt im kindlichen Alleingang Unmögliches in der Hoffnung, dann wenigstens nicht mehr verlacht, beschimpft oder, schlimmer noch, ignoriert zu werden. Oder es konstatiert schon in frühen Jahren, was es nicht kann und wovon es deshalb besser die Finger lässt. Das so wichtige weitere Experimentieren nach dem Motto trial and error (Versuch und Irrtum), in dem sich das Kind und auch später der Erwachsene immer neu erfährt und erweitert, wird schon sehr früh eingestellt und man legt den Schwerpunkt auf die Fähigkeiten und Qualitäten, die einem leicht fallen und die auch gern gesehen und eventuell sogar etwas gewürdigt werden.

Diesen selbstbegrenzenden Sortierungsprozess, der alles abwürgt, was schon einmal schief gelaufen ist oder von den bisherigen Erfahrungswerten her zu unsicher erscheint, setzt man nun im Erwachsenenalter fort. Das Selbstverständnis wird reduziert und ist inzwischen auch für aufmunternde Worte von neuen Bezugspersonen wie Partnern oder Freunden immun geworden. Wird dann auf Drängen und Anraten des Umfelds, das ein positives Bild von dem Menschen gewonnen hat, doch ein neuer Versuch gestartet oder eine Unternehmung in Angriff genommen, die man noch gar nicht kennt, ist die Angst und Erwartung, zu versagen, so umfassend, dass nur eine Bestätigung dieser Befürchtungen eintreten kann. Es misslingt, man wird abgelehnt, bekommt eine Absage oder scheitert in anderer Weise. Das hätte man sich ja denken können und man hat es natürlich von Anfang an gewusst. Irgendwann stellt auch dieses neue Umfeld seine Ermutigung ein und alles bleibt noch mehr beim Alten.

Die Blütenessenz Larch gibt langsam neuen Lebensmut und öffnet die aus Angst fixierten Scheuklappen vor allem Unbekanntem und den Bereichen, in denen wir schon Misserfolge erlebt haben. Die Palette an Möglichkeiten für unser Leben erweitert sich und wird bunter. Es treten neue Menschen ins Leben, die jetzt die Chance haben, Impulse zu setzen und zu Neuanfängen zu ermutigen.

Mit Hilfe von Larch können wir diese Angebote auch annehmen und das Leben fließt immer mehr. Die eigene Ideenwelt wird nicht mehr rigide beschnitten und grau in grau gehalten, sondern darf aufleben und auch die unmöglichsten Vorschläge machen, was wie getan werden könnte. Tabus werden gebrochen, da wir uns nicht mehr mit Erfolg und Misserfolg identifiziert, sondern beides relativiert haben. Es gehört beides zum Leben dazu und Misserfolg oder gar Scheitern hat keinen tiefen Einfluss auf unser Selbstverständnis und Selbstbewusstsein. Wir sind, was wir wagen, tun und einbringen. Wir gehen nicht in die Knie, wenn tatsächlich eine Aktion nicht funktionieren sollte. Man erinnere sich an das harte, zähe Holz der Lärche, das durch ihren Harz vor Wasser und Wurmbefall geschützt ist. Angriffe dieser Art perlen einfach ab und können ihr nicht wirklich schaden.

Man wird einer Larch-Persönlichkeit nicht noch beibringen müssen, dass sie sich und ihre Lebensereignisse reflektieren sollte. Es geht in der Entwicklung auch nicht um blauäugige Unternehmungen, die nicht durchdacht sind. Larch ermöglicht einfach einen weiten Rundumblick auf die realen Möglichkeiten und schafft Raum für ein facettenreiches Leben eines stabilen, selbstbewussten Menschen, der auch bei Unwettern nicht den Mut verliert. Er wird auch nach einem Misserfolg wieder aufstehen und nach reiflicher Überlegung und genauer Auswertung des Geschehenen neu durchstarten.

Auch unter der Einnahme von Larch bleibt der saturnische Anteil dieser Persönlichkeit bestehen. Er wird aber konstruktiv umgesetzt durch Planung, Realitätssinn, Disziplin, Ausdauer, Verlässlichkeit und vor allem Treue zu sich selbst. Larch nimmt die Selbstblockade und Selbstsabotage, lässt das Leid, das damit und mit den früheren Erfahrungen verbunden ist, verarbeiten und daraus ein hohes Maß an Beständigkeit und echtem Selbstvertrauen entstehen. Die Liebe zu sich selbst, das tiefe Verständnis für das bisherige Verhalten und dessen Entstehungsgeschichte, die daraus entstehende Selbstachtung und Würde werden aus einem vorübergehenden Gefühl der positiven Leere geborenen, in der erst mal nichts ist. Das Alte ist zu Ende, das Neue ist noch nicht da. Wir können uns während dieses inneren Prozesses sicher sein, dass es kommen wird. Dazu bedarf es der saturnischen Geduld und eines tiefen Vertrauens in die Rhythmen und Zyklen des Lebens.

Durch die neuen Erfahrungen entsteht ein neues Selbstbild, das sich positiv verstärkt und eine immer größere positive Erwartungshaltung entstehen lässt, die entsprechend erfolgreiche Erfahrungen anzieht und ermöglicht. Misserfolge zeigen auch oft, dass eine Sache nicht passt oder nicht bzw. nicht mehr sein soll, oder sie lassen prüfen, ob man eine Sache wirklich möchte.

Im positiven Larch-Zustand hat man die alten verletzenden Erfahrungen verarbeitet. Man sieht entspannt, souverän und bodenständig mit der Bereitschaft zur Anstrengung und Durchhaltevermögen und zu einem positiven Ergebnis dem Leben entgegen.

Kinder und Jugendliche, die sich nur wenig zutrauen, die vom Missglücken ihrer Vorhaben im Vorhinein schon überzeugt sind, die meinen, schlechter und schwächer als die anderen zu sein und ohnehin nie am Ziel anzukommen, können mit Larch wieder zu ihrer kindlichen Experimentierfreude und einem zunehmenden Selbstbewusstsein zurückfinden. Es wäre schön, wenn ihr Umfeld, insbesondere alle Autoritätspersonen sie zusätzlich darin unterstützen und bestärken würden.

FEINSTOFFLICHE UNTERSTÜTZUNGEN

Edelsteine
- Flourite (zum Durchbruch, zur Lösung von Blockaden)
- Feueropal (Stärkung der inneren Kraft)
- Hessonit (goldfarbener Granat, für Vertrauen in die eigene Kraft)
- Sodalith (zur Stärkung und Stabilität)
- Achate, Baumopal (zur positiven Erdung)
- Chrysopras (in sich ruhen)
- Rosa Steine (für die Heilung auch der Härte gegen sich selbst)

Ätherische Öle
- Rosmarin (revitalisierend)
- Zeder, Zypresse (aufrichtend, stabilisierend)
- Rose (ein Herz für sich haben)
- Cassia, Zimt, Vanille (Balsam und Wärme)

BEWUSSTSEINSARBEIT

Körper- und Energiearbeit
- Sich in Frieden lassen
- Die alten, einschränkenden Erfahrungen verabschieden. Sie dürfen gewesen sein, man gibt sie zurück an die Menschen, von denen sie ausgingen. („Es war schlimm für mich und ich lasse es bei Dir.“).
- Dankbarkeit für die bisherige Art, damit umgehen zu können.
- Die ersten Schritte nach vorne gehen in eine neue Zeit.
- Spaß und Spontaneität zulassen und den Ideen folgen, was man seinem Körper Gutes tun will, die aus seinem Inneren kommen. Neues ausprobieren.
- Atemtherapie und –übungen, um Lebenskraft und Weite aufzunehmen.
- Arbeit mit dem Solarplexus- und Herzchakra

Malthemen

- Enge, Angst, Einschränkung
- Das innere Licht entfachen und in seiner Eigenwilligkeit strahlen
- Selbstbild: Stabilität, Selbstbewusstsein und Souveränität

Seelenreise

- Reise zum inneren Selbst, zu seiner einzigartigen Persönlichkeit. Aussehen? Kleidung? Befindlichkeit? Räumlichkeit und Umgebung? Wünsche zur Heilung. Wünsche, um sich endlich zeigen und präsentieren zu können auf der Bühne des Lebens. Welche Ideen, Anregungen und Visionen hat sie? Wie sehen die ersten Schritte dahin aus?

Meditationen

- Regelmäßige Arbeit mit dem Solarplexuschakra
- Zen zum Klären und Aufrichten und um Leere zuzulassen als Übergang und „parallel" zum neuen Leben.
- Nährmeditation mit einer leuchtend gelben Lichthülle um sich herum: Ich bin, die/der ich bin.

Astrologische Zuordnungen

- Sonne/Saturn, auch in zweiter Linie Mars/Saturn, Venus/Saturn, Mond/Saturn, Merkur-Saturn

MIMULUS

Gefleckte Gauklerblume (Mimulus guttatus)

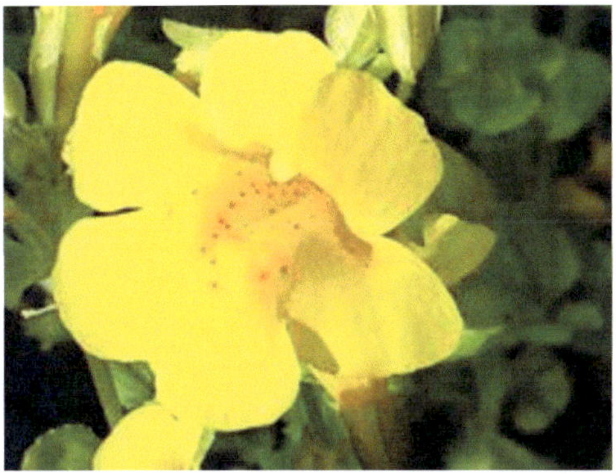

DIE PFLANZE

Die gefleckte Gauklerblume Mimulus gehört zur Familie der Rachenblütler. Die Pflanze ist sehr zart mit ihren leuchtend gelben Blüten und roten Pünktchen im Inneren. Ihre Blütezeit ist von April bis Oktober, in der sie die Kraft und das Licht der Sonne den ganzen Sommer über aufsaugen kann. Ihre Narbe, die lippenähnlich in zwei Läppchen geteilt ist, ragt wie eine Zunge aus der Blüte heraus. Bei jeder Berührung, sei es durch Pollen oder Insekten, schließen sich die „Lippen" sofort, was als mimosenhafte Empfindlichkeit und Ängstlichkeit oder als Festhalten interpretiert werden kann. Kommt nämlich der richtige Blütenstaub, wird er umschlossen und verschlungen. Das Verhalten der Narbe kann als Symbol der Ambivalenz von Mimulus betrachtet werden, nämlich zwischen vertrauensvoller Offenheit und angstvollem Rückzug und Verschlossenheit – dem Thema der Blütenessenz.

DIE BLÜTENESSENZ

Thema: Die Welt trotz Sensibilität aushalten

Lichtseite: Bewusst gelebte und geschützte Sensibilität. Bereitschaft, endgültig in

das irdische Dasein mit allem, was dazu gehört, geboren zu werden.
Schattenseite: Überempfindlichkeit, konkrete Ängste, Schüchternheit.
Vision und Lernaufgabe: Hier im Leben ankommen. Seine hohe Empfindsamkeit schätzen und nähren, ihr eine Bühne in Schutz und Geborgenheit geben und sie und sich damit stärken.

Die Ängste bei Mimulus beziehen sich auf konkrete Situationen oder Lebewesen und Dinge. Die astrologische Entsprechung sind Mond und Neptun. Man ist mit einer Haut zu wenig geboren und bisher auch nicht fähig oder bereit gewesen, sich diese zuzulegen, um in der irdischen Welt erwachsen zu werden und zu bestehen. Das soll nicht bedeuten, dass man in die konventionelle Normalität übergehen soll, das liegt diesem Naturell nämlich nicht, sondern sich in seiner Besonderheit als sehr sensibler und sensitiver Mensch wahrzunehmen und einen konkreten Kanal für dessen Umsetzung zu finden. Das kann z.B. in der Kunst, im sozialen Engagement, im natürlichen Heilwesen oder feinfühliger psychologischer Betätigung stattfinden.

Das scheue Reh, das sein Gefühl der Schutzlosigkeit, in Angst vor Tieren, Geräuschen, Krankheit, Dunkelheit, Gewitter, unbekannten Situationen, Menschenmengen, fremden Personen, Alleinsein usw. erlebt, akzeptiert am besten zuerst diesen Zustand. Dann kann sie damit beginnen, sich eine zweite energetische Haut zuzulegen, um Grenzen zu der beängstigenden und stark beeinflussenden Welt zu ziehen.

Als Ausgleich werden immer Phasen des Rückzugs nötig sein, um wieder Kraft zu schöpfen und aufzutanken, bei denen der Energieaufwand des Selbstschutzes nicht aufgebracht werden muss. Frage ist immer wieder, was nährt diesen sensiblen Menschen, dieses empfindsame innere Kind, dem es zu viel ist, sich in die Enge der irdischen Wirklichkeit und eines gut geerdeten, begrenzten Körpers zu begeben. Es entspricht nicht seiner Natur, mit einer robusten Ritterrüstung durchs Leben zu gehen, sondern seine Sensibilität als großen Schatz und Reichtum anzuerkennen und zu pflegen und zu hegen.

Als Erwachsener ist man Mutter und Kind in einer Person. Man versorgt den kindlichen Anteil mit Ruhepausen, nährender Musik und Gebet, mit Möglichkeiten zur Hingabe, die gut tun, mit einer ruhigen, meditativen Wohnung und stillen Aufenthalten am Wasser, am besten am Meer. Man erkennt in der medialen und seismographischen Empfindsamkeit ein Gut, das so strahlend gelb leuchten kann wie die Mimulus-Blüte, nur eben auf seine ganz ungewöhnliche, unangepasste, sanfte Weise. Anders als die anderen, das ist das Wesentliche, um sich gerecht zu werden.

Damit sind wir auch beim positiven Potenzial von Mimulus angelangt. Die Einnahme der Blüte bringt Stärke und Selbstvertrauen aus eben genau der Sensibilität heraus, die man zeitweise oder als Grundstruktur seiner Persönlichkeit hat. Man beginnt, seinem Gefühl und seinen Eingebungen zu trauen und ihnen nachzugeben, auch wenn man dazu die konventionelle Sicht des Lebens hinter sich lassen muss (oder darf) und seinen ganz ungewöhnlichen Weg der Weglosigkeit beschreitet. Die Stärke wächst aus dem gelebten Anderssein. Diese Kraft kann dann nicht mehr eingeschüchtert und beängstigt werden. Sie strahlt aus ihrer besonderen, bewusst gelebten und geliebten Empfindsamkeit heraus, ganz auf ihre Weise.

Im positiven Mimulus-Zustand hat man eine Form gefunden, um seine Sensibilität im Alltag, im Beruf, in der Beziehung, der Familie oder im gesellschaftlichen Engagement in erwachsener, konkreter Weise zum Ausdruck zu bringen.

Kinder, besonders auch Säuglinge, sind oft im Mimulus-Zustand, da sie sich erst richtig hier einfinden müssen, und wenn das Gefühl der Sicherheit und Geborgenheit noch nicht richtig ausgebildet werden konnte. Sie sind entweder noch nicht ganz angekommen, vom Wesen her sehr, sehr empfindsam oder bekommen nicht den schützenden Rahmen, den sie für ihr Wohlbefinden brauchen. Wenn neue Situationen oder Menschenmassen die Sensibilität und Ängstlichkeit, den Schrei nach der Mutter verstärken, oder wenn auch schon ein lautstarker Besuch, der sie dazu noch grob auf oder in den Arm nimmt, genügt, um große, angsterfüllte Augen und Schreien zu verursachen, ist Mimulus ein wichtiges Mittel.

Auch für Jugendliche, die ihre Ängste und Unsicherheiten, die aus ihrer Empfindsamkeit erwachsen, mit viel Reden oder Aktivitäten übertünchen und kompensieren bzw. die ein sehr zurückgezogenes Leben führen, ist Mimulus eine sehr hilfreiche Blütenessenz.

FEINSTOFFLICHE UNTERSTÜTZUNGEN

Edelsteine

- Mondstein
- Aquamarin

Ätherische Öle

- Mimose
- Cistrose

BEWUSSTSEINSARBEIT

Körper- und Energiearbeit

- Alle feinstofflichen Methoden (Farben, Düfte, Aura-Soma, Blüten, Chakra-Arbeit)
- Alle Pomander, besonders der violette
- Reiki

Malthemen

- Umhüllt von einem weißen, rosa oder violetten Schutzmantel
- Das innere Kind, das anders ist, und in dem Anderssein gehalten und geschützt wird.
- Freies Malen mit Aquarell-Farben, ohne sich einzumischen.
- Selbstbild: Das innere Kind bei seiner besonderen Art, zu fühlen und zu leben.

Seelenreise

- Reise zu seinem inneren Kind (oder zu einem anderen Persönlichkeitsanteil, der besonders sensibel/neptunisch ist) und sehen, wie es aussieht, wie es gerade lebt, wie es ihm geht, was es braucht, um sich geschützt und geborgen zu fühlen, wie man ihm am besten Mutter sein kann, was es für Träume und Sehnsüchte hat. Sich oder es fragen, wie man diese umsetzen könnte im jetzigen Leben.

Meditation

- Alle Formen des Gebets (stilles Gebet, Kontemplation etc.)

Astrologische Zuordnungen

- Mond/Neptun
- Mond/Mond
- Sonne/Mond
- Auch Neptun zu Sonne, Venus und Mars

MUSTARD

Wilder Senf (Sinapis arvensis)

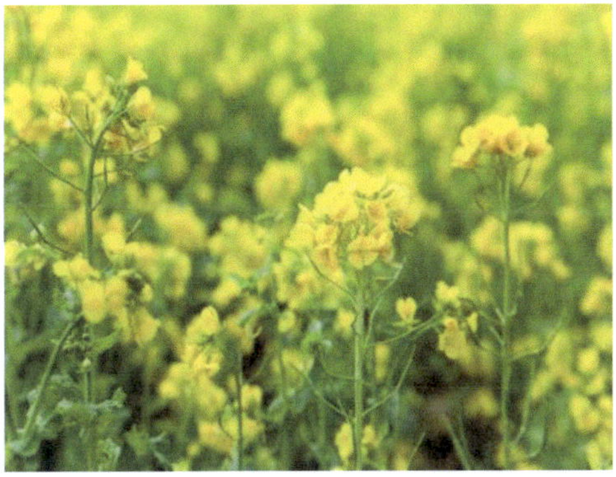

DIE PFLANZE

Der Senf gehört zur Familie der Kreuzblütler, die eine hohe Affinität zum Schwefel, dem alchemistischen Feuerelement haben. Senf wächst auch auf anspruchslosen, ausgelaugten Böden und eignet sich hervorragend zur Gründüngung, also zur Wiederaufbereitung und zum Schutz von unbebauten Feldflächen. Er könnte das kraftvolle, leuchtende Wiederauferstehen aus der Kargheit symbolisieren. Jeder kennt den scharfen würzigen Geschmack von Senf. Senföl aus dem Samen hat eine stark durchblutungsfördernde, rötende Wirkung. Es wird im Ayurveda beim Überschuss des Kapha-Doshas eingesetzt, also bei Trägheit, verlangsamtem Stoffwechsel und Antriebslosigkeit. Das strahlende Gelb der Blüte feuert die Seelenkraft an und bringt Sonnenkraft und Vitalität zur Entwicklung der Persönlichkeit in unser Wesen ein.

DIE BLÜTENESSENZ

Thema: Licht in der Schwere und Dunkelheit
Lichtseite: Belebende Freude.
Schattenseite: Umgeben von einer erdrückenden Wolke von Schwermut.

Vision und Lernaufgabe: Seinen Zustand akzeptieren und sich wieder seinem inneren Licht, der Führung durch seine Seele und Intuition öffnen und anvertrauen.

Mustard ist eine Blüte für den Zustand größter Schwermut. Während Star of Bethlehem Folge von Schock und Trauma ist, Gorse und Gentian sich auf benennbare Ursachen beziehen, Wild Rose lähmende, apathische Verzweiflung hat, deren Hintergründe man kennt, für die es aus eigener Sicht aber keine Lösung gibt, und Sweet Chestnut meint, an der Grenze der Belastbarkeit angelangt zu sein (die Wild Rose schon überschritten zu haben glaubt), gibt es für Mustard nur noch ein völlig passives Dunkel, für das der Betroffene keinen Grund kennt. Die düstere Stimmung umhüllt und umschließt ihn und sein Gemüt und er hat auch keine Kraft mehr, es zu verstecken oder zu kompensieren.

Er ist wie gelähmt, sein Denken, seine Sprache, seine körperlichen Bewegungen, alles läuft nur noch in Zeitlupe ab. Er fühlt sich als Opfer dieser starken dunklen Kräfte, die ihn zu Boden ziehen und langsam auslöschen. Sie sind nicht greifbar oder nachvollziehbar, sondern kommen wie aus dem Nichts und entziehen ihm die Lebenskraft und jeden Antrieb. Der seelisch todesähnliche Zustand dringt in jede Zelle ein und saugt den letzten Lebenssaft heraus. Zurück bleibt eine körperliche Hülle, die die vorausgehende Verzweiflung gar nicht mehr spürt, die insgesamt nichts mehr spürt und schon fast nicht mehr von dieser Welt ist.

Der Mensch im negativen Mustard-Zustand ist wie in Watte gepackt und kann manchmal gar nicht mehr unterscheiden, ob er noch da ist oder sich schon in der anderen Welt befindet. Er kämpft auch nicht gegen diesen Zustand an oder wird davon frustriert. Es ist gar niemand mehr da, der kämpfen und frustriert sein könnte. Die Nacht hat von ihm Besitz ergriffen und hält ihn fest in seinen Klauen.

Verbunden ist dieser Zustand mit sehr viel nicht gelebter Traurigkeit. Es hat sich so viel Seelenschmerz und Trauer angesammelt, die nie Aufmerksamkeit bekommen haben (the show must go on) und nun aus den unteren Katakomben heraus die Lebenskraft und Lebensfreude vergiften. Das Leben besteht nun mal aus beiden Seiten. Beide wollen wertfrei gesehen, gelebt und Basis von immer mehr Tiefe, Reife, Weisheit und Gelassenheit werden.

Heute ist es oft weniger der Anspruch, immer gut drauf sein zu müssen, der die Wahrnehmung und Verarbeitung der dunklen Seite des Lebens erschwert. Es ist eher der Dauerleistungsdruck und die Vorstellung, dass wir durchgehend zu funktionieren haben. Da ist weder Zeit noch Raum, um zu spüren, dass dieser Blick, dieser Satz oder diese Handlung wehgetan haben, dass wir verletzt sind, dass wir uns zurückziehen und die Gefühle dazu wahrnehmen und leben möchten.

Ängste versperren nur unnötig Platz im Rad der Daueraktivität. Sie stören und werden weggeschoben und ganz sicher nicht zum Ausdruck gebracht. Wie schwächlich sie doch auch sind. Dabei weiß jeder, wie stärkend es ist, auch negative weiche Gefühle wie Angst, Verletzlichkeit, sich zurückgewiesen zu fühlen, auszusprechen. Es verschafft ein sehr inniges Gefühl zu sich selbst und es kann uns nach dieser Offenheit gegenüber anderen fast nichts mehr passieren im Leben. Es stärkt immens.

Mustard ist ein Endzustand an dunkler Stimmung, die mal stärker und mal schwächer ist, nachdem zu lange das Dunkle ausgeklammert war. Diese Stimmung wird hier nicht immer wieder durch negative Erwartungshaltung oder schmerzliche Erfahrungen verstärkt und genährt, sondern sie ist zu einem allumfassenden Gefühl geworden. Dem fühlt man sich ausgeliefert, ohne zu wissen, woher es kommt, und es zieht immer wieder tief in die stille Hölle der Depression hinab.

Die Verbindung zur Seele, die so weise und sicher führt und für die Lebensenergie öffnet, ist abgeschnitten und es bedarf großer Strahlkraft aus der Natur, bei den Blüten u.a. durch Mustard, in der Phytotherapie durch Johanniskraut (das bei den kalifornischen Blüten etwas anders gedeutet wird), und in Extremphasen immer der psychotherapeutischen Hilfe. Der negative Mustard-Zustand kann gefährlich werden durch eine Selbstmordgefährdung. Zwar hat man keine Power, etwas für seinen endgültigen Abschied zu unternehmen, aber man kann sich auch einfach gehen lassen und in seinen Tod gleiten (gemächlich und geistesabwesend in ein Auto laufen, beim Autofahren einfach das Steuerrad loslassen, durch den ständigen Abfall von Lebenskraft Krankheiten Tür und Tor öffnen usw.).

Menschen in diesem Zustand müssen sofort in professionelle Krisenintervention und Behandlung!

Daneben hilft die Mustard-Blütenessenz ganz langsam wieder Zugang zu seiner Seele zu gewinnen. Langsam, aber sicher. Es erscheint ein erster fahler Lichtstrahl am Ende des Tunnels. Es entsteht wieder ein kleines Rinnsal, das sich weitet und weitet zu einem Bach und dann einem Fluss, der uns wieder in Verbindung zu unserer Seelenkraft und über diese zum versorgenden Meer des Ganzen bringt.

Wir nehmen wieder leise unsere innere Stimme wahr und fühlen uns mehr und mehr geführt, immer in Richtung Leben und Lebendigkeit. Hin zur lichten Seite des Daseins. Dabei können anfangs Tränen fließen, weil wir sehen und spüren, wie lange wir in Abwesenheit gelebt haben. Wir waren einfach nicht da, nicht offen für den Strom und die immer vorhandene weise Führung des Lebens. Jede intuitive Eingebung sollte jetzt genau registriert und umgesetzt werden, um endgültig zurückzukehren zum Leben.

Nachdem wir diese Wandlung ausgehalten und durchlebt haben, sind wir wieder auf der Erde und können mit später auftauchenden dunklen Erfahrungen anders umgehen oder besser gesagt, überhaupt bewusst mit ihnen bewusst umgehen. Wir schenken ihnen Aufmerksamkeit und Raum, sie dürfen sich in Worten, Bildern, körperlichem Ausdruck usw. zeigen und dürfen auch wieder vorbei sein. Kritisch wird es nur, wenn man sie ignoriert, über sie hinweg geht, bis sich so viel angesammelt hat, dass es übermächtig und bestimmend wird.

Heute gibt es so viel Destruktivität und Dunkelheit im extremen Maße, dass sich vor allem sensible Seelen schützen müssen, um nicht unbewusst zusätzlich Negativität in sich aufzusaugen und davon überwältigt zu werden (Tschernobyl, Fukushima, brutale Kriege, Folterungen, Missbrauch). Das sind zwar eher plutonische Themen als saturnische, wenn man allerdings zu Zuständen wie Mustard neigt, müssen hier klare Grenzen gezogen werden.

Menschen, die die Mustard-Wandlung aus so tiefer seelischer Dunkelheit ins Licht immer bewusster durchlaufen und sich im positiven Mustard-Zustand befinden, sind mit der Zeit starke Transformatoren und tragen mit diesem alchemistischen Prozess in sich auch ihren Beitrag zur Wandlung in der Welt bei. Man kann dabei auch das Bild einer Sonnen- oder Mondfinsternis vor Augen haben.

Mustard ist eher eine Blüte für das Erwachsenenalter.

FEINSTOFFLICHE UNTERSTÜTZUNGEN

Edelsteine

- Feueropal, Karneol (energetisierend)
- Goldberyll
- Honigcalcit
- Serpentin
- Jade
- Thulit
- Rhodochrosit
- Kunzit

Ätherische Öle

- Rosmarin (vitalisierend, nicht bei Bluthochdruck einsetzen)
- Kampfer (Vorsicht: abortiv! Nicht in der Schwangerschaft einsetzen)
- Bergamotte, Orange, Mandarine (geistig erhebend und erhellend)

BEWUSSTSEINSARBEIT

Körper- und Energiearbeit

- Alle Körpermeditationen
- Körperbewegungen ohne feste Struktur, bei denen sich der Körper einfach gehen lassen kann, freies Tanzen.
- Bewegung in der Sonne, in der frischen Luft, in heilsamem Grün, regelmäßig, ob man Lust hat oder nicht.
- Heilende Laute (Mantak Chia) und Arbeit mit allen Chakren
- Atemübungen, um Luft und Bewegung ins System zu bringen.
- Helle Farben (Wohnung, Kleidung, auch die Unterwäsche, u.a.)

Malthemen

- Selbstbild: Umgeben von leuchtenden Farben
- Selbstbild: Selbst aus leuchtenden Farben bestehen
- Strahlendes Licht am Ende des Tunnels
- Bilder in hellen, leuchtenden, glänzenden Farben

Seelenreise

- Reise zum Licht am Ende des Tunnels. Das Licht aushalten. Sich daran gewöhnen. Nach außen treten. Wie sieht das neue Leben da draußen aus? Wer und was wartet dort auf einem? Wie sieht man selbst dort aus? Wie bewegt man sich? Wohin geht man? Was tut man?

Meditationen

- Licht, Licht, Licht. Lichthülle um sich, regelmäßig als Nährmeditation. Erst weiß, dann die Farben durch die Chakren von unten nach oben. Eine Farbe so viele Tage lang, bis man sich abgesättigt fühlt.
- Zazen zum Erden und als konstruktive Saturnkraft

Astrologische Zuordnungen

- Saturn/Pluto
- Saturn/Neptun
- Saturn-Verbindungen zu Sonne, Merkur, Venus und Mars

OAK

Eiche (Quercus robor)

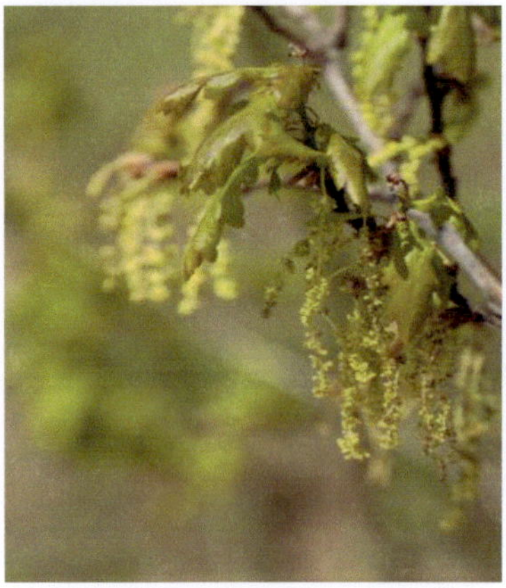

DIE PFLANZE

Zu den Bildern der machtvollen, majestätischen und unverwüstlichen Eiche gibt es eigentlich nicht viel hinzuzufügen. Der Baum, der bis zu tausend Jahre alt werden kann, war stets das Symbol für Stärke, Stabilität, Treue und Kampfeskraft. Ihre Blüten dagegen sind unscheinbar. Die Bestäubung findet nicht in duft- oder lustvollen Intermezzi, sondern schlicht durch den Wind statt. Therapeutisch ist der hohe Gerbstoffgehalt von Bedeutung, der entwässert, zusammenzieht und alles Mondhafte, das Wasser austreibt und damit den Nährboden für Pilze und Fäulnis ausmerzt. Sie wirkt gegen Durchfall, kräftigt den Darm, festigt die Schleimhäute, besonders im Mund- und Rachenraum, weshalb man sie bei Entzündungen zum Gurgeln einsetzt. Die Eiche ist stark, streng, gerade und fest.

DIE BLÜTENESSENZ

Thema: Ausdauer und Stabilität
Lichtseite: Willensstärke, Zuverlässigkeit, Pflichtbewusstsein.
Schattenseite: Dauerleistungsdruck, Überanstrengung, kämpferisches Durchhalten trotz Erschöpfung.
Vision und Lernaufgabe: Seine übermenschlichen Kräfte und seine Loyalität im gleichberechtigten Wechsel mit Ruhe und Erholungsphasen einsetzen. Work-Life-Balance.

Die Gewaltigkeit und Stärke eines Eichenbaums, der schon alles, was zum Leben dazugehört, gesehen, erlebt und in seiner Baumseele ausgehalten hat, ohne zu wanken, beeindruckt immer wieder. Diesem Baum kann man scheinbar nichts. Ein Blitz kann ihn allerdings schädigen und im Extremfall auch fällen, besonders weil er oft allein auf weiter Flur steht. Astrologisch ist das interessant, da Blitz für Uranus steht. Zu viel gerade, starre Haltung und Alleinsein (Saturn) kann demnach den Gegenspieler Uranus aufs Feld rufen, der nach Flexibilität und Teamgeist ruft, zumindest nach Abwechslung und Gleichberechtigung aller Persönlichkeitsanteile. Und darum geht es hier auch.

Es ist natürlich sehr wertvoll, dass es Menschen mit dem Oak-Kraftpotenzial gibt, die nie einknicken, auf die man sich immer verlassen kann, die auch krank noch zur Arbeit kommen, die verweichlichende Impulse nach Ruhe, Beine hoch, Entspannung zur Seite schieben, da sie ihrem ausdauernden, disziplinierten Leistungsdrang störend im Weg stehen. Es muss einfach die Arbeit heute noch erledigt werden, es muss die Wohnung noch fertig geputzt werden, es muss das Abend-Fitness-Programm noch absolviert werden. Dann hatte man dem Nachbarn ja noch versprochen, seinen Computer wieder ans Laufen zu bringen. Das schiebt man am besten gleich hinter das Muskeltraining. Während man den Computer repariert, fällt einem auf, dass die Pflanzen noch gegossen werden müssen und das Staubwischen auch überfällig ist. Das wird dann noch oben drauf gesetzt. Todmüde fällt man danach ins Bett, denn schließlich waren da vorher noch die 10 Stunden Arbeit im Büro, da die Steuerprüfung ins Haus steht.

So geht es Tag für Tag weiter. Am Wochenende ist die Gartenarbeit dran und der Keller wird entrümpelt. Der ursprünglich geplante Besuch des Freundes wird abgesagt, da das Aufräumen im Keller doch länger dauert als gedacht. Schnell ist wieder Sonntagabend und es geht ins Bett, um montagmorgens wieder leistungsbereit am Schreibtisch zu sitzen.

Rock Water (als Blütenessenz s.u.) verlangt sich auch schon Einiges ab, aber da ist viel geistige Härte, ohne deshalb die Konstitution der klassischen deutschen Eiche zu haben, die wirklich nicht umzubringen ist und entsprechend noch mehr aushält bzw. sich antun kann.

Oak ist zäh und pure Saturnkraft. Geradlinig, durchgeplant, diszipliniert, ausharrend, auch wenn es schon weh tut, die Augen vorm Rechner brennen und man nicht mehr weiß, wie man noch sitzen soll. Es geht weiter im Programm. Ohne Pardon und ohne Schwäche zu zeigen.

Der Mensch im Oak-Zustand würde lieber sterben, als zuzugeben, dass er nicht mehr kann oder dass er Hilfe braucht. Lieber bosselt er die halbe Nacht mit einem ihm bisher unbekannten Computerprogramm herum, um damit arbeiten zu können, als dass er einen Arbeitskollegen fragt, wie das funktioniert. Das passt nicht zu seinem Selbstverständnis. Oak ist die stabile, verlässliche Kraft, der Fels in der Brandung, auf den man immer zählen kann und der keine Miene verzieht, weder innen noch außen, wenn sein Urlaub ausfällt, weil die Abteilung umstrukturiert werden muss.

Man denkt es sich schon, was als Lernaufgabe ansteht. Die Integration der ausgegrenzten Seite, nämlich der Entspannung, Regeneration, des Spielens (ein Unwort für Oak), der Leichtigkeit des Seins (dito), der Gefühle, der Spontaneität, des seelischen, geistigen und körperlichen Nährens, das auf Lust und Freude und nicht auf Pflichtbewusstsein beruht.

Am besten nutzt Oak dafür seine Oak-Fähigkeiten, nämlich die Planung und die Disziplin. Die setzt sie jetzt aber dafür ein, dass alle Seiten ihres Wesens zumindest relativ viel Raum und Zeit bekommen. Ein Lernprozess, für den man Geduld aufbringen muss. Hauptsache er wird in Angriff genommen und mit Oakmäßiger Zuverlässigkeit durchgezogen. Diszipliniert Feierabend machen, diszipliniert am Wochenende frei haben, diszipliniert nein sagen, diszipliniert Freistunden einbauen, die wirklich frei sind und mit spontanen Ideen oder Faulenzen gefüllt werden können.

Das sind sehr hohe Ziele für einen eingefleischten Oak-Menschen und deshalb holt er sich am besten doch mal Hilfe, wenn auch nicht beim Arbeitskollegen, so aber in der Natur. Die Oak-Blütenessenz nimmt die unglaubliche, übermenschliche Spannung langsam aus dem System dieses Menschen. Er kann einen neuen und weiteren Blick entwickeln oder besser in sich entstehen lassen und sieht nach und nach, welche Lebensbereiche durch seine einseitige Selbstbeherrschung brach liegen mussten und vor sich hindarbten. Das kann im ersten Moment bitter sein und das muss man aushalten und sich nicht gleich wieder auf den nächsten Arbeitsberg stürzen, um es nicht fühlen zu müssen und um tun zu können, was man kennt: leisten.

Alles andere muss erst wieder gelernt werden. Da ist man völlig aus der Übung. Was bitte ist spontan? Und wie war das mit dem Gefühl? Wie geht faulenzen? Da sind erste Gehversuche gefragt, die man sich zugestehen muss, auch wenn einem der volle Bügelkorb von der Seite einladend anlacht. Oak hilft aus diesem Leistungszwang heraus.

Ein positiver Oak-Zustand bedeutet, seine sehr hohe Leistungskraft, sein Durchhaltevermögen, seine Verlässlichkeit, seine Disziplin und seine Schmerzlosigkeit bzgl. der Gefühlswelt und den Ansprüchen des Körpers zu kennen und sie als sehr wertvoll für sich und andere zu schätzen. Man hat sie jederzeit parat und kann die schwierigsten Situationen meistern. Das ist aber langfristig nur möglich, wenn auch Regenerationspausen und Lust und Laune, Liebe und Spaß Einzug erhalten und ihr Recht bekommen. Sonst schlägt vielleicht wirklich mal der Blitz ein, erst etwas und dann immer eindringlicher, bis der innere Wandel kommt und wir uns den vernachlässigten Seiten in uns und im Leben zuwenden.

Dank Oak und vielleicht noch anderen passenden Blüten, die auch längere Zeit eingenommen werden müssen, kommen wir wieder mehr in Kontakt mit unsrer weichen Seite und können beide Lebenspole in uns vereinen und vereinbaren.

Kinder und Jugendliche, die immensem Schul- und dazu noch Freizeitstress ausgesetzt sind und eine Veranlagung haben, zu hohe Leistungsansprüche an sich zu stellen, können mit Hilfe von Oak mehr entspannen und sich von diesem Extrem unseres Zeitgeistes befreien.

FEINSTOFFLICHE UNTERSTÜTZUNGEN

Edelsteine

- Edelopal (Freude)
- Bunte Steine, Flourite (Durchbrechen)
- Honigcalcit
- Mondstein
- Aquamarin
- Amethyst
- Rosenquarz

Ätherische Öle

- Orange, Mandarine, (geistige Wärme und Leichtigkeit)
- Douglasfichte (wärmende Erde)
- Cassia (Wärme)
- Ylang Ylang, Sandelholz (Sinnlichkeit)

BEWUSSTSEINSARBEIT

Körper- und Energiearbeit

- Sich mit Massagen verwöhnen lassen
- Gezielte Lösung von Blockaden: Osteopathie, craniosakrale Therapie
- Behandlungen in warmem Wasser.
- Hatha-Yoga

Malthemen

- Eiche
- Mein Vater
- Selbstbild: Im Korsett meines Pflichtbewusstseins und meines Leistungsdrucks
- Selbstbild: Loslassen, entspannen, Hingabe
- Selbstbild oder nur das Thema: Beim römischen Gelage
- Lebenslust und Lebensfreude
- Auf der Insel (Ruhe, Sonne, Nichtstun….)

Seelenreise

- Reise zu seinem inneren Antreiber, seiner inneren harten, väterlichen Autorität: Aussehen? Ort und Umgebung? Was tut er? Fragen, was ihn zu dem gemacht hat, der er ist. Wem will er etwas zeigen und beweisen? Wessen Anerkennung wünscht er sich so dringend? Ihn diesen Wunsch an die jeweilige Person gerichtet aussprechen lassen: Ich wünsche mir, dass Du mich siehst, mit allem, was ich bin und tue, und dass Du mir dafür Anerkennung (oder was er sucht) gibst. Wie kann man ihm heute die Anerkennung zukommen lassen, die er sich immer gewünscht hat? Wie kann man seine Leistungen selbst gebührend würdigen? Wie könnte das symbolisch aussehen? Was könnte man sich als Belohnung geben? Wie kann diese Wunde von sich selbst geheilt werden?

Meditationen

- T'ai Chi und Qi Gong
- Zazen als konstruktive Saturnkraft

Astrologische Zuordnungen

- Mars/Saturn
- Sonne/Saturn
- Merkur/Saturn
- Saturn/Pluto

OLIVE

Olive (Olea europaea)

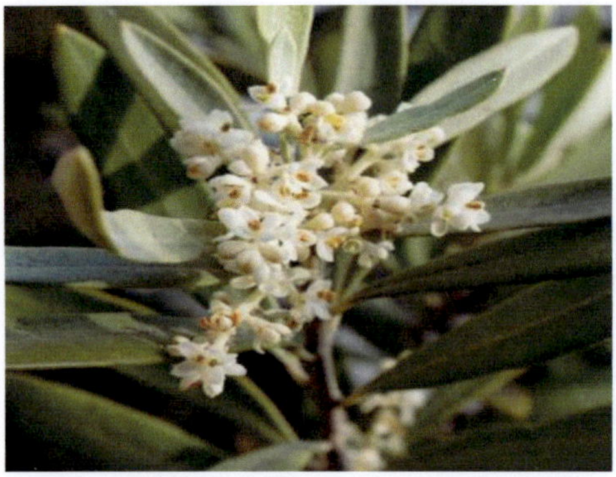

DIE PFLANZE

Der immergrüne Olivenbaum kann harte, trockene Erde mit seiner Lebenskraft und Dynamik intensiv durchwurzeln. Er wird bis zu 1000 Jahre alt und besitzt die Fähigkeit, immer wieder neue Triebe zu produzieren, selbst wenn starke Äste abgebrochen sind oder der Stamm zerfallen sollte. Die Kraft zur Erneuerung verbunden mit dem satten, nährenden Öl seiner Früchte spiegeln wieder, welche Einsatzmöglichkeiten seine Blütenessenz hat.

DIE BLÜTENESSENZ

Thema: Regeneration
Lichtseite: Große Kraftreserven und hohes Leistungsvermögen.
Schattenseite: Erschöpfung auf allen Ebenen, chronische Müdigkeit.
Vision und Lernaufgabe: Sich der Führung und endlosen energetischen Versorgung durch eine höhere Kraft öffnen und sicher sein. Sein Leistungs-Ego überwinden und als geführtes, getragenes Wesen sein Leben wahrnehmen und umsetzen. Dabei im Ausgleich zwischen Kraftaufwand und Erholung sein.

Wenn wir Olive brauchen, sind auch die letzten Kraftreserven verbraucht und wir liegen energetisch vollkommen flach. Rien ne va plus. Ursache können chronische Erkrankungen sein, die jahrelange Pflege einer Person, dauerhafte Überarbeitung, ein Trauerfall, ein Marathon in seelischer oder geistiger Belastung und innerer Anspannung. Das ganze Energiesystem ist bis auf den letzten Tropfen aufgebraucht. Die kleinste Anforderung baut sich wie ein unüberwindbares Hindernis vor einem auf. Selbst das Aufstehen am Morgen erscheint schon unmöglich und man würde am liebsten den ganzen Tag im Bett liegen bleiben. Nicht aus Faulheit, sondern weil das ganze Gewicht des Körpers und des Lebens wie Blei an einem hängt und eine Fortbewegung einfach nicht mehr möglich erscheint.

Die Befindlichkeit schlägt gar nicht so sehr auf die Emotionalität und das Gemüt. Vielleicht hat man noch viele Ideen, die man gerne verwirklichen möchte, und verfügt über Antrieb und Lust auf Leben, ganz hinten zumindest. Aber die Energiereserven sind restlos aufgebraucht. Die Batterien sind leer und es kann nur noch eine Erholungsphase eingelegt werden.

Menschen in diesem Zustand haben meist ein sehr hohes Energieniveau, weshalb sie überhaupt zu solchen Leistungen, die sie abgeliefert haben, fähig sind. Sie halten sicher so viel aus wie Oak, sind aber noch mehr über ihre Grenzen gegangen und jetzt gezwungen, energetisch einen Offenbarungseid zu leisten. Es geht beim besten Willen nichts mehr.

Olive vermittelt durch seine öligen Früchte und seine Erneuerungskraft sehr viel nährende Energie, die – auf den Menschen übertragen - nicht nur aus der eigenen Aktivität entsteht, sondern durch die Öffnung für eine überpersönliche Kraftquelle, der wir ohnehin angeschlossen sind, für die wir uns aber noch bewusster öffnen können. Diese Hingabe, auch an deren Führung, weitet uns auf allen Ebenen und wir spüren schon einen Energiezuwachs, wenn sich unser Körper entspannt, weich und weit wird und viel mehr Kraft aufnehmen kann, als wenn er krampfhaft mit Scheuklappen vor sich hin arbeitet.

Natürlich brauchen wir regelmäßig Ruhephasen, um wieder neu durchstarten zu können. Es ist aber dennoch ein Unterschied, und das ist die besondere Qualität von Olive, dass sie daran erinnert und dazu befähigt, beim Neustart und beim Durchhalten längerer Belastungen nicht mit verkrampfter, zusammengezogener Haltung im Einzelkampf und mit dem Messer zwischen den Zähnen loszuziehen, sondern sich erst weit und offen für eine höhere Führung und Energieversorgung zu machen, sich tief in die nährende Erde einzuwurzeln und dann die Anstrengung eher geschehen zu lassen, als voller Anspannung tätig zu sein. Dadurch steht noch mehr Kraft zur Verfügung und wir sind in ständigem Kontakt mit unserer inneren Stimme, also den intuitiven Eingebungen der geistigen Welt, der wir angeschlossen sind. Auf diese Weise wird viel mehr möglich, mit weniger Aufwand und wir sind immer wach für den Impuls, eine Pause einzulegen. Wir werden mehr zum Medium für gewaltige Energiemengen, mit denen wir schwierigste Aufgaben lösen.

Olive bringt uns in diese nährende Versorgung zurück, zuerst um wieder Kraft zu schöpfen und uns zu erneuern, und dann um dieses Gefäß zu bleiben, wenn die nächste Herausforderung ins Haus steht. Das verleiht ein Gefühl von Sicherheit und Geborgenheit, dass energetisch für uns gesorgt ist und wir die Aufgaben, die sich stellen, auf jeden Fall bestehen können. Das gelingt umso besser und schonender, je mehr wir uns mit unserem starren Dickkopf, unserer brechstangenhaften Willenskraft und unserem übermenschlichen Durchhaltevermögen an eine unendliche, überpersönliche Quelle anschließen.

Das mag eine Umstellung sein, da wir uns lieber nur auf uns selbst verlassen. Aber wer sind wir? Ohnehin „nur“ eine individuelle Manifestation des Ganzen, dessen Energie immer enger und kleiner wird, je mehr wir denken, es alleine, als isolierte Kraftmaschine schaffen zu können.

Olive als Symbol des Friedens, der Erneuerung und der Stärke, ergänzt durch ihr balsamisches, nährendes, stärkendes Öl, macht uns vital und weich zugleich. Es füllt die leer gewordenen Speicher wieder auf, indem wir mediterrane Sonnenkraft übertragen bekommen und gleichzeitig gesalbt werden. Alles wird satt und belebt zugleich. Im positiven Olive-Zustand können wir lernen, uns als Energiekanal zu erfahren und in dieser Offenheit und Hingabe auch zu bleiben, unabhängig davon, ob gerade große Anstrengungen erbracht werden müssen oder eine Ruhephase stattfindet.

Da wir im blockierten Olive-Zustand in keinerlei Kontakt zu weiteren Kraftquellen mehr stehen und völlig ausgebrannt sind, bleibt uns keine Wahl, als uns zurückzustellen und für eine erholende Versorgung von außen, aus einer Welt, die über uns hinaus geht, zu öffnen. Dadurch erhalten wir die Möglichkeit, diese Empfänglichkeit zu üben und zu erfahren. Es bleibt uns gar nichts anderes mehr übrig. Dann wäre es toll, in dieser inneren Stimmung zu bleiben und den Spagat zu leben zwischen Weite und Offenheit für die Energie aus dem Ganzen und ihre gleichzeitige Kanalisierung für unsere Aufgaben.

Kinder und Jugendliche sind selten in dieser extremen Situation. Möglich wäre sie hier nach einer langen chronischen Krankheit oder einer dauerhaften Überbeanspruchung durch zu viele, nicht altersgerechte Verantwortlichkeiten in einem schwierigen familiären Umfeld.

FEINSTOFFLICHE UNTERSTÜTZUNGEN

Edelsteine

- Honigcalcit, Goldberyll (sonnige Wärme)
- Bergkristall (reinigende Klarheit)
- Padparadscha (geistige göttliche Wärme und Weite annehmen)
- Chalcedon (Ruhe und Hingabe)
- Amethyst (Verbundenheit zum Göttlichen)

Ätherische Öle

- Rosmarin (revitalisierend)
- Orange, Mandarine (geistige Wärme und Leichtigkeit)
- Cassia (Wärme)
- Vetiver (weibliche Erdverbundenheit)
- Kampfer zum Wiederauferstehen (Vorsicht! Abortiv, nicht in der Schwangerschaft anwenden!)
- Oregano (auch wiedererweckend)
- Eukalyptus (reinigend und reanimierend über die Atmungsorgane)

BEWUSSTSEINSARBEIT

Körper- und Energiearbeit

- Nur sanfte, eher passive Methoden zur Öffnung und für die Aufnahmefähigkeit
- Sanfte Aroma-Massagen
- Farbtherapie mit rot, orange, grün
- Sanfte Atemübungen, um wieder Energie in sich zu spüren und langsam zum Leben zurückzukehren.
- Alle Aura-Soma-Pomander nach intuitiver Wahl
- Nichtstun und sich für die endlose Energie, die immer da ist, öffnen.

Malthemen

- Ruhe
- Selbstbild, umgeben von einem riesigen Regenbogen oder einer anderen versorgenden Hülle aus Energie

Seelenreise

- Reise zu seinem inneren Ort der Regeneration und Erholung. Wie sieht es dort aus? Wie riecht es? Welche Farben? Welche Gegenstände? Sich dort niederlassen und alles wie im Schlaraffenland bekommen, was man sich gerade zu seinem Glück und seiner Entspannung und Erneuerung wünscht. Sich Tipps holen für den Alltag. Wissen, dass man jederzeit zu diesem Ort zurückkehren und sich verwöhnen lassen kann.

Meditationen

- Nadabrahma: Summ-Meditation mit Handgeste des Gebens und Nehmens (CD im Handel erhältlich)
- Stilles Sitzen mit den Handflächen nach oben auf den Oberschenkeln. Nichts tun.

Astrologische Zuordnungen

- Mars/Saturn
- Sonne/Saturn
- Mond/Saturn
- Saturn/Pluto

PINE

Schottische Kiefer (Pinus sylvestris)

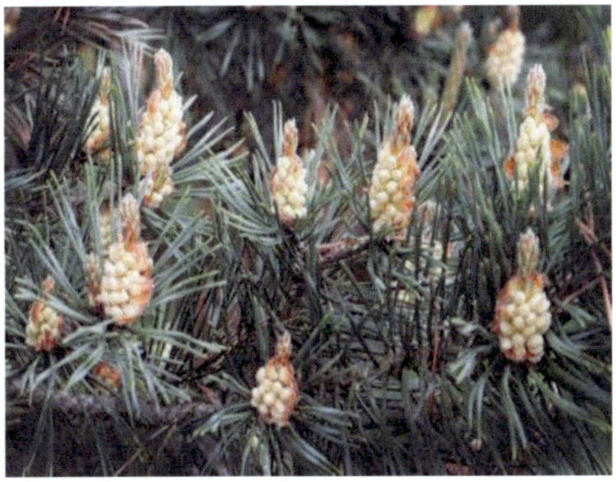

DIE PFLANZE

Die immergrüne Kiefer, die bevorzugt auf kargen Sandböden wächst und die Eiseskälte der Nordländer bevorzugt, übersteht entsprechend die klirrendsten Winter. Aufgrund der orange-roten Farbe der Rinde am oberen Stamm wird sie auch Feuer- oder Fackelbaum genannt. Unverzichtbar waren seit dem Mittelalter die aus ihr gewonnenen Kienspäne, die als Beleuchtungsmittel dienten. Die Holzscheite wurden mit Pech oder Harz umgeben und als Fackeln verwendet. Sie brachten Licht ins Dunkel und entspannten mit dem balsamischen Duft die Gemüter. Phytotherapeutisch findet die Kiefer bis heute Anwendung bei katarrhalischen Erkrankungen der Atemwege und rheumatischen Beschwerden.

DIE BLÜTENESSENZ

Thema: Vergebung und Demut
Lichtseite: Sein bedingungsloses Existenzrecht annehmen. Sich verzeihen können.
Schattenseite: Schuldgefühle, Selbstvorwürfe, Übergewissenhaftigkeit, übermenschliche Ansprüche.
Vision und Lernaufgabe: Sich seine Fehler und Schwächen verzeihen, seine Exis-

tenzberechtigung allein durch seine Geburt begründet sehen und annehmen, daraus echte Bescheidenheit entwickeln.

Pine wirkt auf ein sehr tiefgehendes Schuldgefühl gegenüber sich und dem Leben. Kollektiv und vielleicht auch karmisch steckt ein destruktiv ausgelegtes und Jahrhunderte lang gepredigtes Christentum dahinter, in dem nicht die Gnade und bedingungslose Liebe Gottes und die Erlösung aller Sünden durch den Kreuzigungstod von Jesus im Vordergrund steht, sondern das Manipulieren, Kontrollieren und in die Knie zwingen der Gläubigen. Das Einbläuen von Sündertum (wobei diese Sünden durch eine entsprechende Wertung erst erfunden und dann großzügig bei artigem Verhalten erlassen wurden) und Schuldgefühlen, das Abwürgen von Lebensfreude, genussvoller Sexualität, das Annehmen von Liebe, ohne deshalb Leistung und Duckmäusertum an den Tag legen zu müssen, steckt uns in den christlich geprägten Ländern noch tief in den Knochen, wenn auch meist nur unbewusst. Es generiert stets aufs Neue eine geduckte Haltung, wenn den eigenen oder anderer Vorstellungen (Gesetzen, Geboten) nicht entsprochen wird.

Heute sind dieser Mechanismus und vor allem seine Keimzelle nicht mehr so präsent. Er hat sich verfeinert und wir spielen jetzt selbst die Rolle des Anklägers und Inquisitors in unserem Leben. Wir stellen Maßstäbe und Messlatten auf, die sich gewaschen haben, die Übermenschliches fordern, die Lust und Genuss auf neue Weise zügeln (Zeit- und Energieverschwendung) und die in ihrer erdrückenden bis zu entwürdigenden Wirkung den alten Predigern in nichts nachstehen. Wir spielen die Rolle jetzt selbst und geißeln uns, wenn wir faulenzen, nicht funktionieren, unser Berufs- und anschließendes Freizeit-Soll nicht 150-prozentig erfüllt haben und uns womöglich unnützen Dingen wie Kunst, Nichtstun, Spiel, Spontaneitäten u.a. widmen. Auch wenn wir uns bewusst diese erfreulichen Betätigungen zugestehen, haben wir ab einem bestimmten Raum und Rahmen, den sie einnehmen wollen, doch ganz hinten das Gefühl, dass es Wichtigeres zu tun gibt oder Wichtigeres erst erledigt sein muss. Dieses Wichtigere ist dann oft eine never ending story.

Was erarbeiten wir uns denn mit dieser Dauer-Nützlichkeit und Dauer-Effektivität, außer dass natürlich unnötiger freudiger Überschwang besser mal gebremst werden sollte? Letztendlich unsere Existenzberechtigung. Wenn wir schon hier sind, die Luft wegatmen und den Platz versperren, müssen wir wenigstens etwas abliefern, und zwar gerne unaufhörlich. Alles andere ist Luxus und entbehrt jeder Grundlage.

Diese Prägung ist auch nicht abgestreift, weil man schon längst aus der Kirche ausgetreten ist, sich als Atheist wähnt oder fernöstlichen Glaubensrichtungen widmet. Eher pflegt man sie in diese neuen Versionen unauffällig wieder ein.

Pine geht in seiner Wirkung hinab zu diesen über Jahrhunderte in die Volksseelen eingepflanzten Schuldgefühlen, dem subtil wahrnehmbaren schlechten Gewissen gegenüber einem langfristig angenehmen Leben. Es wird immer Licht und Dunkel geben. Das Licht darf dabei genauso viel Raum einnehmen und in vollen Zügen gelebt und genossen werden, ohne unbewusst darauf zu warten, dass der Blitz einem dafür treffen wird. Das Dunkel braucht nicht länger als notwendig festgehalten werden, um sich ausgiebig darin zu suhlen und zu bestrafen. Es gehört zum Leben dazu und ist Ausgangspunkt für tiefe Wandlung und Tiefgang in unserem Wesen. Es wird auch in der Zeit, in der es das Leben real bestimmt, vollkommen erfahren und durchlebt. Aber dann darf es weiter gehen. Es muss kein Dauerzustand werden.

Pine-Zustände sind heute oft subtil und nicht gleich als solche zu erkennen. Wir denken alle, über solche Selbstvorwürfe und Selbstbestrafungstendenzen hinaus zu sein und vor allem nichts mehr von der negativen Prägung falsch gelehrten Christentums in uns zu tragen. Da lohnt es sich schon, ganz genau hinzusehen, unter welchem Hütchen Überreste an Lebensfeindlichkeit mit der Androhung des ganz individuell und modern definierten Fegefeuers versteckt sind.

Pine hilft, diese Tiefen auszuloten und die alten Einflüsse endgültig abzustreifen, sich zu häuten und mit einer lebenszugewandten Philosophie und einem menschenfreundlichen Religionsverständnis neu anzufangen. Dabei steht Jesus seinem fernöstlichen Pendant Buddha in nichts nach, aber in seinem tatsächlichen Wirken und nicht in der verdrehten, destruktiven Fassung der seinerzeitigen und zum Teil auch noch heutigen Priesterschaft.

Ein Mensch im blockierten Pine-Zustand nimmt sich auch zu wichtig, obwohl er sich so untertänig verhalten kann. Er denkt, dass er alles ganz alleine löst und regelt. Wenn er nicht genug regelt, hat er hier nichts mehr zu suchen. –

Was meint er denn, wer er ist? Er hat das Leben manchmal unter Todesgefahr für die Mutter geschenkt bekommen. Dahinter steht eine riesige Schlange von Ahnen, in der sich alle ein Leben lang gemüht haben, Potenziale zu entwickeln, die sie an die nächste Generation weitergeben. Es ist auch ein göttliches, kosmisches Geschenk, hier das Licht der Welt zu erblicken, seinen Platz einzunehmen und sich weiterzuentwickeln – als Mosaikstein des Ganzen, dessen Vollkommenheit auf diesen Mosaikstein angewiesen ist. Jeder hat hier seinen Job, der aus Tun und Nichtstun besteht, und der gebraucht wird, in allen Variationen.

Jeder hängt energetisch mit der ganzen Welt zusammen und trägt sein gern zitiertes Sandkorn dazu bei. Es ist Anmaßung, sich da einzumischen und zu meinen, es besser als die Welt und ihre intelligente Ordnung zu wissen, und sich deshalb klein machen, als Persönlichkeit verstecken oder davon machen zu können. Auch wenn mit den letztgenannten Versionen sehr viel Leid verbunden ist, für sich und andere, kann man sich mit Hilfe dieser Sichtweise aus dem selbstbezogenen Denken und Handeln herausbewegen und einer höheren, überpersönlichen Führung anvertrauen, die wir auch selbst sind. Wir sind alles: Ganzheit und gleichzeitig seine individuelle Manifestation. Pine hilft auch aus dieser leidvollen falschen Bescheidenheit heraus in Richtung echter Demut für unseren Sinn im Leben. Pine hat tiefe Prägungen zu lösen, so dass die Einnahme längere Zeit in Anspruch nehmen kann.

Im positiven Pine-Zustand haben wir die altchristlich eingeimpfte Angst und unser Sündentum genauso hinter uns gelassen wie den verinnerlichten strengen Zeigefinger, nach dem wir uns klein halten, still sein, schuldig fühlen und für jede kleine Lebensfreude, jedes Glücksgefühl Vorwürfe machen sollen, weil es uns schließlich nicht zusteht.

Wir haben das abgestreift und gehen frei in unser Leben hinaus, in dem wir auch Fehler machen, patzen, negative Gefühle haben, verschwenderisch genießen, unglaublich sexuell sind und erhobenen Hauptes wir selbst sind und das auch noch in die Welt hinaus rufen werden. Wir fühlen uns gut dabei. Menschlichkeit steht uns als Mensch zu und wenn wir Fehler machen, dann um sie aus freien Stücken und echtem Gefühl heraus zu bereuen, daraus zu lernen und uns weiterzuentwickeln. Dafür sind wir da.

Auch Kinder und Jugendliche können sich im Pine-Zustand befinden, sich klein machen, immer in Duckhaltung vor der drohenden Hand von Autoritäten. Dann hilft ihnen die Blütenessenz, um sich von dieser Einschüchterung zu lösen, an ihren Sinn und ihre bedingungslose Existenzberechtigung zu glauben und zu dem aufzublühen, als der sie hier gemeint und gewünscht sind und auf jeden Fall gebraucht werden.

FEINSTOFFLICHEN UNTERSTÜTZUNGEN

Edelsteine

- Lapislazuli (Kraft zur Wandlung)
- Karneol, Feueropal (Lebensenergie)
- Edelopal (Freude)

Ätherische Öle

- Orange (geistige Wärme und positive Richtung)
- Bergamotte (geistiges Licht)
- Eukalyptus, Cajeput (geistige Reinigung)
- Cassia (Wärme)
- Rose (Liebe)

BEWUSSTSEINSARBEIT

Körper- und Energiearbeit

- Heilende Laute, regelmäßig, um die negativen Gefühle kraftvoll auszuatmen und lichte Energie aufzunehmen.
- Rufen, Schreien, Singen, Grölen, Kreischen
- Sex
- Atemarbeit
- Reinigungsvisualisierung äußerlich und innerlich durch weißes Licht von der Scheitelmitte bis zu den Füßen.
- Haltungsübungen aus dem Yoga, um Konturen anzunehmen und sich aufzurichten.
- Affirmation: Schön, dass es mich gibt.
- Liste erstellen mit allem, an dem man sich schuldig fühlt, wofür man sich Vorwürfe macht und geißelt, und sie rituell verbrennen.

Malthemen

- Beladen mit Schuldgefühlen
- Selbstbild: Was bleibt, wenn alle Schuldgefühle und Selbstvorwürfe aus meinem Wesen gelöst sind.
- Selbstbild: In meiner vollen Kraft und Schönheit
- Ich als König/in, die/der vom Leben geliebt wird

Seelenreisen

- Reise zum inneren Inquisitor. Aussehen? Geruch? Umfeld? Farben? Warum macht er das? Was will er eigentlich? Wie kann man ihm helfen? Was braucht er für seine Heilung? Ihm versprechen, dass man ihn immer wieder besuchen wird.
- Reise zum/r inneren König/in. Wie und wo lebt sie/er? Wie sieht das Schloss außen und innen aus? Welche Räume, Farben, Düfte? Wie sieht er/sie aus? Kleidung, Haltung, Stimme....? Sich von ihr/ihm inspirieren, anstecken lassen und fragen, wie man sie/ihn mehr in das jetzige Leben integrieren kann. Wie kann man seine königliche Seite und Kraft mehr in seinem Leben zeigen und in eine für alle erkennbare Form bringen?

Meditationen

- Dynamische Meditation zur intensiven Reinigung
- Hatha-Yoga

Astrologische Zuordnungen

- Alle Saturn-Verbindungen, insbesondere mit Sonne und Jupiter

RED CHESTNUT

Rote Kastanie (Aesculus carnea)

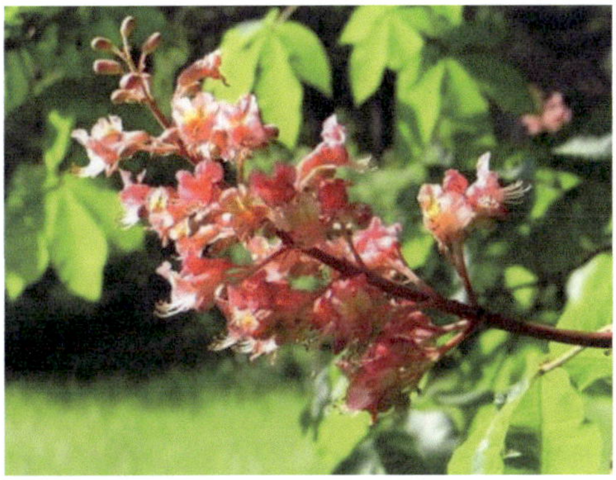

DIE PFLANZE

Die Rote Kastanie ist im Vergleich zur weißen Kastanie (White Chestnut) kleiner, hat keine klebrigen Knospen (Chestnut Bud) und eine dunklere Belaubung, die noch mehr Schatten wirft. Der lateinische Beiname carnea bedeutet fleischfarben, was von der Farbe der Blüten herrührt. Auch sie eignet sich gut als Alleebaum. Ihre Früchte sind ebenfalls von einer stacheligen Hülle umgeben und sind bitter bis ungenießbar.

DIE BLÜTENESSENZ

Thema: Fürsorge
Lichtseite: Eine erwachsene Verbundenheit zum anderen. Den geliebten Personen und dem Leben zutrauen, dass genau das Richtige kommt und der andere damit umgehen kann.
Schattenseite: Symbiotische Verbindung mit erdrückender Überfürsorge und negativer Erwartungshaltung. Ständige Angst um den anderen.
Vision und Lernaufgabe: Die symbiotische Nabelschnur durchtrennen, zwei eigene Persönlichkeiten zulassen und dem anderen seinen Segen mit auf den Weg

geben.

Red Chestnut-geprägte Menschen sind energetisch völlig mit einer geliebten Person verbunden und begleiten sie mit ihren angstvollen Gedanken auf ihrem Weg. Meist sind es Eltern oder Partner, die diese Rolle spielen, und das, was so gut gemeint ist und als Liebe verstanden wird, senkt sich wie die dunkle Belaubung von Red Chestnut als Schatten über das Opfer dieser energetischen Umsorgung. Dunkel ist und wirkt vor allem die Vorstellung, dass etwas Schlimmes passieren könnte. Damit tun sie weder sich noch dem anderen einen Gefallen, da die Angst eher Negatives heraufbeschwört als es zu verhindern. Man malt den Teufel an die Wand und zieht in damit magisch an.

Diese symbiotische Verbindung, die in den Mutterleib und die Kleinkindphase gehört, wird bis ins hohe Alter des Kindes von dessen Vater oder Mutter beibehalten oder auf den Partner als „neues oder weiteres Kind" projiziert und dort gelebt. Im Red Chestnut-Zustand ist man nicht bei sich selbst, sondern befindet sich, wie Michael Moeller es in der Paartherapie nennt, in ständiger Kolonialisierung des anderen, auf dessen Terrain. Man beschert sich damit Gram und schlaflose Nächte und der geliebten Person schnürt man unterschwellig die Luft und das Recht auf Eigenleben ab.

Hintergrund sind eine totale Selbstüberschätzung, eine Abwehr gegen das sein Eigenleben, Verlustängste, Drang nach Manipulation und letztendlich die Angst, alleine dazustehen und an Bedeutung zu verlieren. Man definiert sich und seine Wichtigkeit im Leben über den „liebenden" Einfluss, den man hat und ohne den der andere nicht leben könnte, sowie die geschaffene und täglich zu nährende Abhängigkeit voneinander. Denn zu diesem Konstrukt gehören zwei. Auch das Opfer profitiert, sonst würde das Ganze nicht funktionieren. Das „Opfer" hat einen guten Vorwand, wenn auch unter Klagen und Unwohlsein aufgrund der übergroßen Fürsorge, sein Leben nicht eigenständig mit all den Risiken und Verantwortungen in Angriff nehmen zu müssen. Denn leider steht es ja unter der energetischen Übermutterung und Fuchtel des anderen. Je mehr man sich in dieses Konstrukt verstrickt, umso unmöglicher und vor allem bedrohlicher erscheint es, sich herauszulösen, sich abzunabeln und sein eigenes Leben unbelastet von Schuldgefühlen und schlechtem Gewissen zu führen (Opfer) bzw. sich lieblos oder als Rabenmutter zu fühlen (Täter).

Die rosaroten Blüten von Red Chestnut können bei dem Prozess der Loslösung und des Erwachsenwerdens helfen. Sie sind nicht strahlend rosa, sondern haben einen Hauch von hellbraun, was für Erde und Reife sprechen könnte. Sie bringen zurück in das eigene Herz, in echte mütterliche Liebe und Fürsorge, die ab einem bestimmten Alter des „Kindes" oder gegenüber einem Partner darin besteht, die Grenzen zwischen zwei eigenständigen Persönlichkeiten wahrzunehmen, zuzulassen und auch bewusst herzustellen, auch wenn es anfangs weh tut und man das Gefühl hat, frei nach Peter Maffay: wenn Du gehst, dann geht auch ein Teil von mir.

Liebende können verschmelzen, dann tief durchatmen und die frische Luft des Gegenpols, der Distanz aufnehmen. Lieben kann man nur jemanden, wenn er/sie auch als Mensch vorhanden sein darf und ist. Wenn sollte man sonst lieben? Auf wen sollte man sonst neugierig sein? Wen sollte man kennenlernen und in seinem Sosein akzeptieren, sprich lieben wollen, wenn der andere nur in der Vorstellung von einem oder als ewiges bzw. wieder dazu gemachtes, unmündiges Kind existiert, wenn aus lauter Verschmelzung gar niemand mehr da ist? Lieben heißt nicht die Einverleibung und völlige Vereinnahmung, auch wenn es noch so nett und aufopferungsvoll geschieht. Ganz sicher nicht. Diese Art von Liebe gehört wie gesagt in die ersten Lebensjahre und nicht in die Zeit erwachsener Kinder oder gar Partner.

Die Bedeutung, die man im Leben hat, wird man sich selbst geben müssen, in dem, wer man ist, was man empfindet, was man denkt, was man an Kontakten hat und was man tut. Ich bin, die/der ich bin. Und wenn dieses Selbstgefühl herrscht, mal mehr und mal weniger, dann ist das kein Egotrip, sondern ein wichtiger Sinn des Lebens, nämlich die Selbstentfaltung als Beitrag zum Ganzen. Je mehr man diesen leisten möchte, umso mehr gesteht man ihn dem anderen zu und unterstützt ihn darin. Keiner ist hier, um sich für den anderen aufzugeben, aufzuopfern und das letztendlich auch von ihm zu erwarten.

Man kann sich fördern, halten, stützen, füreinander da sein, verlässlich sein, Geborgenheit und Sicherheit schenken. Aber immer eingedenk, dass es sich um zwei getrennte Persönlichkeiten handelt, die außer vielleicht in Krankheits- und Krisenzeiten für sich selbst sorgen können und auch wollen. Je mehr man dem anderen zutraut, umso mehr wächst er und entwickelt sich. Aber auch: umso weniger wichtiger wird der eigene Beitrag und umso kleiner das Abhängigkeitsverhältnis. So scheint es einem zumindest. In Wirklichkeit kann Liebe erst zwischen eigenständigen Menschen entstehen, die zudem wissen, dass sie den anderen nur teilweise kennen können, dass jeder Mensch auch ein Geheimnis ist und bis zu einem bestimmten Teil bleiben möchte, und dass jeder froh ist, wenn er halbwegs weiß, wer er selbst ist und was er will, und sich sicher nicht anmaßen kann, das für den anderen zu wissen oder gar besser zu wissen. Das spricht auch jede Entwicklung zu neuen unbekannten Ufern, auch in seiner Selbstentfaltung, ab.

Red Chestnut hilft, all dies wieder gerade zu rücken. Es unterstützt Eltern, aus erwachsenen Kindern Persönlichkeiten werden zu lassen, die sie lieben, denen sie das Beste wünschen und ihnen aus vollem Herzen ihren Segen geben – für ihren ganz eigenen Weg. Es hilft auch Partnern, die zu viel lieben, zu sich zurückzufinden und damit Raum zu schaffen, in dem eine Begegnung zwischen zwei Erwachsenen möglich und auch erwünscht ist.

Dann kommen sie nicht nur wieder in ihre eigene Kraft, sondern werden auch viel interessanter und attraktiver füreinander. Der bisher zum Kind degradierte Partner hat dann allerdings auch einen Lernprozess vor sich, nämlich sich nicht länger hinter Mama (die zweite) zu verstecken und „leider" nicht zu Wort und Tat zu kommen, sondern jetzt auch aufzustehen und zum Mann/zur Frau zu werden mit allem, was dazu gehört. Ein spannender Prozess für alle Beteiligten, wenn der erste, schmerzhafte Schnitt überstanden ist, der immer an den Schnitt von der Nabelschnur nach der Geburt oder weitergefasst von der Einheit mit dem Ganzen erinnern wird und deshalb so schwierig und unerträglich erscheint. DAS war aber früher. Heute sind wir groß und können solche Trennungen aus symbiotischen Verbindungen leichter überstehen, als wir glauben. In Wahrheit haben wir als Erwachsene weniger Angst vor dem Schnitt, sondern vor dem darauf folgenden, unvermeidlichen Schritt, nämlich zur Entwicklung eines selbstgestalteten, selbstverantworteten Lebens.

Neben dieser Trennung in Richtung heutiger Realität lässt Red Chestnut auch die Gedanken positiver und damit segensreicher werden, die dem anderen entgegengebracht oder nachgeschickt werden. Er/sie ist groß und schafft das schon. Schließlich ist er/sie aus einem sehr guten Stall, was soll also schon passieren? Er/sie kann das! Diese positiven Gedanken kommen an und erheben den Empfänger zu seiner wirklichen Größe. Er kann befreit atmen und sein eigenes Leben beginnen. Das ist spannend und das macht Angst. Aber es ist endlich das eigene Leben. Damit kehren innerer Frieden und innere Weite ein, egal wie sich der Neuanfang gestaltet – auf beiden Seiten.

Im positiven Red Chestnut-Zustand ist man entsprechend bei sich selbst zu Hause und nährt sich und seine Bedürfnisse. Es herrscht innere Ruhe in Bezug auf die geliebte Person und man entwickelt positive Zukunftsbilder, die den Wünschen des anderen entsprechen, nicht den eigenen. Oder man schickt einfach Liebe und Segen und wähnt den anderen in einer Geborgenheit, Sicherheit und Führung, die höher ist als beide Beteiligten. Das Leben weiß schon, was es macht, auch wenn es auf den ersten Blick nicht immer so aussieht.

Kinder brauchen Red Chestnut erwartungsgemäß weniger, es sei denn sie sind parentifiziert, d.h. sie werden aufgrund der Familienverhältnisse schon früh in die Rolle von Erwachsenen gedrängt (oder übernehmen unbewusst selbst diese Rolle, um geliebte Elternteile zu entlasten), und spielen damit die Elternrolle gegenüber ihren Eltern. Angst vor dem Jugendheim, vor Krankheit oder Suizidalität, vor der Auflösung der Familie oder der Trennung von Geschwistern, können solche Kinder in diese sehr schwere Rolle bringen, aus der sie später meist nur durch therapeutische Hilfe und sicher auch mit der Unterstützung von Red Chestnut wieder herausfinden können.

Jugendliche, die schon früh zu sehr lieben, können auch schon symbiotische Partnerbeziehungen aufbauen, in denen sie Red Chestnut benötigen.

FEINSTOFFLICHE UNTERSTÜTZUNGEN

Edelsteine

- Heliodor (Tor zum eigenen Licht)
- Goldberyll (Heimkehr in die eigene innere und die göttliche Sonne)
- Rotbrauner Jaspis (in die Kraft der Erde in und um sich kommen)
- Jade (innerer Friede)
- Rosa Flourit (Durchbruch)
- Rhodonit (für den Trennungsschmerz)
- Rosenquarz (Öffnung für Liebe und Vertrauen)
- Rubin (bedingungslose Liebe)

Ätherische Öle

- Orange (geistige Wärme, Zuversicht)
- Rose (Heilung der Gefühle, Entfachen echter Liebesenergie)

BEWUSSTSEINSARBEIT

Körper- und Energiearbeit

- Arbeit mit allen Chakren, um Stärke und energetische Selbstversorgung herzustellen und damit auch Grenzen und Eigenständigkeit zu schaffen, die auch dem anderen die Eigenständigkeit zugesteht und zutraut. Besonders: Solarplexuschakra (eigenständiges Ich bin, die/der ich bin), Herz-

chakra, Stirnchakra (Abstand, geistige Klarheit und Zuversicht).
- Die entsprechenden Aura-Soma-Pomander
- Hatha-Yoga, um seine Intensität konstruktiv zu kanalisieren, und zu lernen, loszulassen.

Malthemen
- Symbiose zwischen mir und der geliebten Person
- Trennung in zwei eigenständige Persönlichkeiten
- Die geliebte Person umhüllt und umgeben von Schutz, Unterstützung und Geborgenheit durch das Leben/das Göttliche
- Die geliebte Person von hinten gesehen, die erfolgreich ihren eigenen Weg im kosmischen Schutz geht.

Seelenreisen
- Reise zu dem inneren Persönlichkeitsanteil, oft das eigene innere, unversorgte Kind, der sich so symbiotisch an die geliebte Person gebunden hat. Diesen Anteil in den Arm nehmen und schützend, wärmend, versorgend halten, bis er sich entspannen und loslassen kann. Ihn fragen, was er braucht, um sich sicher und genährt zu fühlen. Regelmäßig besuchen.
- Visualisierung der geliebten Person und Lösungsätze sprechen: Als Elternteil: „Ich lasse Dich jetzt in Frieden. Ich wünsche Dir alles Gute auf Deinem Weg. Du kannst das jetzt alleine. Ich gebe Dir meinen Segen auf Deinem Weg.“
  Als Partner oder Freund: “Du kannst Dein Leben alleine regeln. Ich traue Dir das zu. Du schaffst Dein Leben alleine. Ich stehe als Deine Frau/Dein Mann an Deiner Seite. Alles wird gut. Ich vertraue dem Leben.“

Meditationen
- Vipassana und Zazen, um auf sich zurückgeworfen und in den jetzigen realen Moment gebracht zu werden.
- Meditative Übungen (Farbe, Duft etc.) mit dem Herzchakra

Astrologische Zuordnungen
- Mond/Mond, Mond/Sonne und vor allem Mond/Pluto

ROCK ROSE

Gelbes Sonnenröschen (Helianthemum nummularium)

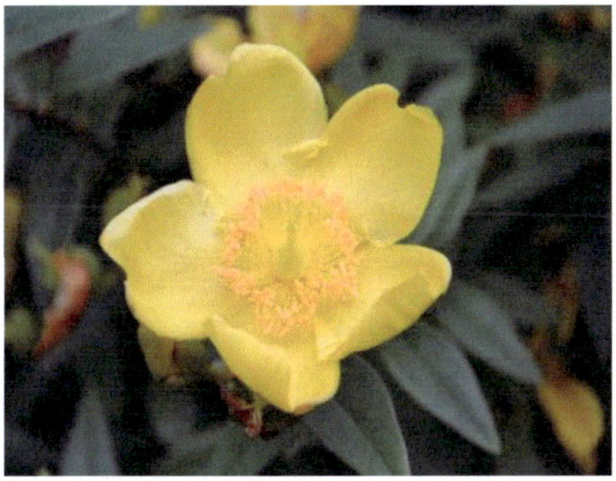

DIE PFLANZE

Das Sonnenröschen gehört zu den Cistrosengewächsen und findet sich in warmen Regionen an sonnigen Plätzen, bevorzugt im Mittelmeerraum. Die mehrjährige Pflanze gehört zu den Halbsträuchern und wird bis zu 30 cm hoch. Der Stängel der älteren Pflanzen ist holzig. Die eiförmigen bis länglichen Blätter sind lederig und etwa 1-2 cm lang. Blütezeit ist zwischen Mai und September. Die Blüten sind leuchtend gelb, sehen zerknittert aus und haben einen Durchmesser von 15 - 25 mm. In der Phytotherapie kam das Sonnenröschen früher als adstringierendes, keimtötendes Mittel zum Einsatz.

DIE BLÜTENESSENZ

Thema: Mut und Wiedererwachen zum Leben
Lichtseite: Fähigkeit, bei Schocks und Panik wieder in Kontakt mit seiner Lebenskraft zu gelangen. Mut in schwierigsten Situationen.
Schattenseite: Gelähmt von Schock oder panischer Angst; Abtrennung von Seelenteilen aufgrund traumatischer Ereignisse oder tief sitzender Angst.
Vision und Lernaufgabe: Sich der Sonnenkraft öffnen, die den Lebensmut er-

weckt. Sich wieder aufrichten durch Integration verloren gegangener Seelenanteile und durch Auflösung der Starre und Lähmung.

Rock Rose ist eine der Rescue-Remedy-Blüten, den Notfalltropfen, die bei sehr extremen Seelenzuständen eingesetzt werden. Sie ist eine kraftvolle Sonnenpflanze, die hier aufgrund ihres Anwendungsbereiches den Pluto-Blüten zugeordnet wird. Pluto ist der Herrscher der Finsternis und des Todes. Er fordert intensive Wandlungen, die er manchmal auch durch traumatische Ereignisse initiiert, bei denen uns der Atem und der Bezug zu unserer Lebendigkeit stocken. Unsere Lebenskraft ist wie eingefroren und wir sind erstarrt vor Schreck oder Angst. Wir haben den Eindruck, neben uns zu stehen, alles erscheint wie ein schlimmer, unwirklicher Traum und man fühlt sich wie in Watte.

Schockzustände können bewirken, dass Seelenanteile aus unserem Ganzen abgelöst werden und wir uns nur noch wie ein halber Mensch fühlen, handlungsunfähig und gelähmt. Was früher die Schamanen in der Seelenrückholung gemacht haben, obliegt heute der Traumatherapie und bei den Blütenessenzen Rock Rose und Star of Bethlehem (s.u.) bzw. der gesamten Notfalltropfen-Mischung (Rock Rose, Star of Bethlehem, Cherry Plum, Impatiens, Clematis). Im Vordergrund bei Rock Rose steht die Angst, die so intensiv ist, dass das Herz bis zum Hals schlägt und sich sogar Todesangst einstellen kann. Rock Rose ist eine Blüte für entsprechende Akutzustände. Das Nervensystem steht unter Höchstspannung und es bleibt nur die archaische Wahl zwischen Flucht oder Kampf. Wählt man die dritte Art zu reagieren, den Totstellreflex, bildet sich langfristig ein Star of Bethlehem-Zustand (s.u.) als chronifizierter Schockzustand heraus.

Rock Rose löst sanft und langsam die Angst- und Schreckstarre und öffnet uns wieder für den Fluss der Lebensenergie und des Lebens selbst. Das Blut, das gefroren gewesen scheint, erfährt wieder Lebenswärme, kommt ins Fließen und der Körper kann sich langsam entspannen und ins Leben zurückfinden.

Rock Rose benötigen wir meist nur in den beschriebenen Extremzuständen. Es gibt nur wenige Menschen, die ein so übersensibles Nervensystem haben, dass sie wegen jeder geringfügigen Schrecksituation in einen Schockzustand kommen und deshalb Rock Rose häufiger benötigen.

Im positiven Seelenzustand sind wir das starke, leuchtende Gelb des Sonnenröschens und verfügen über ungeheuren Mut, mit dem wir uns in Gefahrensituationen für unser Überleben oder das Leben anderer einsetzen.

Kinder und Jugendliche können Rock Rose gebrauchen, wenn sie übermäßig schreckhaft sind, was für eine unverarbeitete Schocksituation, die immer auch zusätzlich psychotherapeutisch bearbeitet werden sollte, oder eine Hypersensibilität sprechen kann. Auch wenn das Kind nachts aufwacht und angstvoll schreit, weil es z.B. einen Albtraum hatte, ist die Gabe von Rock Rose hilfreich, um das übererregte Nervensystem wieder zu beruhigen. Eine andere Situation für den Einsatz von Rock Rose bei Kindern stellt die extreme Angst vor dem Arzt, z.B. bei Injektionen, oder dem Zahnarzt dar.

FEINSTOFFLICHE UNTERSTÜTZUNGEN

Edelsteine

- Lavendeljaspis (Ruhe, Kraft)
- Rosa Steine zum Ausgleich für die Starre (Rosenquarz, Morganit)
- Jade (innerer Friede und Vertrauen)
- Hämatit (um Mut zu entwickeln)
- Feueropal (zum Aufbau von Energie)

Ätherische Öle

- Rose (für emotionale Wärme)
- Douglasfichte (für wärmende Erdung)
- Melisse, Lavendel (zur Entspannung und Beruhigung)

BEWUSSTSEINSARBEIT

Körper- und Energiearbeit

- Craniosakraltherapie, Somatic release-Traumatherapie, EMDR-Trauma-Kurzzeittherapie
- Bei übersensiblem Nervensystem, zusätzlich in Extremsituationen: Yarrow Environmental Solution (Mischung kalifornischer Blüten zum energetischen Schutz) und Arbeit mit allen Chakren, um die feinstoffliche Ebene zu stärken.
- Direkt nach schockartigen Einwirkungen: Arbeit mit dem 3. Chakra zur Stärkung der Solarplexusregion und des ICH BIN
- Orangefarbener Aura-Soma-Pomander
- Heilende Laute von Mantak Chia, um die angestauten Empfindungen auszuatmen und sich mit positiver Energie zu füllen.

Malthemen

- Selbstbild, das mit einem leuchtenden Gelb umgeben und erfüllt ist: Wieder in meiner Kraft (wenn es sich stimmiger anfühlt: mit einem knallrot).
- Auftritt als mutiger Held (Herkules, Brunhilde)

Seelenreisen

- Visualisierung: Sich zuerst mit einer nährenden Schutzhülle umgeben in einer Farbe, die einem spontan einfällt (hell), oder in leuchtendem Gelb. Dann diese Farbe einatmen, in sich aufnehmen, sich erfüllen lassen, bis das Gelb bzw. eine selbst gewählte Farbe einem vollkommen durchströmt. Regelmäßig durchführen.
- Reise zu dem/r inneren kraftvollen Helden/in: wie sieht er/sie aus? Was hat er/sie an? Wie bewegt er/sie sich? Was hat sie vor? Sie/ihn fragen, wie die ganz eigene, individuelle Art aussieht, sich mutig und heldenhaft zu zeigen, über seine Grenzen zu gehen, und was in dieser Art als nächstes im Leben in Angriff genommen werde könnte. Wie kann das Selbstbewusstsein, die Souveränität, das authentische Aufgerichtetsein für diese Situation, dieses Ziel entwickelt werden? Was brauchen Sie dafür? Was ist Ihre Nährkraft? Und sich in dieser Situation sehen, wie man auf sie zugeht und sie erfolgreich besteht.
- Reise zu dem angsterfüllten Teil bei Schocks - bitte nur in therapeutischer Begleitung.

Meditation

- Zur Lockerung von Erstarrung: sanfte Ausführung der Kundalini-Meditation
- Bei echten Schocks: Therapeutische Hilfe (s. Körperarbeit)

Astrologische Zuordnungen

- Alle Pluto-Verbindungen und –Transite
- Bei Überempfindlichkeit besteht auch ein Neptun-Einfluss.

ROCK WATER

Wasser aus heilkräftigen Quellen

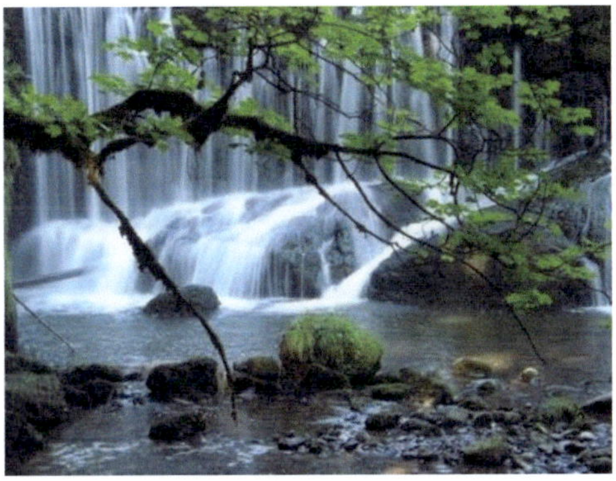

Wasser aus Quellen in unberührter Natur

DIE BLÜTENESSENZ

Thema: Idealismus und Flexibilität
Lichtseite: Innere Freiheit, Flexibilität und Toleranz.
Schattenseite: Krampfhafte Unterjochung seiner Vitalität unter seine Prinzipien.
Vision und Lernaufgabe: Seine Prinzipien beweglich halten und an neue Erkenntnisse anpassen. Offenheit für Inspirationen und seine innere Stimme und diese Eingebungen diszipliniert umsetzen.

Wenn wir im negativen Rock-Water-Zustand sind, kämpfen wir uns verbissen durchs Leben. Ein Indianer kennt keinen Schmerz. Wir haben feste Vorstellungen, die um jeden Preis umgesetzt werden müssen. Pluto steht zwar grundsätzlich für die Fähigkeit, überpersönlich zu denken und zu handeln, also seinen Eigenwillen einer Sache zu unterstellen, die man höher einschätzt als die persönlichen Befindlichkeiten. Das macht ein Leben im Einsatz für seine Ideale möglich, denen man diszipliniert dient.

Im negativen Zustand wird diese Selbst-Unterjochung allerdings übertrieben und schnürt uns von unserer Lebendigkeit und unserer Seele ab. Wir prüfen nicht mehr, ob die ehemals beschlossenen Ideale jetzt im Moment noch unserem Wesen entsprechen und heute unserer Entwicklung dienen, sondern haben uns ihnen mit Haut und Haaren auf immer verschrieben. Es scheint kein Zurück mehr zu geben.

Wir zwingen uns z.B. ausschließlich Rohkost hinein, auch wenn es unserer Konstitution in diesem Extrem gar nicht entspricht und unser Verdauungssystem völlig überfordert. Wir joggen täglich 30 Minuten, wie schon vor 10 Jahren, auch wenn unsere Knie überbeansprucht werden und heute sanfte Yoga-Übungen viel mehr vorziehen würden. Wir widmen uns regelmäßig löblichen Exerzitien an unseren freien Tagen, obwohl unser Herz und Körper manchmal viel lieber einen lässigen, entspannten Urlaub am Strand genießen würden, im Austausch mit Freunden und Bekannten und verwöhnt durch üppige Speisen, auch wenn sie nicht den strengen Auflagen des inneren Zensors entsprechen.

Das Korsett ist eng geschnürt und schneidet tief ins eigentlich lebenslustige Fleisch. Es vertreibt alles, was unkontrollierbar und unkalkulierbar ist. Es erstickt Lebensfreude und spontane Anwandlungen, die aus dem harschen Alltag ausbrechen und frische Luft atmen wollen, schon im Keim, ohne dass es uns bewusst ist. Die strengen und perfektionistischen Auflagen sind so in jeder Zelle zu Zement geworden, dass sich gar nichts anderes mehr zu regen wagt. Daher unterdrücken wir nicht bewusst, sondern eliminieren schon die ersten kleinsten Ansätze an Lebendigkeit ganz automatisch. Es fällt uns gar nicht mehr auf.

Mit dieser „Lebensweise" fühlen wir uns zudem besser als die anderen, die Schwächlinge, Warmduscher und Sauna-unten-Sitzer. Mit denen lohnt sich nicht einmal ein Gespräch. Die haben ja in ihrer Verweichlichung noch gar nicht verstanden, worum es im Leben eigentlich geht.

Im Gegensatz zu dem feurig missionierenden Besserwisser und sich für seine Ideen tatkräftig engagierenden Vervain-Typen, der auch höchste Ansprüche an sich hat und dabei übers Ziel hinausschießt, aber mit Elan und Feuerskraft, herrscht bei Rock Water eher die fakirhafte, lebensverneinende Strenge und Selbstkasteiung vor. Diese konzentriert auch stark die Energie und ermöglicht das Erreichen hoher Ziele, aber um den Preis der Lebensfreude, der Lebenslust und des Kontakts zu seinem wirklichen Wesen. Die Eingaben des Höheren Selbst als Sprachrohr des Ganzen und der Seele verhallen ungehört, der Drang nach Wandlung und Wachstum als Basis jeder Lebendigkeit wird als störend zurückgedrängt. Die Bedürfnisse der Gefühlswelt sind ohnehin irrelevant, da schwerlich zu bezähmen, körperliche Lust ist Energieverschwendung und hat einem rigiden Trainingsprogramm zu weichen. Die Intoleranz und Härte gegenüber der eigenen Innenwelt wird im Verhalten zu den Mitmenschen fortgesetzt. Sie werden ignoriert und nur dann ins Boot mitgenommen, wenn sie sich genauso kasteien wie man selbst.

Die Rock Water-Blütenessenz ist der stete Tropfen, der den Stein höhlt. Sie weicht sanft auf, immer wieder, ganz entspannt. Wenn uns bei diesem Prozess langsam bewusst wird, wie hart und unnachgiebig wir bisher mit uns und den anderen umgegangen sind, kann das auch mal schmerzhaft sein und traurig machen. Aber auch Tränen tragen zum Auflösen der Rigidität bei und schaffen Raum und Offenheit für eine neue Wahrnehmung und neue Erfahrungen. Vielleicht fühlen wir uns zuerst etwas haltlos und ohne Konturen. Die Krücken der fixen Vorstellungen sind uns weggenommen worden. Wir müssen und dürfen neu anfangen. Die Umwandlung der bisherigen Lebensweise in Selbstliebe und Selbstrespekt schafft mehr Tiefe, Weisheit und authentische Toleranz. Die Disziplin und der Wunsch, sich einer Sache zu unterstellen, sind geblieben, haben aber an Flexibilität gewonnen und bleiben offen für neue Erkenntnisse und entsprechende Veränderungen. Wir sind erwachsen, stabil, intensiv und gleichzeitig frei von abtötender Selbstbegrenzung. Wir sind offen für den Fluss der heilkräftigen Quellen, die uns das Leben jederzeit anbietet, wenn wir wach dafür sind, nicht nur in der unberührten Natur.

Auch Kinder und Jugendliche können sich in Ehrgeiz und fanatische Selbstkasteiungen verbeißen, sich selbst oder fremd gesetzten Regeln zu lebensfeindlich und asketisch unterstellen und dann von der balsamischen Wirkung von Rock Water profitieren.

FEINSTOFFLICHE UNTERSTÜTZUNGEN

Edelsteine

- Hellblauer Chalcedon (sanfte Ruhe)
- Rubin, Rosenquarz, Rhodochrosit (Herzöffnung)
- Karneol (Feuer für den Körper)
- Feueropal (Lebensfreude)
- Honigcalcit (Weichheit und Freude)
- Jade

Ätherische Öle

- Orange (Lebensfreude und Zuversicht)
- Bergamotte (Leichtigkeit, Frische)
- Myrrhe (Draht nach oben)
- Lavendel (Entspannung und Reinigung)
- Rosmarin (Lebendigkeit und Spannkraft)
- Ylang Ylang (Kontakt mit körperlichem Trieb und unkontrollierter Lust)

Bewusstseinsarbeit

Körper- und Energiearbeit

- Verspielte, „uneffektive" Bewegung (Tanzen), osteopathische Behandlungen, Massagen, sich verwöhnen lassen, Passivität und Annehmen erleben.
- Hatha-Yoga, um die Verbissenheit in eine entspannende Tiefe und Körperverbundenheit zu kanalisieren: Weichheit und Disziplin, Anspannung und anschließendes Loslassen als Voraussetzung, um in der Position weiterzukommen.

Malthemen

- Selbstbild: Eingeschnürt und eingekerkert in den eigenen fixen Vorstellungen
- Selbstbild: Verbunden mit der nährenden Erde und den inspirierenden Kräften des Höheren Selbst, des Himmels
- Rock = Fels (Stärke, Stabilität) und Water (Fließen und Weichheit)

Seelenreise

- Reise zu dem inneren Teil, der so verhärtet und lebensfeindlich ist und ihn fragen, was ihn so hat werden lassen, was er sich wünscht, was seine größte Sehnsucht ist, wie er meint, wie man aus dieser Enge am besten wieder rauskommt, was er als Nahrung braucht, um wieder am richtigen Leben teilnehmen zu können. Sich vorstellen, wie er aus dem engen, einschnürenden Korsett aussteigt, wie er sich schützen und Grenzen setzen kann (ohne wieder zu verhärten) und was sein erster großer Wunsch ist, jetzt wo er wieder leben darf.

Meditationen

- Kundalini-Meditation zur Lockerung und für mehr Abstand und Leichtigkeit
- Nataraj oder andere Tanzmeditation, freies Tanzen ohne Ziel und Zweck

Astrologische Zuordnungen

- Alle Pluto-Verbindungen, besonders Pluto/Saturn

SCLERANTHUS

Einjähriger Knäuel (Scleranthus annuus)

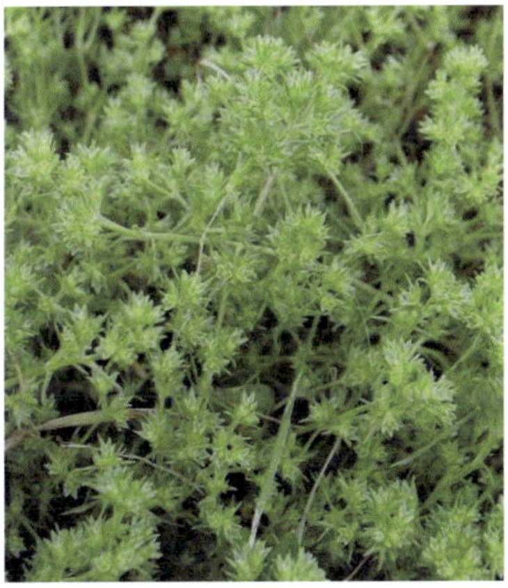

DIE PFLANZE

Obwohl der einjährige Knäuel zu den Nelkengewächsen gehört, strahlt er nicht mit farbigen Blüten, sondern zieht diese knäuelartig in sich zurück. Sie zeigen sich nicht und tragen auch keine Farbe. Ihre Kelchblätter sind hart und unauffällig grün (Scleranthus heißt übersetzt harte Blüte). Die kleinen Blätter sind nadelartig.

Das ganze Pflanzengebilde, das sich zudem mit mageren Böden zufrieden gibt, ist ein Saturngewächs im negativen Sinne: klein, scheu, verhärtet, unauffällig und dadurch, dass die Pflanze nicht zur erkennbaren Blüte gedeiht, auch unentschlossen für das Leben. Da es um die Wechselhaftigkeit zwischen zwei Polen, die Entscheidungskraft und das Herausbilden und klare Darstellen seiner Meinung geht, wird sie dennoch den Luftzeichen zugeordnet, die sich potenziell auch hinter ihrer Neutralität verstecken können, anstatt Stellung zu beziehen, und die im blockierten Scleranthus-Zustand die konstruktiven Saturneigenschaften der Klarheit, Verlässlichkeit und Ordnung lernen müssen.

DIE BLÜTENESSENZ

Thema: Inneres Gleichgewicht und Entschlusskraft
Lichtseite: Mit Leichtigkeit klare Entscheidungen treffen können.
Schattenseite: Sprunghaftigkeit, Wechselhaftigkeit, Unschlüssigkeit.
Vision und Lernaufgabe: In seine Mitte finden und daraus Ruhe und Entscheidungskraft schöpfen.

Scleranthus kann den Luftzeichen Zwillinge, Waage und Wassermann zugeordnet werden, da sie sich alle nicht durch ausgeprägte Entscheidungsfreudigkeit auszeichnen. Vorteil der Luftzeichen ist es, beide Seiten der Medaille wahrzunehmen und sie objektiv zu betrachten. Ein weiterer Vorteil liegt in dem Potenzial, zwischen den Polen hin- und herzupendeln, sie beide zu verstehen und sich dann in der Mitte einzufinden, aus der heraus – beide Seiten im Blick – ein bewusster, klarer Entschluss gefasst wird. Das ist auch das positive Seelenpotenzial von Scleranthus.

Im negativen Scleranthus-Zustand zeichnet man sich durch das genaue Gegenteil aus. Man springt wie ein Hüpfball zwischen zwei Möglichkeiten hin und her. Ursache ist eine tiefe innere Unruhe und Unausgeglichenheit, die sich auch auf körperlicher Ebene bemerkbar macht. Man ist zappelig, nervös und fahrig gestikulierend und verbreitet eine ungeheure Unruhe mit seiner Anwesenheit. Auch ständige Wechsel zwischen hohem Energiepegel und Schlaffheit, Durchfall und Verstopfung, Hitze und Kältegefühl, überschwänglicher Lebensfreude und Niedergeschlagenheit, letztendlich auch zwischen Manie und Depression, die in therapeutische Hände gehört, sind ein klares Zeichen für Scleranthus.

Der negative Zustand zeigt sich zudem in funktionalen Störungen, für die keine körperliche Ursache erkennbar ist und die ständig ihren Ort wechseln. Das ganze System Mensch ist hin und her gerissen, wechselt seine Symptome, seine Meinung, Gefühle, Wünsche und Ziele in auch für ihn selbst unberechenbarer Weise. Das macht nicht nur ihn verrückt, sondern auch sein Umfeld. Man kann sich in keinster Weise auf jemanden in diesem Zustand verlassen und nimmt deshalb immer mehr Abstand. Gott sei Dank brauchen wir in einer Scleranthus-Phase im Gegensatz zu Cerato kein Feedback von anderen, sondern sind bemüht, aus uns selbst heraus wieder einen klaren und beständigen Gedanken zu fassen und eine Linie zu finden. Der Zick-Zack-Kurs macht uns selbst am meisten zu schaffen. Er kostet sehr viel Energie und verhindert jedes Weiterkommen. Stattdessen verpufft die Gedanken- und Lebenskraft in den aufreibenden stündlichen bis täglichen Änderungen all dessen, was zu uns und zu unserem Leben gehört.

Scleranthus hilft, wieder Bodenhaftung zu gewinnen und sich nach und nach in seiner Mitte einzupendeln, aus der heraus mit Leichtigkeit stimmige Entscheidungen getroffen werden, die auch Bestand haben. Somit sind zwei Lernprozesse notwendig: die saturnische Erdung, Selbstdisziplin, Geradlinigkeit, das Herauskristallisieren des Wesentlichen, in dem Fall der Entscheidung und Meinung; und zweitens die innere Balance, das Gleichgewicht zwischen den Polen (Waage) und die Betrachtung der Lage mit Abstand aus der Vogelperspektive, was sich dann in der Zwillinge-haften Leichtigkeit im Umgang mit Entscheidungen niederschlägt.

Wie immer muss man sich fragen, was die Ursache und der Vorteil des negativen Zustands ist, warum er sich entwickelt und was man davon hat. Ursache kann wieder die Überschwemmung an zu viel Informationen und anderen geistigen Eindrücken sein. Vorteil von Unschlüssigkeit ist es, keine klare Position beziehen zu müssen, keine Verantwortung für eine solche zu tragen zu haben und nicht die Konsequenzen aus der klaren Entscheidung und Stellungnahme ziehen zu müssen.

Bei der Einnahme von Scleranthus und dem Einsatz anderer Unterstützungen müssen wir uns bewusst sein, dass wir mit dem misslichen, schwierigen Zustand der Zerrissenheit und Unruhe auch diese Vorteile aufgeben. Im positiven Scleranthus-Zustand gehen wir dazu über, uns nicht länger vor uns selbst und anderen zu verstecken, neutral und unauffällig zu bleiben und uns so der echten Selbstdarstellung zu entziehen. Stattdessen zeigen wir uns in unserem besonderen, individuellen Wesen mit allem, was dazugehört und was es mit sich bringen wird. Das ist die andere Seite der Medaille, mit der bei der Gesundung zu rechnen ist.

Kinder und Jugendliche brauchen heute oft Scleranthus, insbesondere wenn sie in der Entwicklung ihres inneren Kerns, ihrer Besonderheit nicht gefördert werden und für ihre Besonderheiten keine Anerkennung bekommen, gepaart mit der intellektuellen Dauerberieselung vor dem Computer und der Dauerüberlastung in der Schule. Ursache kann auch das (Er-)Leben der Unruhe und unberechenbaren Wechselhaftigkeit in der Familie oder bei anderen Autoritätspersonen sein, so dass sie zu selten erfahren, sich auf eine Aussage und klare Regeln verlassen zu können.

FEINSTOFFLICHE UNTERSTÜTZUNGEN

- Edelsteine
- Bergkristall (Klarheit)
- Brauner Achat (Erdung)
- Amethyst (geistige Ruhe und Weite, Spiritualität)
- Goldberyll (die innere Sonne wecken)

Ätherische Öle

- Zeder, Zypresse zur Erdung und Klärung
- Zitrone für Licht und Konzentrationskraft

BEWUSSTSEINSARBEIT

Körper- und Energiearbeit

- Erdung: Hara-Arbeit (Hara = Bauch (jap.) und aus japanischer Sicht das Zentrum, 4-5 cm unterhalb des Nabels, um das innere Gleichgewicht herzustellen), sich auf diese Region konzentrieren, sanft hineinatmen, die Hände darauf legen. Auch die Anfangsposition vom Qi Gong und T'ai Chi ist dafür eine gute Übung (Füße schulterbreit auseinander, Knie locker, Bauch raus und entspannt, Oberkörper locker und entspannt, Kopf wird wie von einer Schnur auf dem höchsten Punkt des Scheitels von unsichtbarer Hand leicht nach oben gezogen und ist damit gerade. Sie öffnet und begradigt damit auch automatisch den Oberkörper. Kiefer entspannt, Augen ohne Fokussierung auf etwas nach vorne richten.
- Arbeit mit dem Solarplexus-Chakra, um seine Identität und Ichkraft zu spüren, Arbeit mit dem Stirnchakra und allgemein der Farbe königsblau zur geistigen Klärung

- Königsblauer Aura-Soma-Pomander

Malthemen
- Mein Zick-Zack-Kurs
- Innere Balance
- Selbstbild: In meiner Mitte ruhend

Seelenreise
- Hier eignet sich dieselbe innere Reise wie bei Cerato:
  Zuerst formuliert man eine wichtige Frage, die im Moment das Leben bestimmt.
  Dann begibt man sich auf die innere Reise zur/m geistigen Führer/in, die/der uns und unsere Entwicklungsrichtung genau kennt und jede Frage aus einer tiefen Weisheit heraus beantworten kann. Sie/er lebt in einem Tempel. Wie sieht dieser aus? Wie sieht es in seinem Inneren aus? Wie riecht es dort? Welche Farben? Wie ist er eingerichtet? Man begibt sich zu dem hintersten, heiligen Raum, dem Aufenthaltsort der/des Führerin/s, öffnet die Tür und sieht sie/ihn auf dem Thron der Weisheit und Erkenntnis. Man verbeugt sich, stellt seine Frage und empfängt die Antwort.

Meditationen
- Zum Ausgleich und zur Erdung: Qi Gong, T'ai Chi, Kyudo (Zen-Bogenschießen)
- Zazen

Astrologische Zuordnungen
- Zwillinge-Merkur/Sonne, Zwillinge-Merkur/Mond, Zwillinge-Merkur/Zwillinge-Merkur, Zwillinge-Merkur/Waage-Venus, Zwillinge-Merkur/Saturn
- Zwillinge-Merkur/Uranus (bei extremer Unberechenbarkeit und Chaos)
- Zwillinge-Merkur/Neptun (beim Verstecken)

STAR OF BETHLEHEM

Doldiger Milchstern (Ornithogalum umbellatum)

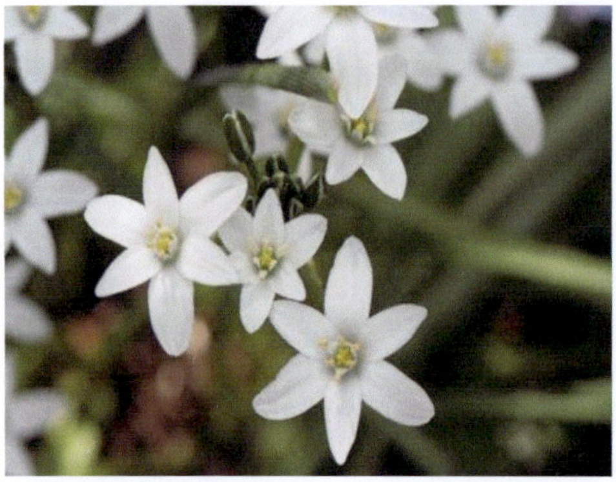

DIE PFLANZE

Der ca. 15 cm hohe doldige Milchstern gehört zu den Liliengewächsen. Seine zarten Blüten öffnen sich nur an sonnigen, warmen Tagen. Ornithogalum heißt übersetzt Vogelmilch und unterstreicht die Leichtigkeit, die die Blüten ausstrahlen. Leicht, sanft und rein fällt einem spontan zu dem Ausdruck der Pflanze ein. Der englische Name hat laut Wolf-Dieter Storl einen Bezug zu der christlichen Legende, dass der doldige Milchstern zu den Pflanzen gehörte, auf denen das Christuskind in der Krippe gebettet war. Die Blüten scheinen wie von einer anderen Welt zu sein, zu ihr hinzuführen, aber auch von ihr auf den Boden der Erde zurückbringen zu können. Sie reinigen schon allein beim Betrachten von aller Negativität und größten Belastungen. Sie machen leicht, segnen von höchster Ebene herab und fügen wie von unsichtbarer Hand zerrissene Fäden in ihre ursprüngliche, wenn auch durch den Bruch gewandelte Integrität zurück, so scheint es. Das ist auch ihre Bedeutung in der Blütentherapie.

DIE BLÜTENESSENZ

Thema: Auferstehung und neue Lebenskräfte

Lichtseite: Hohe Regenerationskraft nach Schocks. Bereitschaft, bald danach wieder aktiv am Leben teilzunehmen.
Schattenseite: Chronische innere Lähmung nach traumatischen Erfahrungen.
Vision und Lernaufgabe: Rückholung verlorener Seelenteile nach Schocks. Die Schockstarre lösen können und wollen. Wiederauferstehen zu seiner Kraft und Vitalität.

Schon allein der Anblick von Star of Bethlehem wirkt erhebend und sanft erweckend. Die ganze Dunkelheit des erlebten Traumas ist wie aufgehoben. Dabei übt die Blüte wie auch ihre Essenz einen so weichen Einfluss aus, dass es fast unglaublich erscheint, dass ein so intensiver Heilungsprozess durch diese Sanftheit ermöglicht wird. Es liegt wohl daran, dass die Pflanzenenergie wirklich aus einer anderen Welt stammt und augenblicklich in die Geborgenheit der Mütter zurückführt, ohne dass wir deshalb unser Erwachsensein und seine Anforderungen vergessen. Es treten Ruhe und Revitalisierung gleichzeitig ein. Das übererregte Nervensystem wird balsamisch entspannt, die lahm gelegten Lebenskräfte richten sich wie von selbst wieder auf.

Star of Bethlehem ist wirklich eine himmlische Kraft und dabei so unauffällig und fast schon bescheiden. Sie berührt jede Zelle, die in Aufruhr und lähmender Starre gleichzeitig ist, und bringt sie wieder in ihre Funktionsfähigkeit und den Menschen in seinen Lebenswillen zurück. Dieser ist oft genug gar nicht mehr wahrnehmbar, wenn wir ein schockartiges Erlebnis hinter uns haben.

Während Rock Rose die Panik und Todesangst löst, geht Star of Bethlehem als wichtige Blüte der Notfalltropfen noch einem Schritt weiter. Sie holt uns aus dem narkotisierten Zustand heraus, der durch die Traumatisierung eintritt. Die abgetrennten, verloren gegangenen Seelenteile werden noch stärker als bei Rock Rose wieder ins System eingegliedert und wir fühlen uns zunehmend wiederhergestellt, wieder ganz.

Das Leben hat uns zurück gewonnen. Das Gefühl der Betäubung, der Taubheit an manchen Körperstellen oder im ganzen Wesen verschwindet und wird mit Lebenskraft langsam wieder erfüllt, langsam und ganz sanft. So wie ein Verdurstender anfangs nur wenig Wasser zu sich nehmen darf, so kann auch unser energetisches System nach einer so tiefgreifenden Schädigung nur auf ganz sanfte Weise wieder zum Leben erweckt werden.

Dank Star of Bethlehem tasten wir uns wieder ins Leben hinaus und nehmen nach der Phase von eintönigem Grau die Vielfalt von Gefühlen, Inspirationen, Düften, Farben und Formen wahr.

Star of Bethlehem ist indiziert nach jeder Form von Schock auf allen Ebenen, aber auch bei anderen Zuständen, in denen wir länger nicht mehr richtig in unserem Körper und unserer Kraft waren, z.B. nach langen, schmerzhaften Krankheiten, bei denen wir uns z.T. aus diesem Körper begeben haben, da die Schmerzen unerträglich waren. Oder nach längeren Phasen des extremen Überlebenskampfes, in dem wir uns schon ohne Wohnung oder Essen gesehen haben, sowie bei längerfristigem, durchgehenden Missbrauch von Drogen oder anderen Betäubungsmitteln.

Für jeden bedeutet Schock etwas anderes. Das hängt allein von seinem Grad an Sensibilität ab. Star of Bethlehem stärkt das energetische System, so dass neuerliche plötzliche Belastungen leichter verkraftet werden und wir uns schneller wieder regenerieren können.

Die ganze Yarrow-Blütengruppe aus Kalifornien (Yarrow, Golden Yarrow, Pink Yarrow, Yarrow Environmental Solution) dient daneben grundsätzlich als Schutzschild gegenüber energetischen Einwirkungen bei sehr empfindsamen Menschen.

Neugeborenen kann Star of Bethlehem gegeben werden, um die schockartige Trennung von der Mutter besser verarbeiten zu können. Kinder und Jugendliche, die durch Unfälle, die Trennung der Eltern oder gar den Tod von wichtigen geliebten Personen aus dem traumatisierten Zustand nicht herauskommen, können ebenso von der Wirkung von Star of Bethlehem profitieren.

Wichtig! Bei traumatischen Erlebnissen ist daneben noch therapeutische Hilfe zur Beobachtung und Begleitung zu Rate zu ziehen!

FEINSTOFFLICHE UNTERSTÜTZUNGEN

Edelsteine

- Helle Steine zum Ausgleich: Rhodochrosit, Bixbit (Herz), Jade, Rosenquarz, Morganit
- Achat zur Erdung
- Karneol und Feueropal zur Wiedererweckung

Ätherische Öle

- Rosmarin (Lebendigkeit)
- Orange, Mandarine (Lebensfreude und Zuversicht)
- Bergamotte (Leichtigkeit, Frische)

- Kampfer zur Wiedererweckung (Vorsicht abortive Wirkung! Nicht bei Schwangeren anwenden!)

BEWUSSTSEINSARBEIT

Körper- und Energiearbeit

- Mit Rot und Orange arbeiten (Farblampe, Kleidung, auch Unterwäsche; Wohnungseinrichtung)
- Sich körperlich verwöhnen lassen (sanft sexuell, sanfte Massagen)
- Craniosakraltherapie, Somatic Release-Therapie, EMDR
- Orangefarbener Aura-Soma-Pomander

Malthemen

- Selbstbild in erlöstem Zustand
- Vision für sein neues Leben entwickeln und dann: Selbstbild in seinem neuen Leben

Seelenreise

- Reise zur/m inneren Führer/in, in ihren/seinen Tempel. Sich segnen lassen und fragen, wie man jetzt wieder in seine Kraft, in seinen Lebenswillen kommt, mit welchen Aktivitäten man wieder mehr am Leben teilnehmen kann, wie man seine Lebendigkeit wieder spüren und zulassen kann.

Meditationen

- Nährmeditation: Sich vorstellen, von einer orange-roten Hülle an Energie schützend und versorgend umgeben zu sein (falls die Farbe noch zu intensiv ist, mit lindgrün arbeiten). Diese belebende, vitalisierende Energie mit jedem Einatmen aufsaugen und mit jedem Ausatmen in seinem Körper und seiner Aura verteilen.
- Kundalini-Meditation zur Lockerung und für mehr Abstand und Leichtigkeit

Astrologische Zuordnungen

- Alle Pluto-Verbindungen und –Transite
- Auch tragische Erfahrungen durch Saturn, besonders Trennungen, sowie plötzliche, abrupt eintretende Erfahrungen durch Uranus

SWEET CHESTNUT

Esskastanie oder Edelkastanie (Castanea sativa)

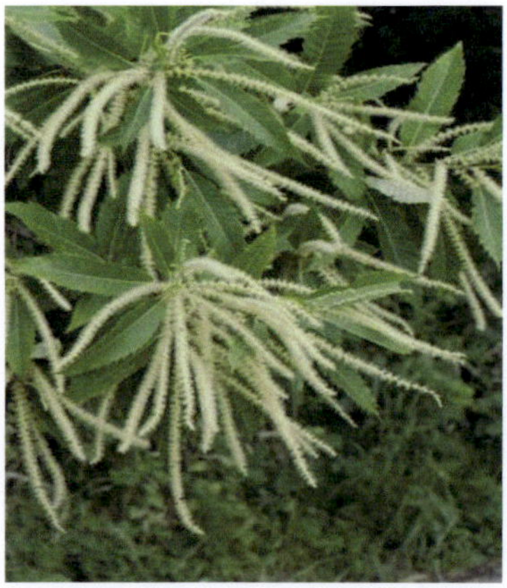

DIE PFLANZE

Die Esskastanie gehört zur Familie der Buchengewächse und wird bis zu 35 Meter hoch. Je nach Region kann sie bis zu 1000 Jahre und älter werden. Die duftenden Blüten erscheinen im Vergleich zu anderen Bäumen erst spät, in den Sommermonaten. Ihre Früchte, die als Maronen bekannt sind, waren seit dem Mittelalter ein wichtiges Nahrungsmittel für Mensch und Tier, bis sie durch die Kartoffel abgelöst wurden. Die Maronen enthalten im Gegensatz zu anderen Nüssen wenig Fett und dieses ist aus heutiger Sicht hochwertig (hauptsächlich Linolsäure). Daneben bestehen sie größtenteils aus Stärke und Saccharose (Zucker). Wertvoll macht sie als Nahrungsmittel auch der hohe Anteil an essenziellen Aminosäuren. Die Früchte sind von einer stacheligen Hülle umgeben.

DIE BLÜTENESSENZ

Thema: Grenzsituationen
Lichtseite: Phönix aus der Asche
Schattenseite: Völlige Verzweiflung, Ausgepumptsein, sich völlig allein und ver-

lassen fühlen, obwohl man alles investiert hat.
Vision und Lernaufgabe: Das Alte oder die bisherige Form scheint zu Ende zu sein. Aussichtslose, verzweifelte Situationen als Basis für die Wandlung sehen, sich auch dann einer höheren Führung anvertrauen und eine neue Vision entwickeln. Die Asche zulassen und als Phönix wieder auftauchen.

Im negativen Sweet Chestnut-Zustand steht man mit dem Rücken zur Wand. Man hat sich engagiert, hat alle Register gezogen, hat alles eingebracht und dennoch befindet man sich nach seinem Empfinden in einer ausweglosen Situation. Es geht nicht mehr vor und nicht mehr zurück. Und dann bleibt nur noch der Blick nach unten, in den Abgrund. So nimmt man die Lage zumindest war. Es ist ein sehr leidvoller, unerträglicher Zustand, in dem man in sich zusammensinkt und keine Lösung mehr sieht.

Man ist noch nicht so aus dem Leben weggetreten wie bei Wild Rose oder in einer Schockstarre wie bei Star of Bethlehem. Man hat den Fels des Sisyphos aber schon so oft mit aller Kraft und jeder Faser seines Wesens den Berg hinaufgerollt, ihn wieder herunterrollen gesehen, ihn wieder nach oben gestemmt, nach unten rollen sehen - so oft, dass kein weiterer Gang möglich erscheint.

In dieser so bedrückenden Lage, in der man verzweifelt und wütend nur noch heulen möchte, hat man das Gefühl, vollkommen allein auf der Welt dazustehen. Keiner erkennt das Ausmaß der Situation und steht einem zur Seite und die wenigen Menschen, die man nach großer Überwindung und nur aus größtem Leidensdruck heraus vielleicht doch um Hilfe bittet, wenden sich ab.

Menschen, die man schon seit 20 Jahren kennt, die angeblich Freunde sind, oder mit denen man ziemlich nah verwandt ist, sind nicht für einem da. Man steht allein auf weiter Flur und fühlt sich von allen guten Geistern verlassen, ist traurig, frustriert und enttäuscht, vom Leben, von der Welt und den Menschen. Nicht so verbittert wie Willow (s.u.), sondern einfach ausgepowert.

Im blockierten Sweet Chestnut-Zustand verstehen wir nicht, warum der Stein immer wieder herunterrollt und wie oft wir ihn noch nach oben schieben sollen und ob diese Kraftanstrengung überhaupt noch weiterbringt. Wir haben uns zwar völlig verausgabt und unsere Grenzen überschritten, wir können beim besten Willen nicht mehr, fühlen uns ohnmächtig der Situation ausgeliefert und ganz allein. Aber dennoch haben wir uns nicht aufgegeben und würden uns am letzten Strohhalm festhalten. Der kommt aber nicht.

Jetzt bleibt nur noch die Einsicht, dass eine grundlegende Änderung ansteht. Etwas muss zurückgelassen werden, sei es eine Idee, ein Ziel, eine Vorstellung,

Teile unseres Selbstbilds, eine Sicherheit, eine Überzeugung, ein Wunschtraum, die Arbeitsstelle, die Beziehung, die Wohnung oder was auch immer. Wir halten an etwas fest, verteidigen es mit Klauen und Zähnen und haben unseren letzten Tropfen Herzblut gegeben, aber es ist in irgendeiner Form zu Ende oder nicht stimmig.

Der erste Schritt in Richtung Befreiung und Erlösung ist genau diese Einsicht, also zu benennen, auch wenn es ganz schlimm erscheint, was hier sein Ende findet, und dieses Ende bewusst und aktiv zu gestalten. Wir geben freiwillig ab, was uns nicht gegeben werden soll oder was sich überholt hat. Das ist der Anfang, um das drückende Leid zu beenden.

Auch wenn diese Vorstellung im ersten Moment erschreckend wirkt, stellt sich relativ schnell das Gefühl ein, dass die Wackersteine, die auf einem lasten, langsam abfallen. Es sind noch genügend da, aber der Atem erreicht uns wieder mehr und geht tiefer. Wenn wir spontan bei einer Vorstellung tiefer durchatmen und entspannen, sind wir auf dem richtigen Weg, auch wenn noch einige, vielleicht schmerzhafte Arbeit auf uns wartet. Das Anstrengendste war das zu lange, wenn auch verständliche Festhalten an etwas, das nicht oder nicht mehr sein soll.

Es meldet sich sofort nach dieser Einsicht wieder mehr Leben und die Blick- und Bewegungsrichtung geht nach vorne. Es stellt sich sofort die erste Erleichterung ein. Es geht endlich weiter. Und zwar oft schneller als uns lieb ist. Wir begegnen neuen Menschen, es kommen neue Ideen auf, es kreuzen Inspirationen und Lösungen von allen Seiten unseren Weg und der riesige, verfilzte, völlig ineinander verhedderte Knoten, an dem wir uns so lange und so leidvoll mühten, entwirrt sich fast wie von alleine.

Sweet Chestnut ist ein tief wirkender Katalysator für diesen Prozess und gerade in der Anfangsphase ein großer Trost und Balsam für unsere geschundene Seele. Wir öffnen uns wieder einer größeren Kraft, dem Ganzen, Göttlichen und können so wieder Kraft und Unterstützung aufnehmen, uns führen und versorgen lassen. In dem Moment, in dem wir wieder im Fluss sind, kommt der Rest, die Hilfe von innen (Intuition) und außen (neue oder wieder erwachte alte Kontakte usw.) wie von selbst.

Wir werden dafür etwas opfern müssen, das uns wichtig war, sehr wichtig, aber das einfach nicht oder nicht mehr zu uns passt. Allein die Bereitschaft für dieses Opfer, das sich schnell als Befreiungsakt erweisen wird, ist der erste Impuls, der Anstoß für alles weitere, das wie eine positive Domino-Reihe folgen wird.

Sweet Chestnut ist ein Segen in der Phase der tiefsten Verzweiflung. Es schiebt uns in die notwendige Wandlung und durch sie hindurch. Am Ende stehen wir wieder aufrecht, klar und energiegeladen, gleichzeitig gereift, gewandelt und gelassener.

Der Preis war ein alter oder unpassender Traum. Das Ergebnis ist ein neuer Weg, ein neues Selbstverständnis, das genau dem Entwicklungsstand und auch den tiefsten Wünschen unserer Seele entspricht. Oft wollen wir diese nicht sehen, da sie traurige Abschiede von etwas abverlangen, in das wir so viel investiert haben. Durch den unerträglichen Zustand werden wir förmlich in unser Glück getrieben, was im Moment des tiefsten Dunkels, des gähnenden Abgrunds, der sich vor einem aufzutun scheint, sicher nicht gleich als solches erkannt wird.

Sweet Chestnut ist selten ein Dauerzustand, sondern die Endphase, der erdrückende letzte Tiefpunkt vor der Geburt von etwas Neuem. Dieser Geburtsvorgang tut erst mal weh und verlangt uns ab, vollkommen loszulassen.

Kinder und Jugendliche brauchen Sweet Chestnut seltener, vielleicht im Zuge sehr schwieriger Krankheitsprozesse oder wenn sie Veränderungen erfahren, die sie zu zerreißen und völlig zu überfordern drohen, wie z.B. die Trennung der Eltern.

FEINSTOFFLICHE UNTERSTÜTZUNGEN

Edelsteine

- Gagat (Trauerstein), immer nur kurz
- Lapislazuli (Kraft zur Wandlung)
- Flourite (Durchbruch)
- Schneeflockenobsidian (Wandlung)
- Dann helle, leichte Steine

Ätherische Öle

- Eichenmoos (Tod, Ende)
- Oregano (Wiederaufstieg)
- Cajeput, Niauli (Durchfegen des Systems)
- Eukalyptus (reinigend, durchlebend)
- Rosmarin (zurück ins Leben und die Kraft finden)

BEWUSSTSEINSARBEIT

Körper- und Energiearbeit

- Hatha-Yoga (konstruktiver Einsatz seiner krampfhaften Seite, Loslassen in der Anstrengung und Dehnung, Energie wieder gewinnen, innere Ruhe, Wiederanschluss an eine größere Kraft)
- Heilende Laute nach Mantak Chia und Pranayama zur Reinigung und Revitalisierung
- Regelmäßige Arbeit mit allen Chakren
- Später: Sanftes Rebirthing (Loslassen. Durchleben von allen Gefühlen, ohne daran festzuhalten. Es geht durch das verbundene Atmen immer weiter, was auch gerade sein mag.)
- Sanfte Massagen, um wieder Energie und Angenehmes annehmen zu können.
- Das Alte rituell verabschieden: in einem fließenden Gewässer, durch Aufschreiben und Verbrennen, durch Anvertrauen an den Wind oder an die Erde usw.

Malthemen

- Einsam, ausgelaugt und verlassen
- Was zu Ende geht
- Der Abschied
- Die Befreiung
- Das neue Leben

Seelenreisen

- Falls noch nicht klar ist, was verabschiedet werden soll: Reise zum/r inneren geistigen Führer/in und fragen, was man hinter sich lassen muss, damit es weitergeht.
- Sich vorstellen, dass man das, was verabschiedet werden soll, in ein Boot packt, dieses aufs Wasser setzt und zusieht, wie es langsam davon fließt. Sich in Dankbarkeit verabschieden.
- Wie sieht die neue Vision aus?

Meditationen

- Atemmeditationen zum Loslassen und gleichzeitig, um Energie aufzunehmen.

- Letztendlich jede meditative Übung, die Loslassen beinhaltet.
- Gebet, Kontemplation, um sich wieder dem Göttlichen zu öffnen. Man steht letztendlich nie allein.

Astrologische Zuordnungen

- Saturn/Pluto sowie beide Planeten zu Sonne, Mond, Venus, Mars, insbesondere als Transit (= Verbindung der momentanen Position von Saturn und/oder Pluto zur Position der benannten eigenen Planeten im Horoskop)

VERVAIN

Eisenkraut (Verbena officinalis)

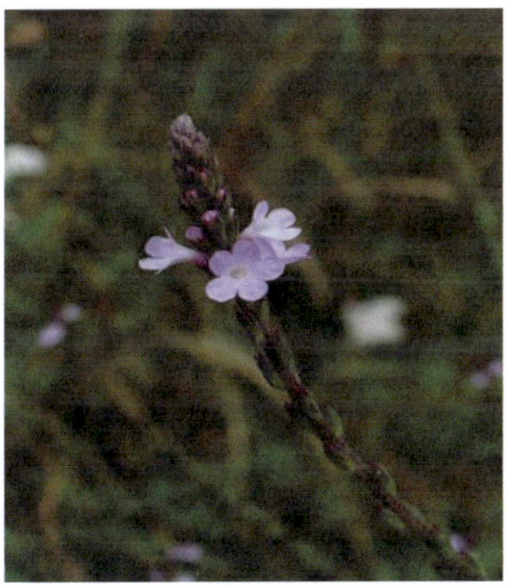

DIE PFLANZE

Das mehrjährige Eisenkraut wird bis zu einem Meter hoch. An seiner Basis verholzt es zum Teil. Seine stark verzweigten Stängel sind vierkantig. Die Blüten stehen auf Ähren, die während der Blütezeit in die Länge wachsen. Die Krone ist helllila. Eisenkraut ist eine eher unscheinbare Pflanze, die sich auch auf kargen Böden hält. Sie wächst an Wegesrändern, auf Feldern und Schutthalden. Sie wirkt fiebersenkend und bei rheumatischen und Gelenkschmerzen. Sie wird außerdem eingesetzt zur Behandlung von Schwellungen und Blutergüssen als Folge von Prellungen und als sehr wirksames Gurgelwasser für die Mundhöhle zur Reinigung und Straffung des Zahnfleisches. Sie wirkt zusammenziehend als Wundheilmittel. Die Indikationen stehen alle in Bezug zu Mars (Fieber, Blut, Muskelverletzungen, Zähne und Wunden)

DIE BLÜTENESSENZ

Thema: Willenskraft
Lichtseite: Hoher Energiepegel, Durchhaltevermögen.
Schattenseite: Überaktivität, Daueranspannung, Verausgabung.
Vision und Lernaufgabe: Sein hohes Kraftniveau bewusst und gezielt einsetzen. Nicht länger Opfer und ausführendes Organ, sondern Meister seiner Willenskraft werden, der bestimmt wie und wo sie in welcher Weise zum Einsatz kommt. Der erwachsene, disziplinierte Krieger.

Menschen, die Vervain brauchen, sind innerlich sehr unruhig und angespannt. Sie stehen permanent unter Druck. Man erkennt sie daran, dass sie immer aktiv und im Einsatz sind. Sie nehmen sich viel vor, stellen übermenschliche Ansprüche an sich und ignorieren jeden Ruheimpuls, jedes Signal ihres Körpers, das sie darauf hinweist, Entspannung als Ausgleich zu ihrem Mammutprogramm zuzulassen. Vervain ist Balsam für eine von Daueranspannung und Aktivitätszwang getriebene Seele eines Menschen, der sich für alles und jeden verantwortlich fühlt und jedes Opfer auf sich nimmt, um dem Berg an Aufgaben gerecht zu werden, den er tagtäglich vor sich auftürmt. Selbst wenn sich erste Beschwerden wie Kopf- und Zahnschmerzen, Magenweh oder Kiefer-, Schulter- und Rückenprobleme einstellen oder man merkt, dass einem die Luft langsam ausgeht, wird dies nie zugegeben, sondern das Arbeitsprogramm schonungslos weiter betrieben.

Da Vervain-Menschen über ein unermessliches Energiepotenzial verfügen, können sie über sehr lange Wegstrecken im Hamsterrad treten, ohne Erschöpfung wahrzunehmen oder gar über sie zu klagen. Sie sind die perfekten Arbeitnehmer und Unternehmer für den heutigen Zeitgeist, indem man sich und andere nur noch über die Leistungskraft definiert. Da ist das Vervain-Naturell genau in seinem

Element und beißt sich mit Ausdauer und endlos erscheinender Selbstdisziplin durch die schwierigsten Herausforderungen. Dabei bleibt der Vervain-Mensch nicht bei seinem eigenen Aufgabenpaket stehen, sondern mischt sich kräftig und bestimmend bis überrollend in sein Umfeld ein, das er in seinem Arbeitsgeist auch noch gerne mit versorgen möchte, ob es das will oder nicht.

Er weiß selbstverständlich, was gut und richtig für den anderen ist, teilt ihm das klar und deutlich mit und packt dann ungefragt selbst mit an, um zu tun, was seiner Meinung nach getan werden muss. Er agiert also nicht nur mit unbeugsamem Willen in seinem eigenen Leben, sondern auch dem der anderen. Wenn diese Einmischung nicht gut ankommt, ist er frustriert, fühlt sich nicht gewürdigt und muss sich dennoch beherrschen, nicht weiterhin zu dozieren, was für sein Gegenüber das Beste sei. Gekoppelt mit seinem hohen Energieniveau kann diese "Fürsorge" an eine Dampfwalze erinnern, die in das Leben seines Umfelds ungeachtet von dessen Einwänden und Gefühlen einrollt. Er hat seine festen Vorstellungen, wie etwas zu geschehen und zu sein hat, und dafür gibt er alles. Sein Missionsgeist kennt keine Grenzen und könnte mit innerem Abstand und Selbstreflexion sehr nutzbringend und konstruktiv für eine gute Sache investiert werden.

Die Vervain-Blütenessenz lockert die Rigidität und Unmenschlichkeit, so dass immer häufiger Momente von Entspannung und Ruhe Raum bekommen. Ein tiefes Durchatmen wird möglich und erste Zeiten des Innehaltens und Ausruhens stellen sich ein. Der Mensch wird geöffnet für Impulse seiner Seele in Richtung Work-Life-Balance, wie man es heute nennt.

Im positiven Vervain-Zustand lässt man auch die anderen, lange weg geschobenen Persönlichkeitsanteile zu Wort kommen. Dazu gehören Gefühle, das Bedürfnis nach Nähe, die "unvernünftigen" Träume und Sehnsüchte, der Wunsch nach Abwechslung, Reisen und Urlaub, das Einfühlungsvermögen für die wirklichen Bedürfnisse und Empfindungen der anderen, die Empfänglichkeit für das Leben. Man lernt, nicht nur das Leben zu managen und mit Gewalt zu regeln, sondern es auch auf sich zukommen zu lassen, nicht nur zu geben, sondern auch anzunehmen, seelisch zu nähren und genährt zu werden. Das tut dem Leistungswillen und der Leistungsfähigkeit keinen Abbruch, sondern bereichert und ergänzt sie durch die weibliche, rezeptive Seite des Menschen. Der Wille bekommt die Anteilnahme, Liebe, Ruhe und Gelassenheit an seine Seite gestellt - erst im Inneren und dann sicher auch als Spiegel in der Außenwelt.

Kinder und Jugendliche brauchen Vervain, wenn sie vom schulischen Leistungsdruck so beeinträchtigt werden, dass sie ihre Kindlichkeit und Spontanität und den Bezug zu ihrer Gefühlswelt immer mehr verlieren. Vervain-Kinder stehen an der Front und bestimmen ganz selbstverständlich, wo es lang geht. Es fällt ihnen schwer, still zu sitzen und sich langfristig zu konzentrieren, da ihr Energiepegel es nicht zulässt, oder sie lassen ihre Willenskraft gerade in die Bewältigung der schulischen Anforderungen einfließen und lernen exzessiv, um den Ansprüchen der Eltern und Lehrer um jeden Preis gerecht zu werden und zu brillieren. Es ist dann wichtig, Anerkennung auch schon für die Erfüllung kindgerechter Aufgaben und Ansprüche zu verleihen und zu vermitteln, dass sie sich der Liebe sicher sein können, unabhängig von ihren Schulnoten. Ein eingefleischtes Vervain-Kind wird sich aber erst nach langer Zeit davon überzeugen lassen. Es ist es einfach zu sehr gewohnt, unter Druck zu stehen und sich diesem zu beugen.

FEINSTOFFLICHE UNTERSTÜTZUNGEN

Edelsteine

- Mondstein (für den Wiederkontakt zur Gefühls- und Innenwelt)
- Hellblauer Chalcidon (zur Öffnung für Ruhe, Weite und Fließen)
- Bergkristall (anstelle von Rigidität für bescheidene und doch alles umfassende Klarheit)

Ätherische Öle

- Melisse
- Lavendel

BEWUSSTSEINSARBEIT

Körper- und Energiearbeit

- Massagen und Osteopathie
- Kampfsport, um zu lernen, seine Energien bewusst und effektiv und dabei aus einer meditativen, klaren Haltung heraus einzusetzen.

Malthemen

- Der disziplinierte Krieger
- Kampfsport
- Im Ausgleich zwischen Power/Schwert und Entspannung/Hingabe

Seelenreise

- Reise zu dem strengen, fordernden Persönlichkeitsanteil mit der Frage, warum er das macht, von wem er den Auftrag hat, an den er ihn wieder zurückgeben kann, falls es eine Außenperson ist, was er in Wirklichkeit möchte und wie die ersten Schritte dahin aussehen. Wie man ihm Anerkennung und Lob zollen kann, damit er zufriedener und ruhiger wird. Wie er sich Entspannungspausen vorstellt und wie man sie ins Leben einbauen könnte.

Meditationen

- Dynamische und Kundalini-Meditation, um überschüssige Power und Aggression abzuladen, für mehr Leichtigkeit. Beides sind intensive Körpermeditationen. Die CDs mit Beschreibung dazu sind im Buchhandel zu erhalten.
- Kampfsport im Sinne des Zen

Astrologische Zuordnungen

- Mars/Saturn
- Mars/Pluto

VINE

Weinrebe (Vitis vinifera)

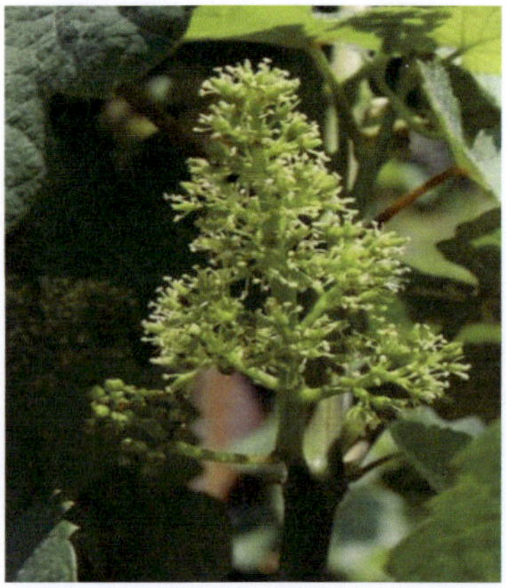

DIE PFLANZE

Die Weinrebe ist ein holziger, kletternder Strauch und wird 10 bis 20 m hoch. Ihr Wurzelstock ragt bis zu 20 m tief in die Erde und ist reich verästelt. Ihr holziger Stamm hat einen Umfang bis zu 1,5 m. Die rundlichen, herzförmigen Blätter sind 3- bis 5-lappig und haben einen Durchmesser von 5 - 15 cm. Die Oberseite der Blätter ist kahl, die Unterseite weißwollig bis filzig behaart. Die Blätter können sich in Ranken umwandeln, kriechen am Boden entlang und wachsen an anderen Pflanzen nach oben. Die duftenden Blüten sind in zusammengesetzten, dichten Rispen angeordnet. Die Kronblätter sind ca. 5 mm lang, gelbgrün und fallen früh ab. Ihre Blütezeit ist von Mai bis Juli. Ihre Früchte sind die Trauben in verschiedenen Farben und Geschmäckern. Die Kerne in ihnen sind die Samen.

Weinreben sind von ungeheurer Trieb- und Wachstumskraft und wahre Energiespender aufgrund des hohen Gehalts an Traubenzucker. Der Alkohol im vergorenen Saft, also Wein, zeigt seine bekannte Wirkung: er schaltet zunehmend die Kontrolle aus, stumpft die Empfindungsfähigkeit ab (man wird schmerzfrei) und regt parallel dazu den sexuellen Trieb an. Während die wilde Kraft bei Pflanzen normalerweise eher im Anfangsstadium ihrer Entwicklung zu erwarten ist, zeigt sie sich bei der Weinrebe in ihrer energiegeladenen, schweren Frucht. Die Blüten sind noch unauffällig nach oben gerichtet und symbolisieren die Fähigkeit, ein hohes Potenzial an Kraft in sich zu tragen und dabei in Kontakt mit geistigen Kräften zu stehen, die sie führen.

DIE BLÜTENESSENZ

Thema: Führungskraft und Dienstbarkeit
Lichtseite: Sehr hoher Energiepegel, Führungsqualitäten.
Schattenseite: Einsatz seiner Energie und Macht für seine egoistischen Ziele. Machtmissbrauch gegenüber anderen.
Vision und Lernaufgabe: In seiner Führungsposition in Kontakt mit seinem höheren Selbst, seiner inneren Stimme und Seele sein und daraus seine Entscheidungen treffen. Seine leitende Funktion als Dienst wahrnehmen und ausüben. Anderen helfen, zu ihrer eigenen Autorität zu werden.

Stier (Wein, Weib und Gesang, Sinnlichkeit) und Skorpion (Sexualität als Basis für Macht oder Wandlung. Sich unterstellen – entweder einer überpersönlichen Sache oder seinen egoistischen Zielen) gehen hier Hand in Hand. Wein, der vergorene Saft der Frucht weckt die untersten Triebe und Bedürfnisse, auch die ständige Gier nach mehr, während sich die Blüte noch in ihrer dienstbaren Unschuld und Hingabe nach oben orientiert.

Die Vine-Blütenessenz bewirkt, dass das hohe Kraftpotenzial, das im Traubenzucker als umgewandeltes Sonnenlicht konzentriert ist, nicht in den unteren Regionen allein hängen bleibt. Die Antennen werden nach oben ausgerichtet, zu einer höheren, weisen Führung hin, die uns anleitet, wie dieser hohe Energiepegel zum Wohl der Allgemeinheit zum Einsatz gebracht werden kann.

Im negativen Vine-Zustand sind wir kraftstrotzend wie die Weinreben und gehen ehrgeizig und mit unbrechbarer Selbstüberzeugung unseren Weg nach vorne und nach oben. Nichts und niemand kann uns aufhalten. Wir gehen über Leichen, haben jedes Gefühl für uns und andere verloren und sehen nur noch unser Ziel und die gewaltsame Umsetzung unserer Vorstellungen vor Augen.

Als Vine können wir brutal und sadistisch werden, wenn man sich unseren Plänen in den Weg stellt oder unseren Anordnungen nicht folgt. Wir können zum afrikanischen Willkür-Diktator werden, nur um unsere Macht auszuleben und immer wieder zu demonstrieren. Unser Platz ist ganz oben und von dort bestimmen wir über das Leben anderer. Das kann sich auch in Form einer dominanten

Ehefrau, eines tyrannischen Lebensgefährten und direkt oder subtil strafender Eltern, die das Rückgrat ihrer Kinder brechen, auswirken. Wir brauchen dazu nicht nach Afrika oder in die Politik. Es ist eine innere Haltung, sich selbst zum Alleinherrscher zu machen und diese Position mit eiserner Hand und eisernem Willen (Mars-Anteil) zu verteidigen und rigoros ohne Rücksicht auf Verluste durchzusetzen. Ohne Pardon uns selbst und anderen gegenüber.

Ursache kann die Unfähigkeit sein, mit seinem hohen Kraftpotenzial sinnvoll, also in einen höheren Sinn eingebettet, umzugehen. Ein anderer Grund stellt die Kompensation unterschwellig wirkender Ängste und Minderwertigkeitsgefühle dar. Vielleicht war ein Elternteil selbst im negativen Vine-Zustand, hat seine Kinder gezüchtigt, geschlagen oder subtil dominiert, und diese Kinder warten heute noch auf Anerkennung. Da sie diese um ihrer selbst willen nicht bekommen haben und auch nicht erwarten, meinen sie, es mindestens genauso tun zu müssen, um vielleicht ein ganz klein bisschen Respekt oder gar Zuwendung zu bekommen. Wenn Papa ein waschechter Vine-Typ ist, werden sie allerdings lange darauf warten können.

Im negativen Vine-Zustand haben wir jeden Kontakt zur Innenwelt und höheren geistigen Welt verloren oder er wurde nie hergestellt. Zur marsischen gewaltsamen Willenskraft kommt noch die Schmerzfreiheit und der Machtdrang Plutos dazu und die Strenge und Härte Saturns. Eine unglaubliche Mischung an Power und Destruktivität, wenn keine Verbindung zum Herzen, zu etwas, das größer ist als man selbst und in dem man sich geführt und geborgen fühlt, hergestellt wird. Ansonsten bleibt nur eine machtgierige Maschine, die rücksichtslos ihren Vorstellungen und ihrem maßlosen Ehrgeiz folgt. Im Privat- und/oder Berufsleben.

Die positiv gelebte Vine-Persönlichkeit zeichnet sich durch absolute Krisenfestigkeit aus. Sie regelt die schwierigsten, anstrengendsten und auch Angst einflößende Situationen mit Bravour. Hier zeigt sie sich als Führungskraft, auf die man sich verlassen kann und die bei ihrem Management die Belange aller Beteiligter im Blickfeld hat. Sie wächst über sich selbst hinaus, in ihrer Kraft und in ihrem Einsatz für die Gemeinschaft. Sie nutzt ihre besonderen Fähigkeiten nicht eigenwillig für ihre persönlichen Ziele, bei denen der Zweck die Mittel heiligt, sondern zum Wohl für die Sache, die Firma, die Familie, die Beziehung, die Hausgemeinschaft, den Stadtteil, die geistige Sippe, die Gesellschaft.

Sie braucht sich auch nicht mehr aufzublähen und mit bebenden Nüstern durch die Gänge zu stampfen, sondern gewinnt Respekt durch ihre natürliche Autorität. Ihre Macht setzt sie als Wirkkraft für das Ganze ein, für den größeren Plan, den sie mehr und mehr erkennt, für einen höheren Sinn, in den wir alle eingewoben sind.

Kinder und Jugendliche, die sich aggressiv und mit aller Gewalt durchsetzen möchten und viel Energie für Manipulationen und offene Machtkämpfe einsetzen, um ihren Willen zu bekommen, für die es selbstverständlich ist, andere zu bestimmen, können Vine sehr gut gebrauchen. Dadurch lernen sie, ihre Kraft für eine überpersönliche Sache und nicht nur für die Eigeninteressen zum Einsatz zu bringen.

FEINSTOFFLICHE UNTERSTÜTZUNGEN

Edelsteine

- Rubin, Rhodochrosit (Liebe)
- Blauer Saphir (Abstand, Inspiration, Weisheit)
- Amethyst (Öffnung nach oben)

Ätherische Öle

- Rose (Herz, Gefühle, Mitgefühl)
- Douglasfichte (geerdete Weichheit)
- Pfefferminz für Kühlung und Klarheit (aufs Stirnchakra, Vorsicht: nicht in die Augen bringen.)

BEWUSSTSEINSARBEIT

Körper- und Energiearbeit

- Arbeit mit dem Herz-, Stirn- und Kronenchakra
- Den krampfhaften Anteil konstruktiv in regelmäßiges Hatha-Yoga einbringen und damit transformieren

Malthemen

- Ich bin einer von euch. Gleicher unter gleichen.
- Selbstbild als gütige/r, weise/r Herrscher/in, im Dienst der Allgemeinheit oder einer höheren Aufgabe

Seelenreise

- Reise zur/m inneren Herrscher/in oder König/in, auf ihrem/seinen Thron. Wie sieht sie/er aus? Was braucht sie/er, um zu heilen und nicht länger wie wild um sich schlagen und alle und alles dominieren zu müssen? Was ist ihre/seine alte Wunde? Was braucht es zu ihrer Heilung?
  Ganz konkret im momentanen Leben. Sich diese Heilung vorstellen. – Dann anschließend oder in einer zweiten Reise: wenn sie/er in ihr/sein Herz geht, was möchte sie/er als Herrscher/in eigentlich wirklich einbringen und bewirken? Wenn sie/er ins Stirnchakra geht, was will sie/er dann mit ihrer/seiner großen Kraft vollbringen? Und zuletzt was kommt als Idee, wenn sie/er in ihr/sein Kronenchakra geht?

Meditationen

- Zazen (stille Zen-Meditation im Sitzen)
- Alle Formen des Yoga

Astrologische Zuordnungen

- Alle Pluto-Verbindungen und –Transite, besonders Pluto mit Mars und Pluto mit Saturn oder alle drei Planeten zusammen

WALNUT

Walnuss - (Juglans regia)

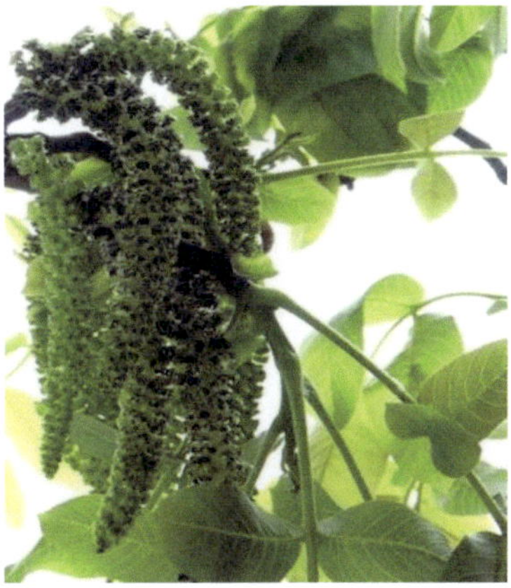

DIE PFLANZE

Die Walnuss ist ein Laubbaum mit geradem Stamm und rundlicher Krone. Die Rinde des Stamms ist dunkel und gefurcht, die der Äste glatt und weißgrau. Die Steinfrüchte sind umgeben von einem fleischigen, bitter-herben Fruchtfleisch, darunter folgt die harte, holzige Schale, die den Kern, den Samen umgibt. Es ist von daher ein langer Weg über Bitterkeit und dann Härte, bis man zur Frucht, zum Ziel vordringt. Nach Wolf-Dieter Storl spielt die Walnuss bei den wichtigsten Wandlungsphasen eine symbolische Rolle: Geburt, Pubertät, Eheschließung, lebensgefährliche Krankheit und Tod. Die Walnuss trägt die Signatur des Kopfes: die Fruchtschale außen entspricht der Kopfhaut, die harte Nussschale dem Schädelknochen und der Kern den beiden Gehirnhälften. Unser gewohntes, eingeprägtes Denken spielt eine große Rolle bei Veränderungen. Es muss als erstes durchbrochen werden, um auf mentaler Ebene die Bahn frei zu machen als Grundlage für neue Visionen, Verhaltens- und Reaktionsweisen.

DIE BLÜTENESSENZ

Thema: Übergang
Lichtseite: Mut zu neuen Ufern.
Schattenseite: Angst vor tiefgreifenden, irreversiblen Veränderungen.
Vision und Lernaufgabe: Sicherheiten, Gewohntes und Vertrautes hinter sich lassen und den Neubeginn wagen.

Walnut-Situationen verlangen alles ab und führen über Grenzen, die bisher in der Form noch nicht überschritten worden sind. Walnut unterstützt Übergänge in eine neue Lebensphase, neue berufliche Tätigkeit, eine neue Beziehung oder aus einer Beziehung heraus, beim Wechsel des Wohnorts usw.

Jeder Mensch befindet sich immer wieder in seinem Leben an einer solch wichtigen Schnittstelle, an der ihn die Angst vor der Ungewissheit des Neuen, vielleicht auch vor seiner eigenen Courage packt und er vor dem Nichts oder dem Unbekannten steht. Natürlich gibt es Menschen, die sehr veränderungsfreudig durchs Leben gehen, jeden Neuanfang willkommen heißen und deshalb seltener zu Walnut als Übergangshilfe greifen müssen.

Bei Menschen jedoch, die sehr sicherheitsorientiert sind oder sich stark auf Konventionen und das gewohnte Eingebundensein in ihrem Umfeld stützen, bedeuten grundlegende Veränderungen eine starke Belastung. Sie haben Angst, zu springen, ohne Netz und sicheren Boden, ohne genau zu wissen, was auf sie zukommt. Sie finden den Neubeginn nicht spannend und aufregend, sondern werden in ihren Grundfesten erschüttert und brauchen auf verschiedene Weise Unterstützung.

Veränderungsphasen machen unsicher, man "schwimmt", fühlt sich vielleicht auch hin und her geweht wie ein Blatt im Wind, da die neuen Wurzeln sich erst ausbilden und in die noch ungewohnte Erde einwachsen müssen. Es dauert, bis sich wieder ein neuer Stand im Leben, bis sich Standfestigkeit entwickelt hat. In dieser Übergangsphase hilft die Walnut-Blütenessenz, Mut und Risikobereitschaft zu entwickeln und unbeirrt nach vorne zu sehen und zu gehen.

Das berühmte Licht am Ende des Tunnels wird eine innere Gewissheit und damit ist es leichter, die alte Hülle, die lange gute Dienste geleistet hat, aber aus der man jetzt endgültig herausgewachsen ist, abzustreifen und hinter sich zu lassen. Walnut hilft, die Nuss zu knacken, die sich in unseren festen Vorstellungen und den bisherigen überkommenen Erwartungshaltungen gefestigt hat, um die Ernte, den Neubeginn und das daraus entstehende neue Leben einfahren zu können.

Kinder brauchen Walnut besonders bei der Zahnung, bei Schulanfang oder Schulwechsel, Ortswechsel, wenn ein neues Geschwisterchen geboren wird, wenn sie in die Pubertät kommen und falls sich ihre Eltern trennen sollten.

FEINSTOFFLICHE UNTERSTÜTZUNGEN

Edelsteine

- Zirkon für Visionen und neues Licht
- Rhodochrosit für die Herzenergie
- Achat für die Erdung
- Sonnenstein für das Selbstbewusstsein
- Feueropal für Kraft und Wille

Ätherische Öle

- Zeder und Zypresse zum Erden und Stabilisieren
- Cassia/Zimt zum inneren Erwärmen und Stärken

BEWUSSTSEINSARBEIT

Körper- und Energiearbeit

- Arbeit mit allen Chakren, um das gesamte feinstoffliche System mit Licht und Stärke zu füllen und sich zu stabilisieren.
- Gelber Pomander auf das Solarplexus-Chakra zur Stärkung der Identität und des Selbstbewusstseins

Malthemen

- Aufbruch zu neuen Ufern
- Licht am Ende des Tunnels
- Die Vision von meinem neuen Leben

Seelenreisen

- Sich auf dem Weg zu seinem neuen Leben sehen, dort ankommen und sich konkret darin handeln und agieren sehen. Was tut man, mit wem trifft man zusammen, wie sieht der Alltag aus, wie fühlt man sich dabei....

- Reise zum/r inneren Führer/in, die/der einem zur Seite steht in Zeiten des Übergangs. Dazu bewegt man sich auf einen Tempel zu, betritt ihn, geht durch bis ins innerste Heiligtum und trifft dort auf seine/n inneren Führer/in. Man stellt ihr/ihm noch ausstehende Fragen oder bittet sie/ihn allgemein um Rat, wie man mit der jetzigen Situation am besten umgeht. Wenn alles geklärt ist, gibt sie/er einem noch ihren/seinen Segen und entlässt einem gestärkt und zuversichtlich auf den neuen Weg. Danach wissen, dass man immer zu ihr/ihm zurückkehren kann und geschützt und geführt ist in allen Situationen des Lebens.

Meditationen

- Alle Arten
- Um Leere auszuhalten: Zen

Astrologische Zuordnungen

- Mars/Pluto
- Mars/Saturn
- Mars/Uranus
- Mars/Neptun

WATER VIOLET

Sumpfwasserfeder (Hottonia palustris)

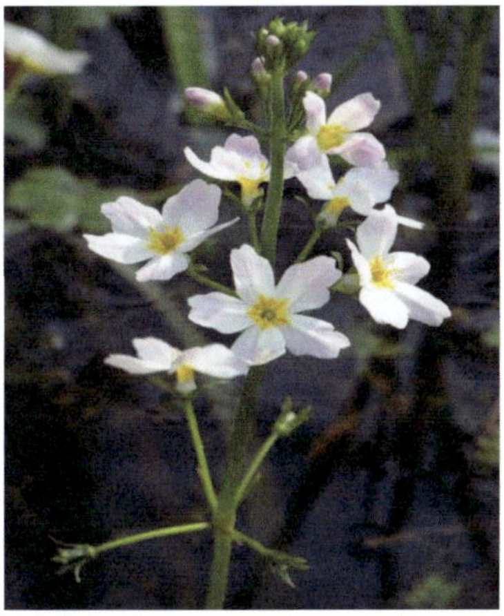

DIE PFLANZE

Water Violet ist eine Wasserpflanze und gehört zur Familie der Primelgewächse. Sie blüht im Mai und Juni und zieht ihren Blütenstängel nach der Blüte mit den darin reifenden Früchten unter die Wasseroberfläche zurück. Die Pflanze tritt fast schon vornehm und königlich aus dem Wasser von Teichen oder langsam fließenden Gewässern hervor. Ihre Blattrosetten, die sich weitgehend unter dem Wasser befinden, sind feinfasrig und zart. Es ist ein edles Gewächs, das im Wasser treibt oder sich im Schlamm verankert.

DIE BLÜTENESSENZ

Thema: Stolz
Lichtseite: Souveränität. In Demut seine Einzigartigkeit leben.
Schattenseite: Überlegenheitsgefühle, Abgehobenheit, Selbstisolation.
Vision und Lernaufgabe: Seine königliche Seite zur Vollendung bringen, seine Einmaligkeit entfalten und damit in die Gemeinschaft gehen, soziale Kontakte

knüpfen und wertschätzen. Von seiner Reserviertheit, seinem Stolz und seinem hohen Ross herunterkommen und sich einbringen.

Water Violet-geprägte Menschen sind anders als die anderen und wissen das auch. Sie sind sehr kompetent, selbstbewusst und in ihrem Leistungsvermögen und meist auch ihrer Persönlichkeitsentwicklung auf natürliche Weise überzeugend. Sie trumpfen nicht auf und brauchen das auch nicht. Ihre meist konstruktive Besonderheit wird auch so erkannt und geschätzt. Allerdings fällt der Erhabenheit, die diesem Zustand anhaftet, auch die Spontaneität und Emotionalität etwas zum Opfer. Water Violet-Menschen wollen nicht zu viel von sich zeigen, auch aus dem Bedürfnis heraus, alles selbst mit sich abzumachen. Sie bitten nicht um Hilfe und bekommen diese aufgrund ihrer Ausstrahlung auch nicht angeboten. Man geht davon aus, dass sie sehr gut ohne die anderen auskommen.

Das stimmt auch größtenteils. Wenn aber diese Persönlichkeit doch mal in Schwierigkeiten ist, fällt es ihr schwer, eine Brücke nach außen zu bauen und Unterstützung in ihr Leben einzuladen. Da sie so gut alleine zurechtkommt und ihre Angelegenheiten am liebsten und aus ihrer Sicht am besten alleine regelt, kommt es zu immer mehr Distanz zur Außenwelt und sie erscheint zunehmend reserviert und unnahbar. Es fällt schwer, ihr locker und natürlich zu begegnen. Daraus kann ein negativer Water Violet-Zustand entstehen, in dem man sich noch mehr zurückzieht, zurückhält und von seinen Mitmenschen abhebt. Während Souveränität und Selbstbewusstsein noch förderlich waren und meist auch vorherrschen, also der positive Zustand überwiegt, gerät der Water Violet-geprägte Mensch jetzt in Selbstisolation und ist damit auch nicht sehr glücklich. Er spürt, dass er feine Mauern um sich errichtet hat und kaum erreichbar ist. Er fühlt sich ausgeschlossen, abgetrennt, wohl wissend und spürend, dass es sein Verhalten und seine Ausstrahlung sind, die diese unsichtbare Mauer zur Außenwelt herstellen. Er weiß sich aber nicht zu helfen und findet keine Lösung, wie er diese Mauer durchbrechen und wieder auf gleiche Augenhöhe mit den anderen kommen soll.

Jetzt ist die Einnahme von Water Violet angezeigt. Sie hilft, die innere Starre zu lösen und den Menschen wieder empfänglich für innere und äußere Impulse zu machen. Er kann von seinem in diesem Gemengelage auch vorhandenen Stolz ablassen, von den Steifheit produzierenden Stelzen, mit denen er gerade durchs Leben stakst, herabsteigen und wohlig warmen Erdboden unter seinen Füßen spüren. Ein Boden, der alle Menschen gleich trägt, egal wer und wie sie sind. Das entspannt, lässt die angespannten Schultern in die ursprüngliche Position zurückfallen und löst auch die übrigen Verspannungen und Versteifungen auf allen Ebenen. Man wird in seiner Wahrnehmung und Befindlichkeit wieder das, was man schon immer war und was alle sind: ein ganz normaler Mensch, wenn auch mit sehr gut entwickelten Fähigkeiten und Kompetenzen.

Der Stolz und die Abgehobenheit entstehen bei Water Violet nicht als Kompensation von Mangelzuständen in seinem Wesen. Sie entstehen unmerklich und unbewusst durch die Tendenz, alles alleine regeln zu wollen, und dabei um seine besonderen Qualitäten zu wissen, die auch wirklich da sind.

Der Water Violet-geprägte Mensch gibt nicht an oder bläht sich auf. Das hat er nicht nötig. Er mischt sich auch nicht unnötig ins Leben anderer ein oder will sie dominieren. Er geht einfach seinen Weg mit bestimmten Schritten und läuft immer wieder Gefahr, dabei den Bodenkontakt zu verlieren und sich zu erhöhen.

Water Violet ist eine phantastische Blütenessenz, um zurück auf diesen Boden zu finden und in Demut mit seinen entwickelten Fähigkeiten sein Leben zu führen und andere Menschen gerne mit einzubeziehen. Dafür sind wir hier.

Kinder und Jugendliche mit einem hohen Grad an Eigenständigkeit, vielleicht auch besonderen Fähigkeiten, Begabungen und Kompetenzen, können ebenso in negative Water Violet-Zustände gelangen und nicht mehr wissen, wie sie wieder in Kontakt mit der „Masse", mit ihren Mitschülern und Freunden kommen sollen. Dann hilft auch hier Water Violet, um wieder auf den nährenden, realen und wärmenden Boden der Realität und Menschlichkeit zu gelangen.

FEINSTOFFLICHE UNTERSTÜTZUNGEN

Edelsteine

- Honigcalcit, Hessonit (innere Wärme)
- Rhodochrosit (Herzenswärme)
- Mondstein (Gefühl)
- Sugulith (soziale Öffnung und Weite)

Ätherische Öle

- Cassia
- Douglasfichte
- Elemi
- Rose

BEWUSSTSEINSARBEIT

Körper- und Energiearbeit

- Alles, was in Gruppen stattfindet.
- Arbeit mit den ersten vier Chakren
- Sich der Natur öffnen (zum Einstieg), nach draußen gehen, frische Luft

Malthemen

- Auf meinem Thron
- Die königlichen Gewänder abgelegt, als Gleicher unter Gleichen
- Bei meinem Dienst mit all meinen besonderen Fähigkeiten

Seelenreisen

- Reise zu seiner königlichen Sonnenkraft. Befinden? Aussehen? Sie bei der Hand nehmen, von ihrem Thron herunter führen hin zu dem Dienst, den Aufgaben, die gerade anstehen. Hin auch zu anderen Menschen, die einem am Herzen liegen. Hin zuletzt zu Menschen im Umfeld, die zwar nicht so nah sind, aber auch zum Lebenskontext dazu gehören. Zuletzt diese königliche Sonnenkraft in den Arm nehmen, halten, weich werden lassen (durch sich selbst und/oder andere Menschen).
- Reise zu den anderen Persönlichkeitsanteilen und sehen, was sie brauchen und berechtigt haben wollen.

Meditationen

- In der Gruppe
- Etwas, das man noch nicht so gut kann.
- Zen-Meditationen

Astrologische Zuordnungen

- Sonne/Saturn
- Sonne/Pluto

WHITE CHESTNUT

Weiße Kastanie (Aesculus hippocastanum)

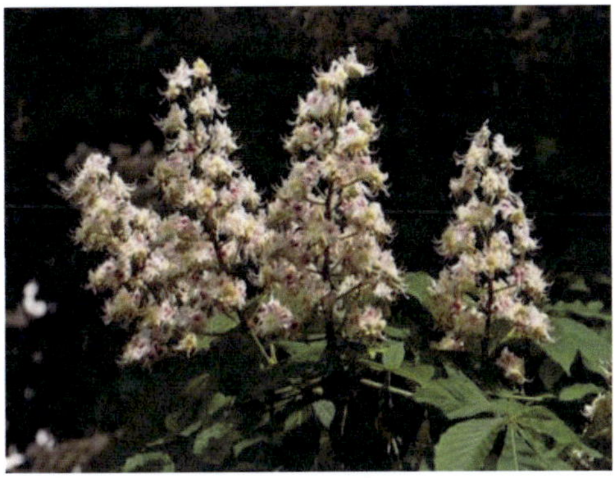

DIE PFLANZE

Bei White Chestnut handelt es sich um dieselbe Pflanze wie bei Chestnut Bud, dem Vorstadium, in dem die Blüte erst angelegt ist und sich noch im Unsichtbaren befindet.
Während bei Chestnut Bud die Blütenessenz aus den klebrigen Schuppen der Knospe mit der Kochmethode hergestellt wird, wird die White-Chestnut-Blütenessenz aus der Blüte der Pflanze, also auf dem Höhepunkt ihrer Entfaltung mit der Sonnenmethode gewonnen.

DIE BLÜTENESSENZ

Thema: Geistige Ruhe
Lichtseite: Geistige Ausgeglichenheit und Klarheit. Kreativer, bewusster Einsatz seiner starken geistigen Kräfte.
Schattenseite: Überaktiver Geist, Gedankenkarussell, mentale Dauerspannung, Kopflastigkeit.
Vision und Lernaufgabe: Disziplinieren seines dauerhaft angespannten, überladenen Geistes durch bewusstes Zulassen geistiger Stille, aus der heraus konstruktiv

mit seinem hohen mentalen Potenzial umgegangen werden kann.

Während der mangelnde Kontakt zu seiner inneren Stimme bei Cerato zu Unsicherheit, bei Scleranthus zu Sprunghaftigkeit und bei Chestnut Bud zu Wiederholungszwang seiner Fehler führt, und Hornbeam bei geistiger Erschöpfung aufgrund von Überforderung an Lernstoff oder als Folge von Routinetätigkeiten indiziert ist, brauchen wir White Chestnut bei überaktivem Geist und besonders wenn sich das Gedankenkarussell immer um dieselben Fragen und Erfahrungen dreht. Man ist im Geist wie eine CD, die hängen geblieben ist und immer wieder dasselbe Lied abspielt.

„Wie soll ich nur meinen Wunsch nach Gehaltserhöhung sinnvoll begründen? Wieso hat mein Partner das getan oder gesagt? Was hätte ich ihm alles antworten sollen, anstatt betreten da zu stehen? Wie bringe ich meiner Freundin nur bei, dass ich lieber alleine in Urlaub fahren möchte? Wie erkläre ich meinen Eltern, dass ich mein Studium abbrechen will? Wie bringe ich nur das Geld für den Schulausflug meiner Tochter zusammen? Wie konnte ich nur so patzig und verletzend in dieser Situation agieren und wie bekomme ich das wieder gerade gebogen? Usw., usw.

Wir alle kennen Lebensphasen mit diesen Dauerschleifen im Kopf, die uns den ganzen Tag und zum Teil auch noch nachts völlig vereinnahmen und in Beschlag nehmen. Wir haben uns wie ein Terrier festgebissen an einem Gedanken, einer Sorge, einer Angst. Dieses Verschmiedetsein ist nur möglich, weil hinter dem ständig wiederkehrenden Gedanken ein starkes Gefühl mitwirkt, sei es Wut, Groll, Liebe, Hass, Verlust- oder Existenzangst, Wunsch nach Anerkennung o.a., das das Gedankenkarussell nährt.

Eine weitere Ursache für den negativen White-Chestnut-Zustand ist eine zu undifferenzierte Offenheit für alle Gedankenimpulse, die auf uns einströmen. Es sieht in unserem Kopf aus wie in einem Blättersalat, der dringend sortiert und geordnet und vor allem ausgemüllt werden müsste. Die Frage ist, was man von dieser Überfülle hat? Bei der Kombination aus tiefem Gefühl und der dazugehörigen Gedankenschleife, die sich in jede Gehirnzelle eingefräst zu haben scheint, lässt man sich lieber von dieser terrorisieren und verrückt machen, als sich die Gefühle darunter anzusehen, sich ihnen zu stellen und bewusst damit auseinanderzusetzen. Seinem Partner trotz Angst vor seiner Reaktion und einer eventuellen Trennung einen Seitensprung zu beichten, ist oft eine größere Hürde, als sich tagein und tagaus gedanklich damit zu quälen, ob man es jetzt sagen soll oder nicht.

Bei der undifferenzierten Überfülle an Informationen und Wissen, dass einem fast schon der Kopf berstet, kann man sicher mit Leichtigkeit der jetzigen Realität und ihren Anforderungen sowie seiner Gefühls- und Körperebene aus dem Weg gehen. Lieber zu viel denken als zu viel fühlen.

Wie bei allen Extremen bleibt auch hier nur der Weg in die Mitte und die bewusste Nährung aller Ebenen. Damit wird die Fixierung auf den Geist von alleine relativiert und reduziert. Allerdings fällt diese Veränderung schwer und kostet große Überwindung. White Chestnut hilft dabei, die Gedankenlast loszulassen, tief durchzuatmen und sich für alle Bereiche des Lebens gleichermaßen zu öffnen. Die Blütenessenz unterstützt darin, mit Unterscheidungskraft Wissen und Informationen aufzunehmen, zu spüren, wann es an geistigen Impulsen und Input genug ist, und was wirklich weiterbringt und geistig nährt. White Chestnut kann die Haftung an ein und denselben Gedanken, der Besitz von unserem Geist genommen hat bzw. auf den wir uns eingeschossen haben, lösen und wieder Abstand und Ruhe einkehren lassen. Aus dieser Ruhe heraus können wir Entscheidungen treffen, statt über diese nur zu grübeln, sind wir wieder handlungsfähig und bewegen uns vorwärts.

Wichtig ist wie immer und oben schon ausgeführt, die Hintergründe aufzudecken und neue Aktions- oder Reaktionsweisen zu entwickeln. Es macht sicher auch Sinn, wenn man zum negativen White Chestnut-Zustand tendiert, sich individuell Maßnahmen und Methoden zu wählen, um regelmäßig wieder geerdet, sortiert und geistig leer zu sein, um seine Intuition wahrnehmen und sich an ihr ausrichten zu können. Dazu eignen sich Bewegung, Sport, Kreativität, Innere Kind-Arbeit, Meditation u.v.m.

Im positiven White Chestnut-Zustand haben wir Abstand zu unseren Gedanken und bleiben auch bei schwierigen Überlegungen Herr im Haus. Wir haben weiterhin viel geistiges Potenzial und Interesse an geistiger Fülle, aber wir unterscheiden dabei klar, was wirklich wichtig und weiterbringend ist und was nicht. Wir sind in der Lage, uns auch von schwerwiegenden Gedanken nicht überrollen zu lassen, sondern unsere Fragen klar zu formulieren und loszulassen. Die Antwort durch eine höhere Weisheit bzw. unsere Intuition werden wir meist dann erhalten, wenn wir gerade nicht daran denken oder damit rechnen. Darauf können wir uns fest verlassen.

Kinder und Jugendliche, die sehr unkonzentriert sind, weil ihr Geist überaktiv und überreizt ist, die durch die totale Beschäftigung mit einer Sache keinen Kontakt mehr zu den Erlebnissen des jetzigen Moments haben, die durch ihre Kopflastigkeit gar nicht mehr ansprechbar sind, können durch White Chestnut wieder geistige Ruhe und Abstand erlangen. Sie entwickeln Vertrauen in das Leben und ihre innere Stimme, die die gesuchte Lösung bringen wird.

FEINSTOFFLICHE UNTERSTÜTZUNGEN

Edelsteine

- Flourite (Durchbrechen von Fixierungen)
- Bergkristall (Klarheit)
- Brauner Achat (Erdung)
- Amethyst (geistige Ruhe und Weite, Spiritualität)
- Rhodonit, Rhodochrosit und Rosenquarz (Gefühle wahrnehmen und heilen)

Ätherische Öle

- Bergamotte (geistige Frische und Leichtigkeit)
- Pfefferminze (geistige Frische und Abkühlung)
- Cajeput (geistige Weite)
- Niauli (geistige Tiefe und Wachheit)

BEWUSSTSEINSARBEIT

Körper- und Energiearbeit

- Arbeit mit dem Stirn- und Kronenchakra, um Abstand, Intuition und Inspiration zu ermöglichen. Königsblauer und violetter Aura-Soma-Pomander.
- Arbeit mit den unteren zwei Chakren und dem Herzchakra, um die Fixierung auf den Geist zu relativieren und sein Wesen wieder umfassend wahrzunehmen.
- Kapalabhati-Reinigungsatmung:
  Eine Form der Yoga-Reinigungsatmung: Setzen Sie sich bequem hin, machen Sie zuerst zwei normale Atemzüge. Dann Einatmen, kurz und kräftig ausatmen und dabei den Bauch einziehen; Einatmen und dabei den Bauch entspannen, wieder Ausatmen und den Bauch einziehen. Machen Sie diese Atemübung insgesamt 21 Mal in gleichmäßigem Rhythmus und bei Betonung des Ausatmens. Dann atmen Sie noch einmal ein, atmen vollständig aus, atmen vollkommen ein und halten den Atem, solange wie möglich, an. Langsam ausatmen.

Wiederholen Sie diese Gesamt-Atemrunde noch zweimal.
Mit der Zeit können Sie die Zahl der 21 Atemzüge in einem Zyklus auf 60 steigern.

- Hatha-Yoga, um seine Intensität über die Körperebene zu kanalisieren und zu erleben, dass man nur weiterkommt, wenn man loslässt.
- Jede Form von Bewegung und anderer Körperarbeit, um auf den Boden und in seinen Körper zurückzukommen.

Malthemen

- Selbstbild: kleiner Körper, übermächtiger Kopf
- Im Gedankenkarussell
- Geistige Leere und Klarheit
- Offen für Intuition (lila) und Inspiration (königsblau)
- Gleichheit zwischen Kopf, Seele und Körper

Seelenreise/Visualisierungen

- Man konzentriert sich völlig auf seinen Körper ohne Kopf, der wie abgeschnitten ist.
- Man stellt sich vor, dass strahlend weißes Licht beim Einatmen durch die Scheitelmitte aufgenommen wird, sich beim Ausatmen im Schädel ausbreitet und die ganze Gedankenwelt reinigt und klärt.

Meditationen

- 30 Minuten in ungestörter Umgebung unzensiert und unkontrolliert die Worte und Laute auftauchen und sich artikulieren lassen, die gerade kommen. Geistige Entleerung und Loslassen.
- Zazen – Geistige Klärung und Leere. Zäsur
- Alle Körpermeditationen

Astrologische Zuordnungen

- Zwillinge-Merkur/Sonne, Zwillinge-Merkur/Mond, Zwillinge-Merkur/Zwillinge-Merkur, Zwillinge-Merkur/Waage-Venus, Zwillinge-Merkur/Mars
- Zwillinge-Merkur/Jupiter (bei zu viel Fülle)
- Zwillinge-Merkur/Saturn (bei Schuldgefühlen, Ängsten)

WILD OAT

Waldtrespe, Hafergras (Bromus ramosus)

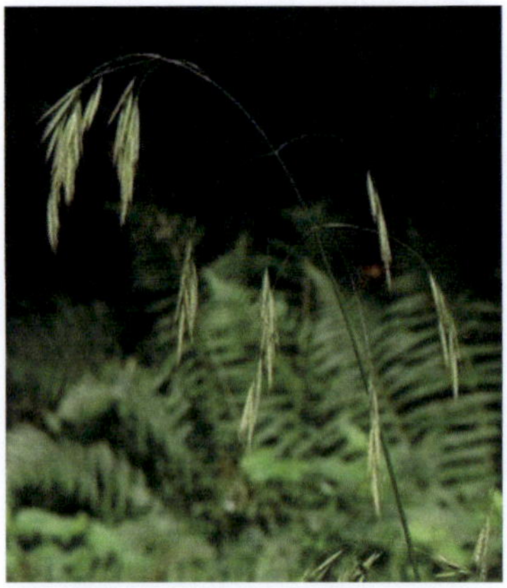

DIE PFLANZE

Die Waldtrespe gehört zu den Süßgräsern und ist mit dem Hafer verwandt (oat und bromus heißen übersetzt Hafer). Sie stellt aber die wilde, nicht kultivierte Form davon dar. Man kennt den Ausdruck „vom Hafer gestochen zu sein", was für Übermut steht. Gleichzeitig wirkt der verwandte Hafer (Avena sativa) beruhigend auf die Nerven, was Menschen im Wild Oat-Zustand sehr gut gebrauchen können, um wieder in die Ruhe und auf den Boden zu kommen.

DIE BLÜTENESSENZ

Thema: Lebensaufgabe
Lichtseite: Viele Ideen, Fähigkeiten und Begabungen. Multi-tasking-Spezialist.
Schattenseite: Zerrissenheit zwischen verschiedenen Möglichkeiten, Unzufriedenheit, „Bindungsängste" bzgl. seines beruflichen und sozialen Engagements.
Vision und Lernaufgabe: Seine diversen Potenziale erkennen, umsetzen und einer klaren inneren Führung unterstellen. Sich einlassen und dennoch seine Vielseitigkeit und Freiräume bewahren.

Menschen, die Wild Oat brauchen, wehren sich gegen konventionelle Lebensentwürfe und Zielsetzungen. Sie fühlen sich schnell eingesperrt und brauchen das Gefühl, sich frei innerhalb verschiedener Möglichkeiten bewegen zu können, z.B. in mehreren Berufe gleichzeitig, daneben noch dic nächste Ausbildung, zwischen zwei Wohnorten hin- und her pendelnd usw. Wenn sie sich festlegen, kommen sie sich alt und spießig vor und haben den Eindruck, dass ihre Besonderheit und Außergewöhnlichkeit unter die Räder kommen würde. Sie sind so vielseitig talentiert, dass sie ebenso viele Kanäle oder häufig wechselnde Umsetzungen brauchen, um ihrer reichen inneren Diversität gerecht werden zu können.

Dahinter stehen ausgeprägte Ängste und Aversionen, sich fest zu binden und auf eine Sache einzulassen, nicht unbedingt privat, sondern im beruflichen und gesellschaftlichen Leben. Man ist gerne als „Spring-ins-Feld“ unterwegs, was stark an die jedermann bekannten Zeiten aus der Pubertät erinnert. Da gehört es auch hin. Natürlich ist es fast schon ein Kreuz, mit so vielen Potenzialen und Fähigkeiten gesegnet zu sein. Es muss aber nicht bedeuten, dass keine Tiefe und Dauerhaftigkeit möglich ist. Die Aufgabe besteht in der bewussten Kombination. Diese wird irgendwann nötig, da der Wild-Oat-Getriebene im Grunde seines Herzens mit der Gesamtsituation, wie bunt und farbenprächtig sie auch sein mag, nicht wirklich zufrieden ist. Er findet keine echte Erfüllung, da der von der inneren Stimme und Intuition, also dem Anliegen seiner Seele geführte rote Faden fehlt.

Was ist die umfassende Intention in diesem Leben, wie sieht die wahre Berufung aus, was ist der Grundgedanke, das grundlegende Ziel, an dem sich die Entfaltung der ganzen Persönlichkeit ausrichtet? Diese ist nicht einschränkend, sondern führend. Sie kann sich durchaus ändern im Leben oder immer mehr verfeinert werden. Darüber braucht man sich allerdings wenig Gedanken machen. Die Antwort wird sich nicht intellektuell eruieren lassen, sondern uns als Eingebung, als spontane Klarheit erreichen, die aus tiefer Konzentration auf die gerade ausgeführte Tätigkeit, aus regelmäßiger Meditation oder einem entspannten Spaziergang auftaucht und das ganze Wesen durchdringt.

Verbindet der Wild Oat-Geprägte diese Offenheit für die höhere Führung, die immer da ist und nur geduldig auf Einlass wartet, mit seinem exzellenten, vielseitigen Repertoire kann er abwechslungsreich und dennoch erfüllt und zufrieden sein Leben gestalten und fühlt sich dabei getragen und im Einklang mit seiner Lebensaufgabe und dem ganzen Sein.

Es geht demnach nicht um eine Beschneidung seines Freiheitsdrangs, sondern um das Entfalten seiner Besonderheit im Zuge eines tiefen, seelischen Anliegens.

Neben dem oft sehr langen Wild Oat-Zustand eines dafür typischen Menschen sind wir alle in bestimmten Phasen unseres Lebens kurzfristig in dieser Verfassung. Das ist innerhalb von Veränderungsphasen, in denen wir zuerst vor dem Nichts stehen und sich diverse Möglichkeiten auftun, wie es nun weiter gehen könnte. Dann sind wir übergangsweise in diesem Zustand der Zerrissenheit („es ist alles so schön bunt hier."), bis wir eine klare Entscheidung fällen können, wie es weitergeht. Dann geht es auf diesem neu gewählten Weg voran und die Unentschiedenheit ist zu Ende.

Im positiven Wild Oat-Zustand genießen wir unsere vielen Potenziale und haben unter der Führung unseres höheren Selbst, das wir letztendlich auch sind, klare Wege für ihre Umsetzung gefunden, auf denen noch genügend Luft zum Atmen und für Spontaneität ist. Das ist notwendig, sonst kommt es zu plötzlichen Brüchen und vor allem Ausbrüchen, da die Spannung nicht mehr erträglich und als einzige Lösung nur noch ein radikaler Schnitt möglich ist. Einen Teil unserer Qualitäten lassen wir in unser Berufsleben einfließen, andere Seiten werden als Hobbys verwirklicht, andere leben wir in der Phantasie aus, über andere schreiben wir ein Buch oder ein noch anderer wird ab und zu in einer ehrenamtlichen Tätigkeit umgesetzt. Die Überschrift zu dieser Gesamtheit sieht bei jedem anders aus.

Bei Kindern und Jugendlichen ist Wild Oat bis zu einem gewissen Grad noch relativ normal. Die Blütenessenz ist indiziert, wenn sich bei Jugendlichen schon abzeichnet, dass sie sich grundsätzlich nicht länger und tiefer auf eine Sache einlassen wollen und das Bedürfnis haben, endlich zu wissen, wohin die Reise gehen soll.

FEINSTOFFLICHE UNTERSTÜTZUNGEN

Edelsteine

- Sodalith (Klärung, Konzentration)
- Bergkristall (Klarheit)
- Amethyst (Öffnung nach oben)

Ätherische Öle

- Zeder, Zypresse (Erdung)
- Douglasfichte, Elemi (Erdung mit Weichheit, Sanftheit und Wärme)
- Rose (falls Kontakt zum Herzen notwendig)
- Weihrauch und Myrrhe (Öffnung nach oben)

BEWUSSTSEINSARBEIT

Körper- und Energiearbeit

- Erdungsübungen, z.B. entspanntes Stehen, Füße schulterbreit auseinander, Knie gebeugt.
- Abstand herstellen, Öffnung für Inspiration: Arbeit mit dem Stirnchakra, königsblauer Aura Soma-Pomander
- Öffnung für die innere Stimme/das höhere Selbst: Arbeit mit dem Kronenchakra, violetter Aura Soma-Pomander

Malthemen

- Im Überschwang seiner vielfältigen Ideen und Fähigkeiten
- In beseelendem Kontakt mit seiner inneren/höheren Führung
- Leben in all seiner Buntheit und Diversität, im Dienst seiner Lebensaufgabe und Berufung

Seelenreise

- Reise zu seinem/r geistigen Führer/in. Das Umfeld (Tempel o.a.) und seine/ihre Person auf sich wirken lassen. Kontakt aufnehmen und entweder Fragen stellen oder einfach zuhören, was er/sie zu sagen hat.

Meditationen

- Das Quirlige, Zappelige zur Meditation machen: Kundalini-Meditation
- Zazen: Klärung, Erdung, Konzentration
- Kyudo: Zen-Bogenschießen

Astrologische Zuordnungen

- Uranus mit Sonne, Mond, Merkur, Venus und/oder Mars

WILD ROSE

Heckenrose (Rosa canina)

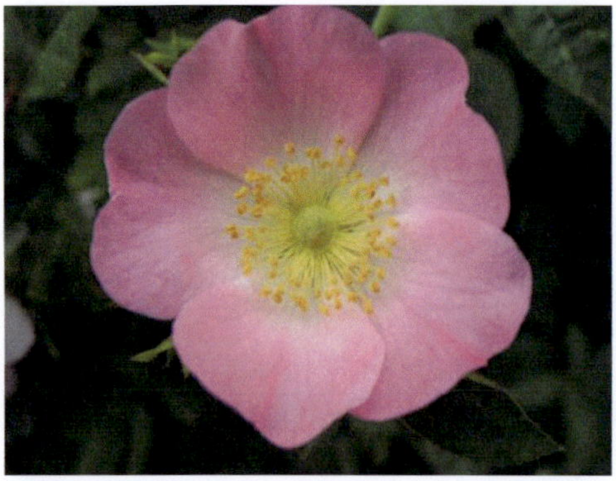

DIE PFLANZE

Die Heckenrose ist tief mit ihren Wurzeln mit der Erde verbunden, was ihr die Kraft gibt, Widrigkeiten wie Frost erfolgreich zu überstehen und immer wieder neue Triebe zu entwickeln. Gleichzeitig bringt sie diese wunderschönen Blüten hervor und bildet die Vitamin-C-reichen, roten Hagebutten als Samen aus. Die zartrosa Blüten rühren das Herz (Waage-Venus), Dornen und rote Früchte symbolisieren Mars, so dass beides, die Liebe und der kraftvolle Antrieb in ihr vereint sind – Energien, die man im blockierten Wild-Rose-Zustand dringend braucht.

DIE BLÜTENESSENZ

Thema: Lebensmut und Lebensfreude
Lichtseite: Sich ein angenehmes Leben zugestehen und es auch annehmen. Hingabe an das Leben mit allem, was dazugehört.
Schattenseite: Selbstaufgabe, Passivität, Apathie, dumpfe Gleichgültigkeit.
Vision und Lernaufgabe: In seiner Kraft und Vitalität sein und das Interesse an der Vielgestaltigkeit des Lebens auch in dunklen Lebensphasen bewahren oder immer wieder herstellen können. Hier und jetzt leben.

Im negativen Wild Rose-Zustand liegt man energetisch vollkommen darnieder. Es ist fast kein Hauch an Leben oder gar Lebendigkeit mehr zu spüren. Man hat sich vollkommen dem Schicksal ergeben. Kaum ein Funke an Vitalität ist geblieben und man kann auch durch äußere Einflüsse an Lebendigkeit, Motivation und Anreizen nicht mehr berührt oder bewegt werden. Alles ist dumpf und leer. Wild Rose ist der tiefste Zustand an Depression und Apathie, der auf einer negativen Grund- und Erwartungshaltung dem Leben gegenüber beruht und meist chronisch ist. Er bedarf neben der Blüteneinnahme einer psychotherapeutischen Intervention und hat oft systemische Hintergründe. D.h. auch nahe Verwandte kennen diese Verfassung, die bis zur Suizidalität führen könnte, wäre da nicht die innere Lähmung, die oft verhindert, dass es tatsächlich zur Selbsttötung kommt. Denn auch dazu fehlt dann meist die Kraft.

Wild Rose ist tief innen tot. Man hat sich vom Leben und seinem Freud und Leid vollkommen zurückgezogen. Bei Menschen mit einem ursprünglich sehr hohen Energiepegel, die in diese negative Haltung kommen, in der man jede Selbstverantwortung und jede Möglichkeit, sein Leben mitzugestalten, aufgegeben hat, können vielleicht noch funktionieren und erscheinen auf den ersten Blick geschäftstüchtig. Dann wundert man sich, warum sie „plötzlich" zusammenbrechen, sich vor einen Zug werfen oder anders von eigener Hand aus dem Leben scheiden. Es gab dafür aus äußerer Sicht doch scheinbar gar keinen Grund.

Je tiefer eine Persönlichkeit energetisch sinken kann, umso höher kann sie potenziell auch hinaus. Diese Amplitude ist bei Wild Rose sehr weit und auch wenn das innere Licht erloschen ist, zeigt dieser Mensch im Gegensatz zu Gentian und Gorse manchmal noch verzweifelt Leistung. Er lebt im Spagat zwischen tiefster Hölle, die zu seelischer Dumpfheit und Regungslosigkeit führt, und Leistung, die dennoch abgerufen und abgespult werden kann.

Lebt man den negativen Wild Rose-Zustand in dumpfer Apathie, was von jedem sofort erkannt werden kann und für das Umfeld sehr Energie raubend ist, ist die Behandlung einfacher. Dieser Mensch braucht Impulse auf allen Ebenen, mentale Reinigung und Öffnung für positive Visionen und körperliche Vitalisierung.

Wird der Zustand jedoch in der Spagat-Version zwischen tiefster Depression innen und ungebrochener Leistung außen gelebt, ist es für Außenstehende schwierig, diese Flucht in die Aktivität und das Verbergen des Zustands vor anderen und vielleicht sogar vor sich selbst, zu erkennen und Hilfe zu leisten. Der Betroffene könnte diese ohnehin zurückweisen, da er seine Schwäche nicht eingestehen, sich nicht entblößen und das Gesicht wahren möchte. Diesen Zustand zu knacken, kann Wild Rose einleiten, die in diesem Fall langfristig gegeben (und eingenommen!) werden muss, immer möglichst in Verbindung mit einer zusätzlichen Psychotherapie. Diese Menschen können immer wieder selbstmordgefährdet sein und brauchen professionelle Begleitung und Krisenintervention.

Hintergrund des Wild Rose-Zustands können dauerhafte negative Erfahrungen oder schwere, chronische Erkrankungen sein. Bei der Tiefe dieses Befindens kann auch von systemischen oder karmischen Ursachen ausgegangen werden. Die systemische Bindung an lebende Verwandte und/oder verstorbene Ahnen, bei denen dieser Zustand vorlag oder gar Selbstmordversuche oder Selbstmorde begangen wurden, muss gelöst werden, um wirkliche Heilung möglich zu machen.

Im positiven Wild Rose-Zustand hat man eine individuelle Möglichkeit gefunden, immer mehr im Moment zu sein und dessen Reichtum zu erkennen und anzunehmen. Man ist ehrlich zu sich, wenn die Beziehung, der Job, die Freunde, Wohnung, Wohnort o.a. nicht mehr der eigenen Persönlichkeit entsprechen und eine Veränderung anliegt, und nimmt sie auch in Angriff. Man gibt sich dem Fluss des Lebens hin mit allen Hochs und Tiefs und hat die Fixierung auf das Negative, die starke negative Erwartungshaltung, das negative Weltbild hinter sich gelassen. Man hat sich für das Leben entschieden mit allem, was dazu gehört, und ist zuversichtlich und motiviert, mit allem Unbill fertig zu werden.

Wie bei allen Jupiter-Blüten (Schütze) geht es darum, den Zusammenhang zwischen Weltbild und darauf folgende Erfahrungen, zwischen positiver und negativer Erwartungshaltung und was daraus erwächst, zu erkennen. Jupiter schenkt in Hülle und Fülle und erwartet dasselbe auch für sich. Je mehr wir diese Energie einladen und annehmen, umso mehr Raum kann sie in unserem Leben einnehmen. Jupiter hat auch Gegenspieler wie Saturn (Steinbock): Diese Kombination kann zum Sisyphos-Thema führen (Stein raufrollen, kaum fast oben, rollt er wieder zurück und er muss wieder von vorne anfangen, ihn nach oben zu rollen – Dauerfrustration). Die Jupiter/Saturn-Kombination kann aber auch mit Hilfe der saturnischen Eigenschaften Ausdauer, Disziplin, Reife, Durchhaltevermögen und Realitätssinn zu dauerhaftem Erfolg und Zufriedenheit führen.

Wild Rose ist selten ein Kindermittel, es sei denn sie sind chronisch krank. Es kann manchmal bei Jugendlichen notwendig sein, wenn sie sich bei zu viel Leistungsdruck und häufigem Versagen, womöglich gekoppelt mit Abwertungen und Ablehnung durch wichtige Bezugspersonen, aufgegeben haben.

FEINSTOFFLICHE UNTERSTÜTZUNGEN

Edelsteine
- Blauer Saphir
- Lapislazuli
- Feueropal
- Mondstein
- Für den Durchbruch ins Licht: Flourite

Ätherische Öle
- Niauli (geistig reinigend)
- Bergamotte (erhellend, Leichtigkeit)
- Orange (positive Stimmung)
- Rose (wieder sein Herz spüren)
- Pfefferminze auf die Stirnmitte für das Stirnchakra (Vorsicht nicht in die Augen bringen!)

BEWUSSTSEINSARBEIT

Körper- und Energiearbeit
- Biologische, vitale Ernährung
- Aufenthalt und regelmäßige Bewegung in der Natur
- Sanfte Massagen geben lassen
- Mit Düften und Farben arbeiten
- Seinen Alltag, seine Routinen bewusst durchbrechen, auch und gerade in Kleinigkeiten
- Spontane Handlungen zulassen
- Heilende Laute zur Reinigung und zum Wiederauffüllen mit Energie
- Regelmäßige Körper- und Atemübungen
- Arbeit mit allen Chakren zur Reinigung, Öffnung und Energetisierung

Malthemen
- Vom Dunkel ins Licht
- Wiederauferstehung
- Liebe und Lust

Seelenreise

- In diesem Zustand eignen sich erst mal keine inneren Reisen.
- Wenn es einem besser geht, man aber grundsätzlich zu Wild Rose tendiert: Visionsreise: Wie stelle ich mir ein schönes Leben, in dem ich beschenkt werde und diese Geschenke auch annehme, vor und wie sehen die ersten Schritte dorthin aus?

Tagebuch führen mit all den schönen Dingen an sich selbst, im derzeitigen Leben, im heutigen Tag, im Moment.

Meditationen

- Alle Atem- und Körpermeditationen
- Kyudo Bogenschießen
- Wenn es einem besser geht: Zazen

Astrologische Zuordnungen

- Jupiter/Saturn, Zwillinge-Merkur/Saturn (Härte, Kargheit, Strenge, übermenschliche Ansprüche, daraus folgend: Frustration, Depression, Resignation, stille Verzweiflung im Glauben und Denken)
- Jupiter/Pluto, Zwillinge-Merkur/Pluto (selbstzerstörerisches Glauben und Denken)

WILLOW

Gelbe Weide (Salix vitellina)

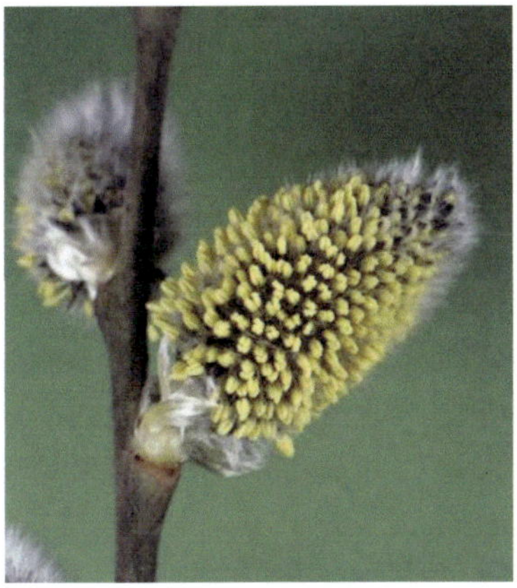

DIE PFLANZE

Die Weide ist ein schnell wachsender Baum, der bis zu 25 m hoch wird. Er hat einen grob gefurchten Stamm mit elastischen, biegsamen Ästen, die in jungen Jahren gelb gefärbt sind. Weiden findet man bevorzugt in feuchten Regionen, an Seen, Bachufern, Wasserläufen und im Morast. Die Blätter sind länglich, spitz zulaufend und behaart. Weiden sind zweihäusig: Die männlichen und weiblichen Blüten wachsen auf verschiedenen Bäumen. Die Bestäubung findet durch Insekten statt. Die silbrigen Weidenkätzchen sind die männlichen Blüten, die hellgrünen, länglichen Blüten sind weiblich. Die Blütezeit ist im März und April.

Einerseits verfügt die Weide über sehr viel Lebenskraft, was sich im schnellen Wachstum zeigt, und anderseits fault sie auch schnell innerlich ab und es bilden sich hohle Stämme aus. Durch ihre große Verbindung zum Wasser hat sie astrologisch einen Bezug zum Mond und zu Pluto: Werden und Vergehen. Laut Wolf-Dieter Storl ist sie ein Hexenbaum. Sie holt sich machtvolle Energie aus dem wässrigen Urgrund, auf dem sie wurzelt, und zieht gleichzeitig die Energie des Feuers von oben in sich ein, was sich in dem schlagartigen Blütenwachstum zu Beginn der Frühlingszeit niederschlägt. Die Weide wird mit Tod und Trauer in Verbindung gebracht und ist auch mythologisch der dunklen Seite des Weiblichen zugeordnet, der Düsternis der allverschlingenden Mutter. Weidenblätter stehen für Einsamkeit und schmerzhafte Erfahrungen in der Liebe.

DIE BLÜTENESSENZ

Thema: Erwachen aus dem Opferdasein und erwachsen werden
Lichtseite: Sich durch Selbstverantwortung und positive Erwartungshaltung aus schwierigen Situationen heraushelfen können.
Schattenseite: Sich als Opfer des bösen Schicksals betrachten, tiefen Groll hegen und verbittert sein.
Vision und Lernaufgabe: Sich von seiner negativen Grundhaltung verabschieden und den Gefühlen dazu reinigen. Den Zusammenhang zwischen seinen Gedanken, seiner Brille, durch die man das Leben wahrnimmt, und dem, was man dadurch magnetisch anzieht, erkennen.

Willow ist eine tief innen düster vor sich hin gärende Energie, die immer destruktiver wirkt, je länger man sich ihr hingibt und verschreibt. Düster für sich selbst und durch sein entsprechendes Verhalten für das Umfeld.

Nichts ist gut genug und nichts ist überhaupt genug, wenn es im negativen Willow-Zustand auf uns zukommt. Wenn etwas Lichtes, Freudvolles aufblitzt und sich zeigt, ist es wohl das Mindeste, was man erwarten kann, bei all dem Unbill und der dauernden Qual durch das Schicksal, dem man ausgeliefert ist. Sicher gibt es bei jedem einmal dunkle Stunden, mit denen man hadert und deren tieferen Sinn sich einem trotz größter, angestrengter Suche einfach nicht offenbaren will. Jeder kennt das und wenn wir die Kurve wieder bekommen und unsere Brillengläser reinigen, bevor sich das Dunkle festsetzt, sind wir aus diesem vorübergehenden Willow-Zustand auch bald wieder heraus.

Anders sieht es aus, wenn wir über lange Zeit das Leben nur noch als schlecht und ungerecht wahrnehmen und fest davon überzeugt sind, dass es das Schicksal gerade mit uns dauerhaft und immer wieder besonders schlecht meint. Wir sind das Opfer und die anderen sind die schuld. Hintergrund dafür sind oft unverarbeitete Schicksalsschläge, die uns wirklich sehr hart getroffen haben und die sich tief in unser Energiesystem einzementieren konnten, weil wir zum Zeitpunkt des Ereignisses nicht in der Lage waren, uns damit zu konfrontieren und es auszuhalten. Es war unerträglich. Also schleppen wir es unbewusst und unverarbeitet mit uns herum und erwarten ängstlich und fast schon überzeugt den nächsten Schicksalsschlag. Durch diese Erwartungshaltung folgt er auch auf den Fuß. Und wir haben wieder die Bestätigung. Wir haben es ja gleich gesagt und ohnehin schon immer gewusst, dass es nur übel enden kann.

Im negativen Willow-Zustand herrscht keine Angst vor Misserfolg oder Schmerz, sondern man ist sich dessen sicher. Es ist gewiss, dass das Leben hart, schwer und bösartig ist und entsprechend mit einem umspringt. Damit bleibt dem Leben auch gar nichts anderes übrig, als dies auch zu tun. Es ist ein sehr tiefer, verschlackender, vergiftender Zustand. Wenn dann Hilfe von außen kommt, ist das selbstverständlich und es werden noch Hintergedanken unterstellt: Wenn die Sonne scheinen sollte, dann sicher nur, um uns einen Sonnenbrand zu bescheren oder lästiges Blumen gießen notwendig zu machen. Wenn wir etwas geschenkt bekommen, dann ist das ebenfalls lästig, denn wir wissen nicht wohin, da die Wohnung ohnehin schon voll mit allem möglichen Kram ist. Freundliche Worte sind sicher nur vorgespielt und dahinter steckt in „Wirklichkeit" der Wunsch, etwas vom Erbe abzubekommen. Im Willow-Zustand sind wir auch nachtragend, bewahren Kränkungen und Verletzungen jahrelang in unserem Herzen, das dadurch immer mehr verhärtet. Wir verstehen es, deswegen immer wieder schlechte Stimmung zu verbreiten oder unsere Rachegefühle subtil auszuleben. Warum soll es den anderen denn besser gehen, vor allem nach dem, was sie uns vor Jahren angetan haben. Wir vergiften uns nicht nur selbst, sondern vergiften schon allein durch unsere Ausstrahlung die ganze Umgebung. Wir sind verbittert, chronisch verzweifelt und tief frustriert und ziehen immer weiter Frustrationen an.

Willow hilft uns, diesen Teufelskreis zu erkennen und zu durchbrechen. Wir beginnen, auch das Angenehme und Lichte, das schon immer da war, wahrzunehmen. Unsere Brille wird langsam gereinigt und das Leben verliert seinen dunkelgrauen Schleier, der nur vor unseren Augen war und nicht in der Realität, den wir aber lange zu unserer Realität gemacht haben. Wir atmen wieder tiefer durch, lassen uns von Leben durchströmen, zu dem alles gehört, also auch das Schöne. Wir öffnen die Augen für die Zuwendung und die Liebe, die bisher nicht zu uns durchdringen konnte, da sie unsere Lebensphilosophie durchkreuzt hätte. Der seelische Heilungsprozess hat viel mit Reinigung zu tun, mit der Bereitschaft, die Verantwortung für unser Denken, unsere Erwartungshaltung und die Konsequenzen daraus zu übernehmen. Er macht uns aber auch offen, um das zu lernen, was uns die ganze Zeit unmöglich war: anzunehmen. Wenn uns das bewusst wird, wenn wir plötzlich erkennen, was wir an Gutem und gut Gemeintem alles unwirsch und ignorant zur Seite geschoben haben, damit unsere dunklen geistigen Kreise nicht gestört werden, schämen wir uns schon fast oder es tut uns zumindest leid, für uns und gegenüber den anderen. Das weicht weiter die Härte auf und hilft, die dunklen Schwaden an Denkmustern und Gefühlen auszuschwemmen und Platz für die helle, lichte Seite des Lebens zu schaffen.

Im positiven Willow-Zustand erkennen wir die Möglichkeit, unser Leben durch positive Erwartungshaltung mitzugestalten und uns nicht länger nur als Opfer, als Spielball der Ereignisse zu sehen. Meist gilt es davor, die Urwunde noch einmal zu fühlen und heilsam zu verabschieden, die Auslöser dafür war, sich als hilfloses Opfer wahrzunehmen. Vielleicht spielen auch systemische oder karmische Hintergründe eine Rolle. Dann können wir es zu den Menschen und in die Zeiten zurückgeben, wo es hingehört. Es war, wie es war, und es ist jetzt zu Ende. Wir dürfen neu anfangen.

Auch Kinder und Jugendliche können Willow brauchen, wenn sie von frustrierenden oder sehr verletzenden Ereignissen so eingenommen werden, dass sie alleine nicht mehr herausfinden und nur noch darauf warten, dass ihnen etwas passiert, das schon wieder gemein und ungerecht ist, wenn man merkt, dass sie anfangen, stille Rachegefühle zu entwickeln und subtil auszuleben. Im Gegensatz zu Holly, wo man sehr direkt seine negativen Gefühle zum Ausdruck bringt, fast schon davon überschäumt, gären und schwelen die dunklen Gefühle bei Willow und zeigen sich eher verdeckt, dafür aber dauerhaft.

FEINSTOFFLICHE UNTERSTÜTZUNGEN

Edelsteine

- Feueropal
- Karneol
- Herzsteine (Rhodonit, Rhodochrosit, Rubin, Rosenquarz, Jade)
- Bergkristall zur Klärung und Reinigung

Ätherische Öle

- Rose (Herz, Gefühle)
- Zitrusdüfte für Heiterkeit und Leichtigkeit
- Myrrhe für die Verbindung nach oben

BEWUSSTSEINSARBEIT

Körper- und Energiearbeit

- Fasten
- Heilende Laute nach Mantak Chia, mindestens 1 Mal täglich.
- Leberpflege zum Entgiften auf allen Ebenen (Wärme, Wickel, Chelidonium oder Carduus marianus C6 3 mal täglich kurmäßig 3 Wochen, bitte in Absprache mit einem Homöopathen) und Nierenpflege zum Ausscheiden
- Bioenergetik
- Arbeit mit allen Chakren
- Weißer Aura-Soma-Pomander zur allgemeinen Reinigung
- Dann smaragdgrüner und rosa Pomander zur Herzöffnung

Malthemen

- Freies Malen, damit die Seele sich wieder ausdrücken darf in alle Richtungen. (Reinigung und Selbstwahrnehmung).
- Spontanes Selbstbild, dem dann das spirituelle Herz in der Brustmitte zugefügt wird, in Rosarot. Und dann weitermalen, was sich Neues zeigen will und verändert.

Seelenreise

- Diese Seelenreise am besten in Absprache oder Begleitung mit einem Therapeuten durchführen:
  Kontakt mit seiner/m inneren Heiler/in aufnehmen und mit ihr/ihm zusammen: Reise zu dem auslösenden Ereignis für all die Frustration und Verbitterung. Womit hat es angefangen? Die/der innere Heiler/in tun lassen, was gebraucht wird, was getan werden muss. Es ist jetzt jemand da, in dieser Situation, und es wird auch in der Zukunft diese/r innere Heiler/in immer da sein, zum Schutz, zur Inspiration, wenn es wieder zu einer so schwierigen, schwer zu verarbeitenden, beschämenden, verletzenden, traurigen, wütend machenden, entwürdigenden (oder wie auch immer) Situation kommen mag. Es ist immer jemand da. Und das frühere Ereignis hat sein dürfen und es ist jetzt zu Ende. Es geht weiter nach vorne.
  Vielleicht wollen Sie auch an die beteiligten Personen sagen: Es war schlimm für mich und ich lasse es bei Dir/Euch. Es ist für mich jetzt zu Ende."

Meditationen

- Dynamische Meditation zum Ausagieren seiner negativen Gefühle
- Zazen (Zen-Meditation)

Nützlich ist das Führen eines Tagebuchs, in das täglich alles notiert wird, was an Positivem passiert, was schön an diesem Tag war.

Astrologische Zuordnungen

- Alle Pluto-Verbindungen und –Transite, besonders Pluto mit Mond und mit Saturn

RESCUE REMEDY – Notfall-Blütenmischung von Dr. Bach

Diese bekannte Mischung besteht aus den Blüten Cherry Plum (hohe innere Spannung; Angst, die Kontrolle zu verlieren), Clematis (geistige und bei Schock auch seelische Abwesenheit; neben sich stehen), Impatiens (Unruhe, Ungeduld), Rock Rose (Schock, akute Angst- und Panikzustände) und Star of Bethlehem (Schockzustände mit der Tendenz, zu dissoziieren).

Sie wird bei Schockzuständen und Traumata eingesetzt. Bei extremem Schock können 4 Tropfen pur, also unverdünnt aus der Stockbottle unter die Zunge geträufelt werden (ein paar Minuten im Mund behalten, bevor man sie schluckt). Ansonsten 4 Tropfen auf ein halbes Glas Wasser und aus dieser Mischung in kurzen Abständen von wenigen Minuten 1 Schluck zu sich nehmen und etwas im Mund belassen, bevor es geschluckt wird. Beim Gefühl der langsamen Beruhigung die Abstände bis zur nächsten Einnahme entsprechend verlängern.

Rescue Remedy kann auch vorbeugend eingenommen werden, wenn eine Situation mit großer Anspannung und Angst, wie eine Prüfung, ein Vorstellungsgespräch, eine Untersuchung oder ein Arzt- oder Zahnarztbesuch unmittelbar bevorsteht. Auch vor körperlich traumatischen Zuständen, zu denen jede Form von Operation, aber auch z.B. eine Mammographie gehören, ist es sinnvoll, schluckweise die verdünnte Lösung der Notfalltropfen einzunehmen.

Außer den Tropfen gibt es die Mischung auch als Globuli (Milchzuckerkügelchen), was sich besonders für Kinder und Tiere eignet (Anwendung: 3 Globuli zwischen Wange und Unterkiefer legen), als Spray (Anwendung: 2 Spraystöße unter die Zunge oder z.B. auf das Handgelenk oder auf die Brustmitte) und als Bonbons.

Die Notfallmischung ergänzt mit Crab Apple (Reinlichkeitswahn) ist auch als Creme erhältlich. Sie ist unterstützend anwendbar bei Verletzungen, Prellungen, Quetschungen, Zerrungen, Verstauchungen, Akne, Ekzemen, Psoriasis, Verbrennungen, Sonnenbrand usw. Die Creme wird dünn aufgetragen und kann auch als Salbenverband genutzt werden. Sie ist nicht für offene Wunden geeignet!

3. DER FEINSTOFFLICHE KÖRPER

Der Körper des Menschen ist die dichteste Form seines Wesens. Er wird umhüllt und erweitert von einem unsichtbaren, fein schwingenden Energiefeld, der Aura. Sie besteht aus dem Äther-, Emotional-, Mental- und dem spirituellen Körper. Der Ätherkörper schließt sich direkt an den physischen Leib an. Er umgibt ihn wie eine zweite Haut und versorgt ihn mit Lebensenergie. Entlang der Wirbelsäule befinden sich die Chakren. Das sind Energiezentren, die jeweils mit einer Drüse und einem Lebensbereich korrespondieren. Je mehr sie geöffnet und gereinigt sind, umso besser können sie den Körper mit Vitalität versorgen. Die ihnen zugeordneten Lebensbereiche sind dann entsprechend gut entwickelt und tragen zur Lebensfreude und Zufriedenheit bei. Ohne die energetische Versorgung durch den Ätherkörper erhalten wir keine Lebensenergie.

Beim physischen Tod zieht sich die gesamte feinstoffliche Hülle heraus und zurück bleibt der unbeseelte, leblose Körper.

Von den Chakren geht ein feinstoffliches Netzsystem aus. Über seine Kanäle, die Nadis, ist der Ätherkörper mit dem physischen Leib und den anderen Energiekörpern verbunden.

Der Ätherkörper geht in den darüber liegenden Emotionalkörper über, in dem unsere Gefühle gespeichert sind. Durch den engen Bezug zum physischen Leib können sich Gefühle körperlich niederschlagen, z.B. Angst durch eine zugeschnürte Kehle, Aufregung durch ein stark pochendes Herz, Schreck durch einen Schlag in die Solarplexusgegend. Lang anhaltende Gefühle zeigen sich in der gesamten Struktur des Körpers: verspannte Muskulatur als Folge blockierter Emotionen, nach vorne gezogene Schultern aus Angst vor weiteren Verletzungen, flache Atmung , um sich nicht so stark spüren und leben zu müssen, u.v.m.

Im Emotionalkörper können auch intensive Gefühle aus früheren Inkarnationen und aus systemischen Verbindungen gespeichert sein und aus dem Unterbewusstsein heraus durch entsprechende Aktionen und Reaktionen ins jetzige Leben einwirken. Wir verstehen uns dann in unserem Empfinden und Handeln selbst nicht und können unser Tun nicht mit dem heutigen Selbstverständnis in Einklang bringen. Es kommt zu überschießenden, der Situation nicht angemessenen Reaktionen. Falls das störend oder leidvoll ist, empfiehlt sich eine Reinkarnations- oder systemische Therapie. Damit kommen wir im Heute an und können endlich unseren eigenen Weg gehen.

Dasselbe gilt für Denkweisen, die auch Nährboden für Gefühle sein können und oft sind. Diese befinden sich im Mentalkörper, der energetischen Schicht nach dem Emotionalkörper. Hier sind alle Gedanken und Sichtweisen gespeichert. Von außen erhalten wir darüber intuitive Eingebungen und Inspiration und von innen wirkt unser Fühlen auf unser Denken in den Mentalkörper ein.

Ganz außen wirkt der spirituelle Körper, der die feinste und schnellste Schwingung hat und Ausdruck unserer Seele ist. Sie trägt alles Wissen in sich, das unsere Person als Individuum und als Teil des Ganzen mit ihrer Bestimmung darin betrifft. Alle Erfahrungen aus früheren Inkarnationen und die gesamte Vision für das jetzige Leben, die in der geistigen Zeit vor unserer Geburt entstanden ist, sind in ihr und wirken aus ihr heraus in unser ganzes Sein. Sie ist unser persönliches Reservoir und gleichzeitig Teil des Ganzen. Die Seele manifestiert sich bei unserer Geburt als Körper. Sie inkarniert sich, wird zu Fleisch und Blut, damit wir aktiv handeln und uns weiterentwickeln können. Sie wirkt als unser höheres Selbst, unsere innere Stimme, die genau weiß, was für uns richtig ist. Sie ist gleichzeitig die dichteste Form, unser Körper, so dass wir immer beides sind: der Tropfen im Meer und das Meer selbst, formlos und unendlich.

Von daher darf man sich die Körper, die zum besseren Verständnis einzeln erklärt worden sind, nicht völlig voneinander getrennt vorstellen. Sie gehen ineinander über, wirken aufeinander ein und sind letztendlich eins, nur in verschiedenen Schwingungsfrequenzen.

Die Arbeit mit all unseren Ebenen bewirkt Öffnung, Reinigung, Harmonisierung und Ausgleich. Wir erhalten Versorgung und Input von äußeren Schichten, um sie konkret umzusetzen.

Am besten geht es uns, wenn nicht von einer Ebene allein das Leben hauptsächlich bestimmt wird (Intellekt, Gefühl, Körper), sondern wenn sich ein Gleichgewicht eingependelt hat. Feinstoffliche Methoden setzen schon auf der spirituellen, geistigen, emotionalen und Äther-Ebene an, um einen freien Energiefluss herzustellen. Das übt auch eine harmonisierende und vitalisierende Wirkung auf den physischen Körper aus. Es dient der Prophylaxe und unterstützt im Heilungsprozess.

Ein Gleichgewicht ist Basis einer optimalen Selbstentfaltung, um bestmöglich unseren Sinn für uns und andere zu erfüllen. Wir können mit dem Leben fließen, als bewusster Steuermann an seinem Ruder. Wir lernen, einverstanden zu sein mit allem, was das Leben für uns bereithält. Wir hören auf, zu werten und zu urteilen, sondern lernen, zu verstehen und das Unverstehbare als Weg zur echten Liebe anzunehmen.

4. DIE SIEBEN CHAKREN

Chakren sind sich kreisförmig drehende Energiezentren (Chakra = Rad). Sie befinden sich im Ätherkörper, also direkt über dem physischen Leib und sind jeweils einem Lebensbereich zugeordnet. Je nachdem wie stark sie mit Energie gefüllt sind, kann dieser Lebensbereich umgesetzt werden. Ein Überschuss an Energie (Überfunktion, zu hohe Drehgeschwindigkeit) lässt den Lebensbereich übermäßig zur Geltung kommen (z.B. statt mutig ins Leben hinauszugehen, wird man sehr aggressiv). Beim Mangel an Energie (Unterfunktion, zu niedrige Drehgeschwindigkeit) kann der Lebensbereich nur schwach und begrenzt Raum einnehmen (z.B. statt gut geerdet zu sein, besteht nur wenig Bezug zur Realität; statt im Fluss mit seinen Gefühlen zu sein, werden sie verdrängt oder nur ängstlich und zurückhaltend gelebt). Daher ist eine regelmäßige Reinigung und Harmonisierung der Chakren von großer Bedeutung. Dadurch können die Lebensbereiche bestmöglich verwirklicht und der Körper und die den Chakren zugeordneten Hormondrüsen optimal mit Lebensenergie versorgt werden - Grundvoraussetzung für Gesundheit im körperlichen, seelischen und geistigen Bereich.

ALLGEMEINES ZUR CHAKRENARBEIT

Bei der Arbeit mit einem Chakra kann es durch die Auflösung von Blockaden zuerst zum erneuten Kontakt mit emotionalen Verdrängungen oder schmerzhaften Erfahrungen kommen. Setzen Sie in dem Fall mit der Übung aus und nehmen Sie für ein paar Tage nur die Blütenessenzen ein, bevor Sie erneut an dem Chakra arbeiten, um negative Erfahrungen langsam und schonend zu verarbeiten. Falls sehr schwierige oder gar traumatische Erfahrungen ins Bewusstsein gelangen, suchen Sie bitte professionelle therapeutische Hilfe auf.
Im Allgemeinen findet die Reinigung und Öffnung jedoch auf sanfte und wohltuende, nährende Weise statt.

AURA-SOMA™

Aura-Soma ist eine Methode zur Harmonisierung des feinstofflichen Systems. Die wichtigsten Produkte sind die Equilibrium-Flaschen (Glasflaschen mit jeweils zwei übereinander liegenden Ölphasen, wobei in jeder Phase eine Farbe gelöst ist) und die Pomander (Plastikflaschen mit einer wässrigen Lösung in verschiedenen Farben und Düften). Hergestellt werden die Aura-Soma-Produkte aus Pflanzen, Mineralien, Edelsteinen und Kristallen. Als Unterstützung bei der Chakrenarbeit eignet sich das Chakren-Set mit Equilibrium-Flaschen und die wunderbar duftenden und tief wirksamen Pomander, von denen man ein paar Tropfen auf die Hand aufbringt, dort mit der anderen Hand verreibt und dann in der Region des Chakras oder in die ganze Aura einfächelt. Auch wenn Pomander laut Aura-Soma-Lehrern nicht direkt auf die Haut gebracht werden sollen, ist es nach meiner persönlichen Erfahrung durchaus machbar und hat eine intensive Wirkung auf die jeweiligen Chakren. Welcher Pomander eingesetzt werden kann, wird bei der Chakrenarbeit und den einzelnen Blütenessenzen angegeben. Weitere Informationen erhalten Sie unter www.aurasoma.de.

1. CHAKRA - WURZELCHAKRA/MULADHARA-CHAKRA

Das erste Chakra befindet sich zwischen Anus und Genitalien und öffnet sich nach unten. In positiv aktiviertem Zustand ist es leuchtend rot. Es ist dem Element Erde zugeordnet und steht für feurige Aktivität und Durchsetzungskraft (Widder-Mars), Verwurzelung in der Erde/Materie und sinnlicher Genuss (Stier-Venus), sexuelle Urkraft (Widder-Mars und Skorpion-Pluto) und für Stabilität und Struktur (Steinbock-Saturn).

Ist das erste Chakra gereinigt und aktiviert, sind wir gut geerdet und verstehen es, unsere Fähigkeiten in eine Form zu bringen und in Geld umzumünzen. Wir stehen mit beiden Beinen fest auf dem Boden der Realität und spüren gleichzeitig die Kraft in uns, neue Projekte in Angriff zu nehmen und uns durchzusetzen. Auch der sexuelle Trieb, die Lust auf eine körperliche Vereinigung hat hier ihren ursprünglichen Sitz. Im Steißbein, auf der Höhe des 1. Chakras, ist die Kundalini-Schlange eingerollt, die sich bei ihrer Aktivierung die Wirbelsäule entlang nach oben aufrichtet, je nachdem wie hoch, d.h. bis in welche Lebensbereiche die sexuelle Urkraft gezogen und gewandelt werden kann. Sie ist Ursprung unserer Vitalität und kann alle anderen Chakren mit Energie anfachen, wenn sie mit entsprechenden Übungen (z.B. Tao-Yoga nach Mantak Chia) nach oben gebracht werden kann.

Ein gut aktiviertes erstes Chakra schafft Urvertrauen und eine große Verbundenheit mit allem Leben auf der Erde. Es gibt ein Gefühl der Sicherheit und Stabilität. Man ist hier auf der Erde angekommen und geht mit Bestimmtheit und voller Lebenskraft seinen Weg. Man versteht es, das Leben zu genießen, hat eine gesunde Verbindung zu seinem Körper und zu seiner Sexualität.

Bei Überfunktion des ersten Chakras kann es zu Rigidität und Starre auf allen Ebenen kommen. Man ist übervorsichtig und misstrauisch und setzt viel Energie ein, um sein Leben zu einer sicheren Burg zu machen, die allen Angriffen trotzt. Überall lauert der Feind, der besiegt werden muss. Auch ein noch so großer Reichtum vermittelt einem nicht das Gefühl von Sicherheit. Man braucht immer noch mehr und mehr und mehr. Dabei ist die Verbundenheit mit der Natur, der Erde und mit allem, was lebt, verloren gegangen. Stattdessen werden mit aller Kraft und Gewalt das eigene Überleben und der eigene materielle Gewinn gesichert, auf Kosten seiner Mitmenschen und auf Kosten des Überlebens der Natur. Vertrauensvolle Hingabe und Loslassen sind unmöglich. Aggressive Gier und das extreme Festhalten all dessen, was man errungen hat, bestimmen das Leben.

Bei Unterfunktion besteht wenig Festigkeit und Konsequenz im Leben. Man hängt eher etwas in der Luft, kann keine machbaren Ziele formulieren und in die Tat umsetzen, hat wenig Bezug zu seinem Körper und dessen Bedürfnissen und verfügt nur über wenig sexuellen Trieb. Der Körper wird nicht vitalisiert und durch sexuelle Lust elektrisiert, sondern ist geschwächt und hat wenig Abwehrkräfte. Die Erde scheint einem nicht der richtige Ort, nicht die Heimat zu sein, in der man sich geborgen fühlt und wo man leben möchte. Man fühlt sich fremd und deshalb leicht als Außenseiter und nicht dazugehörig. Es besteht wenig Bezug zur Materie und damit auch zu der Fähigkeit, sich Geld und Wohlstand zu verschaffen.

Das erste Chakra ist den Nebennieren zugeordnet und damit der Ausschüttung von Adrenalin und Noradrenalin, die Aktivität, Kampfgeist und den Fluchtreflex bei Gefahr initiieren.

ARBEIT MIT DEM 1. CHAKRA

Farbe: leuchtendes rot
Vokal: u (tief gesungen, in einem durchgehenden Ton oder mit jedem Ausatem)
Mantra: Lam (Das Mantra still in sich oder besser laut immer wieder wiederholen)

Edelsteine: vitalisierend: alle roten Steine, erdend: Achate, versteinerter Baum

Ätherische Öle: vitalisierend: Pfeffer, wärmend: Cassia, erotisierend: Ylang Ylang, sinnlich-erotisch-schwer-instinkthaft: Moschus, erdend: Zeder, Zypresse
Tigerbalsam auf Stirn, Schläfen und oben in die Kuhle in der Mitte des Nackens (Bereich Medulla oblongata) zur Entspannung bei Kopfschmerzen geben. Vorsicht: nicht in Augennähe bringen.

Musik: African Musik. Monotone, rhythmische Musik, um dazu zu stampfen und in starkem Kontakt zur Erde zu kommen.

Allgemein: Kontakt und Arbeit mit den Naturelementen, besonders Erde und Feuer. Hatha-Yoga-Übungen, die den Unterleib entspannen und durchbluten.

Bei Überfunktion: Die Farbe Weiß zur Reinigung und grün zur Entspannung. Aufenthalt in der Natur. Langsame Bewegungen in der Natur (Gehen), bewusst dabei atmen, sich auf einer Wiese niederlassen und die Düfte aufnehmen. Geld spenden. Körperarbeit, Tanzen, Bewegung allgemein, um Dampf abzulassen, sich abzureagieren, loszulassen und mehr Leichtigkeit zu spüren.

Bei Unterfunktion: Die Farbe Rot, Beckenbodentraining, roter Aura-Soma-Pomander, Beckenübungen, bewusst barfuß laufen. Entspanntes Stehen (Knie locker, Bauch raus, Körperöffnungen (Anus, Genitalien) loslassen und entspannen). Als Erweiterung: sich während diesem entspannten Stehen auf die Füße konzentrieren und dann spüren, wie Wurzeln aus den Füßen in die Erde wachsen. Körperarbeit, Tanzen, Bewegung allgemein, um seinen Körper wieder zu spüren und mit Energie zu erfüllen.

2. CHAKRA - SAKRALCHAKRA/SVADHISTANA-CHAKRA

Das zweite Chakra befindet sich auf Höhe des Kreuzbeins oberhalb der Genitalien und öffnet sich nach vorne. In positiv aktiviertem Zustand hat es die Farbe Orange. Es ist dem Element Wasser zugeordnet und steht für Empfänglichkeit, Fruchtbarkeit, Gefühle (Krebs/Mond), Zeugungsfähigkeit (Sonne), die Hinwendung zum Partner für eine innige sexuelle Vereinigung (Waage-Venus mit Widder-Mars bzw. Skorpion-Pluto), die Verbindung des weiblichen und männlichen Prinzips (Waage-Venus), die Ausscheidung über die Nieren (Waage-Venus mit Skorpion-Pluto) und das innere Empfinden, das Gefühl der Verschmelzung und Einheit bei der sexuellen Vereinigung (Skorpion-Pluto, Fische-Neptun).

Ist das zweite Chakra aktiviert und gereinigt, sind wir im Fluss mit unseren Gefühlen und unserer weiblichen Seite, die empfängt, gebiert und nährt, sei es nun neues Leben durch ein Kind oder ein anderer kreativer Akt. Wir haben uns das kindliche Staunen gegenüber dem Leben erhalten und können spielerisch damit umgehen. Gefühle werden unzensiert und frei zum Ausdruck gebracht, wir fühlen und handeln aus dem Bauch heraus. Das zweite Chakra öffnet auch für das andere Geschlecht und eine innige Sexualität, bei der Nähe, Zärtlichkeit und Gefühle mit einfließen. Während im ersten Chakra der rein körperliche sexuelle Trieb regiert, fließt im zweiten Chakra das Bedürfnis nach vollkommener Verbundenheit, nach der Auflösung des Selbst beim Sex mit ein. Ein geöffnetes zweites Chakra lässt unsere Gefühle und unsere sexuelle Lust frei fließen. Wir sind offen für eine erfüllende, befriedigende Beziehung und Sexualität.

Bei Überfunktion ist eine zu starke Emotionalität und Kindlichkeit zu erwarten. Es besteht eine Abneigung dagegen, erwachsen zu werden und Verantwortung zu übernehmen. Die Ausrichtung zum Du ist übermäßig und man befindet sich am liebsten in Auflösung in seinen Gefühlen und emotionalen und sexuellen Sehnsüchten und Phantasien. Entweder wird diese Überfunktion in zu starker Bindung und Fürsorglichkeit gegenüber dem Partner, der Familie oder anderen geliebten Personen gelebt oder es kommt zu keiner realen Umsetzung der Sehnsüchte. Hintergrund können auch hier Verletzungen und damit Angst und Schutz sein.

Bei Unterfunktion bestand schon als Kind oder besteht heute ein Mangel an Nähe und Zärtlichkeit. Man ist es nicht gewohnt, sich anlehnen zu können und gegenseitig emotional zu nähren. Deshalb wird das Bedürfnis danach verdrängt oder wegrationalisiert. Dasselbe gilt für die Lust nach erfüllender sexueller Vereinigung. Die gesamte Hinwendung zum Du ist gestört und wird bewusst oder unbewusst zurückgehalten. Es herrscht zunehmend Gefühlskälte und Mangel an Sinnlichkeit und Sexualität. Ursache sind meist emotionale Verletzungen oder schmerzhafte Erfahrungen und Traumata in der Sexualität. Der Rückzug dient dem Schutz. Diese Schutz- und Abwehrhaltung kann durch Arbeit mit dem zweiten Chakra und durch Blütenessenzen, manchmal auch mit Hilfe einfühlsamer Therapie sanft aufgebrochen werden. Der Schutzschild hatte bisher seinen Sinn und kann erst nach (Wieder-)Aufbau von Selbstachtung, Selbstwert, Würde und der Fähigkeit, Grenzen zu setzen und seine Identität innerhalb einer Beziehung und vor allem der Sexualität zu kennen und zu wahren, abgelegt werden. Bei Unterfunktion des zweiten Chakras können auch die kreativen Kräfte nicht frei fließen. Es muss erst wieder Kontakt zu seinem inneren Kind, der verspielten Seite in sich hergestellt werden.

Dem zweiten Chakra sind die Keimdrüsen zugeordnet (Eierstöcke, Hoden).

ARBEIT MIT DEM 2. CHAKRA

Farbe: orange
Vokal: geschlossenes o (wie beim Ausruf oh!)
Mantra: Vam

Edelsteine: vitalisierend: alle orangefarbenen Steine für die sexuelle Ebene, Mondstein für die Gefühlsebene

Ätherische Öle: aphrodisierend und emotional wärmend und anregend: Ylang Ylang, Moschus. Weiblich-sinnlich: Jasmin. Zur Förderung der Weiterentwicklung und zur allgemeinen Anregung des sexuellen Triebs: Sandelholz

Musik: Fließende Musik, die Emotionen weckt und die innere Weiblichkeit und Weichheit, die für das Du öffnet.

Allgemein: Aufenthalt im oder anderer Kontakt zu dem Element Wasser. Alles, was Fließen anregt: sanfte Massagen, Lymphdrainage, Atemübungen mit Fokus Ausatmen, z.B. Einatmen - langes Ausatmen - kurze Atempause - Einatmen usw. Fließendes, plätscherndes Wasser. An einem fließenden Gewässer sich aufhalten. Sich vom Anblick des Mondes anregen lassen, insbesondere dem Vollmond. Hatha-Yoga-Übungen zur Dehnung und Entspannung des Unterleibs.

Bei Überfunktion: Die Farbe Weiß. Im Liegen, Beine anziehen und auf die Füße abstellen: Beim Einatmen Becken zurückziehen, tief in den Bauch einatmen und die Bauchdecke nach außen drücken, beim Ausatmen durch Abstützen auf die Füße das Becken wieder nach vorne bringen. Diese Vorwärtsbewegung geschieht allein durch den Druck auf die Füße und das Ausatmen. Das Becken sich auf diese Weise nach vorne bewegen lassen, ohne dass es sich vom Boden abhebt, und die Entspannung spüren und genießen. Die gesamte Übung täglich 12 mal (oder auf Wunsch häufiger) langsam durchführen (z.B. morgens oder abends im Bett).

Bei Unterfunktion: Die Farbe Orange, bioenergetisches Beckenbodentraining, orangefarbener Aura-Soma-Pomander, Beckenübungen. Stehen mit lockeren, also nicht durchgedrückten Knien und dabei den Unterbauch bewusst entspannen, loslassen, am besten bei allen möglichen Alltagssituationen. Die bei der Überfunktion letztgenannte Übung, die bei beiden Formen der Disharmonie eingesetzt werden kann.

3. CHAKRA - SOLARPLEXUS- ODER NABELCHAKRA/ MANIPURA-CHAKRA

Das dritte Chakra befindet sich ungefähr zwei Finger breit über dem Nabel und öffnet sich nach vorne. In positiv aktiviertem Zustand hat es die Farbe Gelb bis goldgelb. Es ist dem Element Feuer zugeordnet und steht für Selbstbehauptung und Durchsetzung seiner Persönlichkeit, Handlungsfähigkeit (Widder-Mars), Identität, Selbstbewusstsein, Kreativität (hier nicht so absichtslos wie im 2. Chakra, sondern um bewusst und stolz seine Einzigartigkeit zu präsentieren), Vitalität, Wunsch nach Aufmerksamkeit, Lob und Würdigung, Würde (Löwe-Sonne), Zerteilung und Verdauung (Nutzbarmachung), Analyse, Verarbeitung, Dienstbarkeit (Jungfrau-Merkur), sich in seiner Individualität in einen höheren Sinn eingebettet sehen und auf seine Persönlichkeit und die Welt vertrauen zu können (Schütze-Jupiter).

Ist das dritte Chakra gereinigt und geöffnet, erstrahlen wir in unserer Besonderheit als außergewöhnlicher Mensch. Wir demonstrieren unsere einmaligen Fähigkeiten und Qualitäten und wollen in dieser Einmaligkeit auch gesehen und gewürdigt werden. Jede Handlung wird zum ganz individuellen kreativen Akt, mit dem wir unseren unabdingbaren Beitrag zum Ganzen leisten.

Das dritte Chakra ist das Chakra des Lichts, der Sonne. Hier nehmen wir die Lichtkräfte auf und strahlen sie in unserer ureigenen Weise durch unsere Schöpfer- und Strahlkraft wieder aus. Hier ist der Sitz der Persönlichkeit, deren Entfaltung und ständige Weiterentwicklung Ausgangspunkt für ein gesundes Selbstbewusstsein ist, mit dem wir unser Leben selbstbestimmt und kraftvoll in die Hand nehmen. Die Energien aus den unteren Chakren werden hier verfeinert, die Energien aus den höheren, den geistigen Chakren konkretisiert und stehen für die aktive, kreative Handlung zur Verfügung. Wie auf der körperlichen Ebene Nahrung aufgenommen, zerlegt, sortiert und ihrer Bestimmung, ihrem Nutzen zugeführt wird, sammeln sich auf der Chakrenebene alle für die Entfaltung und Umsetzung der Persönlichkeit notwendigen und sinnvollen Kräfte und werden zur Tat, für die der Mensch sich inkarniert hat. Sind wir in diesem Energiefluss und lassen genügend Licht in unserem Leben zu, können wir unsere Lebensaufgaben mit viel Vitalität, Selbstbewusstsein und Zuversicht erfüllen und fühlen uns dadurch auch entsprechend erfüllt. Die Welt und wir spüren, dass wir uns nicht nur um unserer selbst Willen verwirklichen, sondern auch dafür, um unserem Sinn in diesem Leben gerecht zu werden und unseren Platz mit stolz geschwellter Brust oder in stillem Glück auf dieser Erde, in der Weltengemeinschaft einnehmen.

Bei Überfunktion des dritten Chakras steht der Eigenwille, der Wunsch nach Macht und Kontrolle an erster Stelle. Da durch reine, sich isolierende Selbstbezogenheit keine echte Zufriedenheit entstehen kann und das Bedürfnis nach Anerkennung nicht zu sättigen ist, steigert man sich in einen Daueraktionismus und setzt sich unter immensen Leistungsdruck. Das kann äußerlich zeitweise zu Erfolg und Lorbeeren führen, spaltet aber immer mehr von der wirklichen Lebensaufgabe, von den Botschaften des höheren Selbst ab und macht unzufrieden, hektisch und aggressiv. Bedürfnisse auf der körperlichen (Sinnlichkeit, Erholung und erfüllende Sexualität), emotionalen und höhergeistigen Ebene werden als Zeitverschwendung und einschränkende Faktoren der Leistungsfähigkeit und Effektivität zur Seite geschoben. Zurück bleiben Stress, Kontrollzwang und übermenschliche Ansprüche, eine reine Leistungs- und Aktivitätsmaschine.

Bei Unterfunktion fehlt die Vitalität und Dynamik. Stattdessen ist man schüchtern und aus Angst, nicht akzeptiert zu werden, viel zu angepasst. Die eigenen Bedürfnisse, der Wunsch nach Besonderheit werden nicht mehr wahrgenommen, da es zu gefährlich erscheint, sie in die Tat umzusetzen. Hintergrund ist bei beiden Fehlfunktionen mangelnder Selbstwert, was oft in abwertenden Erfahrungen durch Autoritätspersonen, angefangen bei den Eltern, ihre Ursache hat. Es muss langsam, aber sicher die eigene Individualität wieder gespürt und schrittweise und konsequent in Handlungen, Verhaltensweisen und Kreativität erst für sich selbst und dann auch für das Umfeld sichtbar gemacht werden. Dabei ist es wichtig, seine ersten Werke Menschen zu zeigen, die einem zustimmen und ermutigen werden, und sich nicht im Zuge einer weiteren Selbstsabotage gerade denen zu präsentieren, von denen herabsetzende, entwürdigende Worte zu erwarten sind.

Am besten wählt man sich langsam steigende Herausforderungen, die machbar sind und für deren Bewältigung man sich anerkennen und aufbauen kann. So entsteht nach und nach ein inneres Gerüst, auf das man sich verlassen kann, und echtes Selbstbewusstsein, das bisherige Kritiker (auch in sich selbst) ganz von alleine verstummen lässt. Je mehr das dritte Chakra gestärkt und aktiviert ist, umso weniger treffen uns die Energien von außen (Gefühl des Schlags in den Magen bei verbalen Angriffen oder Verletzungen), sondern das eigene Licht zieht außen noch mehr Licht an und lässt Negativität nicht mehr so leicht ins eigene System eindringen.

Dem dritten Chakra sind die Bauchspeicheldrüse in ihrer Funktion als Produktionsstätte von Verdauungssäften und die Leber zugeordnet.

ARBEIT MIT DEM 3. CHAKRA

Farbe: gelb bis goldgelb
Vokal: offenes o (wie bei Rekord)
Mantra: Ram

Edelsteine: alle gelben (z.B. Zitrin) und goldgelben Steine (z.B. Sonnenstein, Bernstein)

Ätherische Öle: anregend: Rosmarin. Erhellend: Bergamotte. Entspannend bei Überfunktion: Lavendel, Melisse.

Musik: feurige und erhebende Musik.

Allgemein: Seine besonderen Fähigkeiten herauskristallisieren, sie aufschreiben und ihnen eine immer bessere, sichtbarere Bühne geben. Überhaupt die Bühne des Lebens mit seiner Einzigartigkeit betreten. Jede Form der Kreativität. Sonne.

Bei Überfunktion: Die Farbe Weiß. Alle Formen von Entspannungsübungen.

Bei Unterfunktion: Die Farbe Gelb (Sonne) oder auch goldgelb (Sinn, eigene Weisheit), gelber und goldfarbener Aura-Soma-Pomander. Aufenthalt in der Sonne, im Licht. Blick auf leuchtend gelbe Blüten. Lichttherapie. Johanniskrautkapseln in Abstimmung mit einem Heilpraktiker oder Arzt. (Achtung! Sie erhöhen die Lichtempfindlichkeit der Haut(!))

4. CHAKRA – HERZCHAKRA/ANAHATA-CHAKRA

Das vierte Chakra befindet sich in der Mitte der Brust auf Höhe des Herzens und öffnet sich nach vorne. In positiv aktiviertem Zustand hat es die Farbe Grün, wenn der heilende Aspekt im Vordergrund steht, oder rosa, wenn die Liebe stark ausgeprägt ist. Es ist dem Element Luft zugeordnet und steht für Kontakt und Hingabe zum Du, Liebe, Harmonie, Schönheits- und Kunstsinn (Waage-Venus), Herzenswärme und Herzlichkeit (Löwe-Sonne).

Ist das vierte Chakra gereinigt und offen, sind wir in der Lage, uns und der Welt in Liebe zu begegnen. Das beginnt mit der vollkommenen Akzeptanz unserer selbst, unserer Gefühle, auch den negativen, unserem Verhalten und unseren Handlungsweisen. Wir erkennen und sind überzeugt, dass jedes Geschehen einen tieferen Sinn hat, auch wenn es schmerzhaft sein sollte und uns völlig unverständlich erscheint. Alles weist uns den Weg zur stimmigen Selbstentfaltung und Weiterentwicklung und ist in eine höhere Ordnung eingebettet, auf die wir vertrauen können. Dieses Vertrauen, auch und gerade in schwierigen Zeiten, und die Annahme dessen, was in und um uns ist, ist Zeichen eines gut aktivierten Herzchakras. Das Element Luft verweist darauf, dass es um Austausch und Begegnung geht. Je mehr wir in authentischem Einverständnis mit uns selbst sind, umso mehr können wir den anderen mit all seinen Facetten annehmen. Liebe kann fließen und heilt durch bedingungslose Akzeptanz. Jedes negative Gefühl, jede Wahrnehmung von Trennung und Verlust, jeder Schmerz verändert sich in dem Moment, in dem wir unsere Aufmerksamkeit darauf richten, es ehrlich benennen und ja dazu sagen, es also sein lassen, wie und was es ist. Echte, ernst gemeinte Akzeptanz wandelt jedes Gefühl und jede noch so negative Eigenschaft. Diese Wandlung und Transformation ist Folge der heilenden Kraft der Liebe, die annimmt und keine Bedingungen stellt, die in allen Wesen und Ereignissen die göttliche/kosmische Liebe und den göttlichen/kosmischen Willen erkennt und sicher weiß.

Menschen mit einem offenen Herzchakra verbreiten Wärme, Freundlichkeit und Harmonie und wecken diese Eigenschaften auch bei ihrem Umfeld. Man fühlt sich geborgen, sicher und aufgehoben, ohne etwas dafür tun und ableisten zu müssen - ein Segen vor allem in der heutigen Zeit. Ein Mensch mit offenem Herzen wendet sich ganz selbstverständlich seinen Mitmenschen zu, ist voller Anteilnahme und Mitgefühl und gleichzeitig voller Leichtigkeit. Er sucht nicht, will nicht, bindet nicht, kontrolliert nicht, hält nicht fest. Er ist einfach da und wertfrei im Fluss mit seinen Gefühlen, seinem ganzen Wesen und damit auch dem großen

Ganzen.

Bei Überfunktion ist es möglich, dass man seinen Mitmenschen sehr viel Zuwendung entgegenbringt, was aber nicht aus seinem tiefsten Herzen kommt, sondern unbewusst eingesetzt wird, um andere an sich zu binden, sie unter Kontrolle zu haben und sie auf ewig zu Dankbarkeit zu bewegen. Man gibt mit viel Kraftaufwand, um etwas für sich zu erreichen und die Menschen vollkommen für sich einzunehmen, aber nicht aus einem absichtslosen Überfluss und echtem Empfinden heraus. Eine andere Art der Überfunktion kann sich darin zeigen, dass man nur gibt und nichts annehmen kann und will aus Angst, weich zu werden und in dieser empfänglichen Haltung verletzt werden zu können. In beiden Fällen ist kein wirklicher Kontakt zu seinem Herzen und seiner Liebe vorhanden. Es wird einfach im Austausch mit anderen so agiert, als ob Liebe da ist, aber es ist ein aktiver Willensakt und kein Fluss in Empfänglichkeit, als Kanal für echtes Gefühl.

Bei Unterfunktion hat man sich als Selbstschutz vor weiteren Verletzungen und aus einer Überempfindlichkeit gegenüber Ablehnung völlig von einem tiefen Austausch zurückgezogen. Entweder man traut sich ab und zu doch etwas nach außen, um dann schnell durch ein falsches Wort oder einen falschen Blick, die vielleicht gar nicht böse gemeint waren, wieder seine Bestätigung zu finden, dass es draußen ohnehin nur Ablehnung und Verletzung gibt. Oder man hat sich schon vollständig von jedem Liebeskontakt zurückgezogen, lebt emotional völlig abgeschirmt und zeigt bestenfalls noch freundliche Worte für jedermann, ohne Nähe zuzulassen. Dieser Rückzug verstärkt und zementiert irgendwann die Sicht des Mangels und führt zu immer größerer emotionaler Verhärtung bis hin zur Verbitterung.

Dem Herzchakra zugeordnet ist die Thymusdrüse, die eine wichtige Rolle für das Funktionieren des Immunsystems hat.

ARBEIT MIT DEM 4. CHAKRA

Farbe: smaragdgrün und rosa
Vokal: a
Mantra: Yam

Edelsteine: alle lichtgrünen (Smaragd, Jade) und rosafarbenen Steine (z.B. Rhodochrosit und vor allem Rhodonit zur Heilung von emotionalen Verletzungen,

Kunzit zur Erweckung innerer Freude und Öffnung für die göttliche Liebe).

Ätherisches Öl: Rose

Musik: meditative oder klassische Musik, bei der man sich im Herzen angesprochen und berührt fühlt.

Allgemein: Für den ersten Schritt die Farbe Grün, also ein bewusster, rezeptiver Aufenthalt in der Natur. Daneben sich auch mit der Farbe rosa umgeben, z.B. in der Oberbekleidung, in der Wohnung, Bettwäsche, Blumen, insbesondere Rosen.

Bei Überfunktion: Die Farbe smaragdgrün zur Reinigung. Heilender Herz-Laut von Mantak Chia (Buch: "Tao Yoga des Heilens", S. 77-79): Entspannt und aufrecht auf einem Stuhl sitzen, die Hände mit den Handflächen nach oben auf den Oberschenkeln liegen haben, sein Herz spüren. Beim Einatmen die Arme rechts und links zur Seite strecken, mit den Handflächen nach oben, und dann die Arme nach oben bis über den Kopf bringen. Mit den Augen der Bewegung der Arme nach oben folgen. Über dem Kopf die Hände ineinander falten und die Handflächen nach oben drehen. Die Arme noch ein Stück nach oben ziehen und dann den linken Arm mit der linken Hand etwas stärker nach oben ziehen, so dass etwas Zug in der Herzregion entsteht. Der Blick ist immer noch nach oben zu den Händen gerichtet. Beim Ausatmen den Mund leicht öffnen, die Lippen runden zu einem O, und dabei den Laut HAAA sanft ausströmen. Dabei stellt man sich vor, dass aller Herzschmerz, Hitze, Ungeduld, Arroganz und Hektik ausgeatmet wird. Dann die Armen langsam seitlich nach unten führen, mit den Handflächen nach unten und die Handrücken wieder auf die Oberschenkel legen. Mit geschlossenen Augen stellt man sich jetzt vor, dass eine leuchtend rosarote Farbe ins Herz einströmt und mit ihr Liebe, Freude und Aufrichtigkeit. Die Übung wird 3-6 Mal wiederholt.

Bei Unterfunktion: Die Farbe hellgrün oder smaragdgrün zur Reinigung und dann rosa zur weiteren Öffnung, Aktivierung und um den neu gewonnenen Fluss der Liebe auch nach außen zu bringen und zu verströmen. Entsprechend smaragdgrüner und rosa Aura-Soma-Pomander.
Atemübung: Beim Einatmen: "Ich" still sagen, beim Ausatmen: "liebe". Dabei kann man sich beim Einatmen auch vorstellen, dass man die Energie vom 1. Chakra hochatmet ins Herz und sie bei Ausatmen nach außen verströmt.

Auch hier: Heilender Herzlaut von Mantak Chia

5. CHAKRA – HALSCHAKRA/VISHUDDHA-CHAKRA

Das fünfte Chakra befindet sich zwischen der Halsgrube und dem Kehlkopf auf Höhe der Halswirbelsäule und öffnet sich nach vorne. In positiv aktiviertem Zustand hat es die Farbe hellblau. Es ist dem Element Äther zugeordnet und ist in erster Linie das Zentrum für Kommunikation, die Aufnahme und Weitergabe von Wissen, die Gestik und den sprachlichen Selbstausdruck (Zwillinge-Merkur). In zweiter Linie steht es für die Wahrnehmung von Raum, Revier und Besitz sowie das Erfahren von Sinnlichkeit (erotisch und kulinarisch) (Stier-Venus, im Nackenbereich).

Ist das fünfte Chakra gereinigt und offen, können die Worte frei fließen und wir bringen unser Wissen, unsere Gedanken und Gefühle, unterstützt durch Gestik und Mimik authentisch zum Ausdruck. Das kann durch Sprache, Weinen, Lachen und Töne aller Art geschehen. Die Botschaften unseres ganzen Wesens, also aller Chakren werden nach außen gebracht und vermittelt. Dabei stellt die Halsregion die Brücke zwischen Kopf (Denken, Inspiration und Intuition (Stirnchakra)) und Rumpf (Fühlen, Individualität, Schöpferkraft, Empfänglichkeit, Kreativität, Aktivität, Sexualität, Erdverbundenheit und Bezug zu Materie und Körper) dar. In diesem Chakra kommen alle inneren Impulse zusammen, die wir artikulieren wollen, um Kontakt aufzunehmen und uns auszutauschen. Das Element Äther ist dabei der energetische Trägerstoff, um Gedanken, Gefühle und Informationen zu vermitteln.

Im Halschakra findet gleichzeitig der erste Schritt zum Abstand zu uns selbst, zu unseren physischen Bedürfnissen und Belangen und unserer emotionalen Befindlichkeit statt. Wir bringen unser Wesen zum Ausdruck und nehmen gleichzeitig bewusst wahr, was in uns vorgeht. Wir stehen in Kontakt zum Mentalkörper auf der Ebene des Intellekts. Der echte geistige Abstand als unbeteiligter innerer Zeuge unserer selbst wie auch die Öffnung für Inspiration und Intuition findet erst im Stirnchakra statt. Das Ergebnis dieses Geschehens wird dann über das Halschakra in eine Form gebracht. Es wird in Worten ausformuliert und damit der Außenwelt zugänglich gemacht.

Der Kehlkopf ermöglicht diese Wort-, Laut- und Tonbildung auf der körperlichen Ebene. Sind das Chakra und damit auch der Stimmapparat energetisch geöffnet, können wir uns vielseitig, in unterschiedlichen Höhen- und Tonlagen, Lautstärken und Betonungen sprachlich immer genauer und stimmiger, immer individueller ausdrücken. Wir sind offen für die Worte der anderen und sprechen selbst aus unserem innersten Wesen heraus.

Der Nacken, die Halswirbelsäule, wo das fünfte Chakra seinen Ursprung hat, ist dem Stier zugeordnet, so dass in dieser Region auch das Thema Genuss und Sinnlichkeit und der Bezug zu Materie und Geld angesprochen wird. Entweder wir vertrauen auf den Überfluss der Existenz und wissen tief innen, dass wir nur bereit sein müssen, ihn anzunehmen, oder wir haben Ängste in Bezug auf die Möglichkeit und Fähigkeit, materiell zu überleben. Falls letzteres dauerhaft vorherrscht, empfiehlt sich neben den feinstofflichen Methoden z.B. auch eine systemische Betrachtung des Problems. Dabei kann man herausfinden, ob wir mit unserem Leben in ständigem Mangel oder in Existenzangst einer Person in der Ahnenschaft oder dem ganzen Clan unbewusst die Treue halten. Hier ist eine Ablösung in Respekt vor der Lebensweise der Vorfahren möglich, um freier den eigenen Weg wählen und gestalten zu können.

Bei Überfunktion redet man viel, gestikuliert emsig und ist die ganze Zeit in Kontakt und Austausch mit seinen Mitmenschen. Bei näherem Hinsehen fehlen aber die Tiefe, das Gefühl und die Echtheit. Die Wortschwälle geben nicht viel preis vom inneren Empfinden und wirklichen Denken. Entweder fehlt der Kontakt zur eigenen Person und man möchte sein Inneres auch gar nicht erst kennen, da es viel zu viel Zündstoff an Konfrontation, unerfüllten Wünschen, Ängsten und Verletzungen in sich birgt. Oder man spürt sein Inneres, aber möchte es auf keinen Fall nach außen zeigen. Die vielen Worte sind nur Kompensation dafür, dass man gar nichts zu sagen hat oder haben möchte. Dahinter steckt tiefes Leid und Angst. Vielleicht ist man verlacht oder abgewiesen worden, als man seine Gefühle und Gedanken zum Ausdruck gebracht hat. Oder man ist in einem Umfeld groß geworden, in dem so viel Unruhe, negative Gefühle und andere bedrohliche Energien herrschten, dass die scheinbare Leichtigkeit und Quirligkeit die einzige Möglichkeit blieben, um zu überleben. Keiner war da, der sich wirklich für einen interessierte. Im Erwachsenenalter kann dieses Verhalten als überholt erkannt und den heutigen Verhältnissen gemäß aktualisiert werden.

Auch ein schwaches Selbstbild kann dazu führen, sich immer stark und unschlagbar zeigen zu müssen, in diesem Fall durch markige Worte, Streitlust und das Verschweigen der wirklichen Bedürfnisse und inneren Anliegen. Diese sacken entsprechend ins Unterbewusstsein und werden nicht mehr wahrgenommen, geschweige denn artikuliert.

Ein weiterer Ausdruck der Überfunktion ist der manipulative bis magische Missbrauch von Worten.

Bei Unterfunktion ist die Stimme leise, unauffällig, gleichtönig und schwach ausgebildet. Die Hintergründe dafür sind ähnlich: Mangel an Selbstwert, Angst vor Konfrontationen und Verletzungen, Angst, etwas Falsches zu sagen und deshalb abgewiesen oder ausgeschlossen zu werden.

Es fehlt in beiden Fällen auch die Brücke zwischen dem Kopf und den Energien des Rumpfes. Es ist wenig Zugang zur Intuition und den Eingaben des Höheren Selbst (Kopf), wie auch zur Gefühlswelt, zu den individuellen kreativen Kräften und zur sexuellen Vitalität (Rumpf). Es bleibt die rein intellektuelle, sachliche Ebene, die immer mehr von den Impulsen der Inspiration und der authentischen Persönlichkeit abgeschnitten wird und die sich nach außen artikuliert, ohne von innen heraus gespeist zu werden.

Dem Halschakra wird die Schilddrüse zugeordnet, die vorwiegend für den Energiehaushalt, die Geschwindigkeit und Art und Weise des Stoffwechsels, also der Umsetzung der aufgenommenen Energie zuständig ist.

ARBEIT MIT DEM 5. CHAKRA

Farbe: hellblau
Vokal: e
Mantra: Ham

Edelsteine: Aquamarin, Chalcedon

Ätherische Öle: Eukalyptus, Salbei

Musik: Musik mit Gesang, vor allem geistliche Musik, Kirchenkonzerte, Obertonmusik.
Allgemein: Atemübungen, Atemmeditationen. Mantren.

Eigentlich eine Übung für den Lungenmeridian, aber zur Reinigung von Trauer, Negativität und zur Öffnung des Atemapparates: Heilender Lungenlaut von Mantak Chia („Tao Yoga des Heilens“):

Bei Überfunktion: Stimme bewusst kanalisieren und ordnen, z.B. Sprachgestal-

tungsunterricht. Durch tiefes, bewusstes Atmen vorm Sprechen zuerst Kontakt mit dem Inneren herstellen und Ruhe einkehren lassen, bevor man redet.
Mantren singen, um den Überschuss meditativ und heilsam zu kanalisieren.
Zuerst für sich selbst bewusster und klarer werden, wie die eigene Meinung ist und was man eigentlich empfindet, z.B. durch regelmäßiges Tagebuchschreiben, um später auch damit nach außen zu gehen.

Bei Unterfunktion: Die Farbe hellblau, z.B. durch entsprechende Kleidung am Hals, und vor allem durch die Aufnahme des Blau des Himmels. Saphirblauer Aura-Soma-Pomander.
Auch hier, aber zur Öffnung: Sprachgestaltungsunterricht, Singen, Summen, Mantren singen oder sprechen.

6. CHAKRA – STIRNCHAKRA/DRITTES AUGE/AJNA-CHAKRA

Das sechste Chakra befindet sich zwischen den Augenbrauen ein Fingerbreit über der Nasenwurzel. Es öffnet sich nach vorne. In positiv aktiviertem Zustand hat es die Farbe indigoblau. Es ist wie das siebte Chakra keinem Element mehr zuzuordnen, sondern jenseits aller Verdichtung. Es ist insgesamt jenseits, denn es steht für den absoluten Abstand zum gesamten Geschehen im Menschen. Es steht über den Dingen, betrachtet diese aus der Vogelperspektive heraus und ist stiller, unbeteiligter innerer Beobachter (Wassermann-Uranus). Zudem ist es Eingangspforte für Inspiration und Geistesblitze (Wassermann-Uranus), für Intuition (Fische-Neptun) und das Gefühl der Erfüllung und Eingebundenheit in das Ganze, der Weisheit und Erkenntniskraft (Schütze-Jupiter). Auf niedrigerer Ebene ist es auch Ort des intellektuellen und rationalen Denkens (Farbe: gelb).

Ist das sechste Chakra gereinigt und geöffnet, entsteht Gelassenheit und Gleichmut. Wir verfangen uns nicht in den Befindlichkeiten der darunter liegenden Chakren, sondern atmen die frische Luft des Himmels, befinden uns praktisch über (unseren eigenen) Wolken. Das Stirnchakra schafft Bewusstheit über uns selbst und das Leben. Wir erkennen den tieferen Sinn hinter den Geschehnissen und vertrauen der Richtigkeit des Seins. Je mehr das Stirnchakra offen ist, umso weniger werden unsere Wahrnehmung und Entscheidungen von der emotionalen oder rein rationalen Ebene (weniger geöffnetes Stirnchakra) geprägt. Stattdessen entwickeln wir unsere Intuition, die Fähigkeit zu Klarheit, in der sich das Leben unkommentiert und unzensiert spiegeln kann und wir es so annehmen, wie es ist, ohne zu kämpfen und uns einzumischen. Das heißt nicht, dass wir nur passiv sind. Aber wir reiben uns nicht auf, wir unterscheiden nicht zwischen gut und schlecht. Die Dualität ist aufgehoben. Unsere Handlungen basieren auf klaren Entscheidungen, die uns selbst, aber auch die anderen und die Einbindung in das Ganze, in einen alles durchdringenden Sinn mit einbeziehen. Wir lassen uns von unserem höheren Selbst führen, den wahren Absichten unserer Seele, als individualisierter Teil des Ganzen.

Diese Darstellung scheint aus Sicht unseres Lebens in der westlichen Welt sehr hoch gegriffen und idealistisch. Es ist uns aber durchaus möglich, auch im emsigen Treiben des Alltags, das hierzulande einfach dazugehört und gelebt und ausgehalten werden muss, Ruhephasen einzulegen und seien es auch nur wenige Minuten zwischendurch. Es ist machbar, uns kurz auf das Stirnchakra zu konzentrieren, es mit blauem Licht zu füllen, tief durchzuatmen und es zuzulassen, die Welt und uns selbst mit anderen Augen (nämlich dem dritten) wahrzunehmen. Abstand und Relativität stellen sich ein. Vielleicht kommt uns auch eine Blitzidee als Erlösung und schnell stellt sich die verfahren erscheinende Situation aus einem völlig neuen Blickwinkel dar.

Es manifestiert sich in unserem Leben immer das, worauf wir geistig die größte Aufmerksamkeit richten. Das Stirnchakra bringt Bewusstheit in diese Tatsache und in die Freiheit und gleichzeitig Verantwortung, die darin liegt. Auch in die Notwendigkeit, alle Einflussfaktoren zu erkennen und einzubeziehen, wenn es um die Reflexion des Lebens geht, z.B. die systemische und karmische Prägung. Auch wenn es heute sehr effektive Methoden der Kurzzeittherapie gibt, will dennoch unser Wesen in seinem ganzen inneren Reichtum bewusst wahrgenommen und integriert werden.

Das dritte Auge ist die höchste bewusste Instanz und die geistige Schaltstelle, entsprechend der übergeordneten Drüse, der es zugeordnet ist, der Hypophyse (Hirnanhangsdrüse), die über alle anderen Drüsen und ihr Zusammenspiel im Körper das Regiment führt. Je mehr wir unser Stirnchakra mit Aufmerksamkeit und Übungen nähren und damit öffnen, umso mehr werden wir Meister über unser Leben und wandeln die unteren Chakren, indem wir sie mit Bewusstheit und Erkenntniskraft durchdringen. Umgekehrt brauchen wir die unteren Chakren und ihre Lebendigkeit, um unsere geistige Einsicht zum Wort und zur Tat werden zu lassen.

Eine Überfunktion der Bewusstwerdung und der ganzheitlichen Wahrnehmung gibt es nicht. Es könnte nur zu viel Energiearbeit in den oberen Chakren oder durch übertriebene Elevierung von Sexualenergie nach oben passieren, dass es zur Überhitzung in der Kopfregion kommt. Darin liegt in der heutigen Zeit sicher nicht das Problem. Überfunktion im Stirnchakra findet eher auf seiner tieferen Schwingung des intellektuellen, rationalen Denkens statt, nämlich wenn dieses die Oberhand gewinnt und wir unser Leben völlig verkopft angehen. Emotionale und körperliche Bedürfnisse und Signale werden überhört und zur Seite geschoben. Es regieren allein der Verstand und die Vernunft, was zu einer entsprechenden Einseitigkeit führt. Hintergrund mag die Angst vor der tief und unberechenbar wirkenden Gefühls- und Sexualwelt sein. Wahrscheinlicher sind jedoch die Heiligung des Leistungsstrebens und die Selbstdefinition darüber, ob man seinen übermenschlichen Ansprüchen gerecht wird. Hier tut regelmäßiger Rückzug aus dieser Welt gut, ggf. eine Stunde am Abend oder einen Sonntagnachmittag, um wieder klar zu sehen, Ruhe zu spüren oder mit kreativen Akten seinen Selbstwert so zu steigern, dass die überzogenen Ansprüche an sich selbst nicht mehr notwendig sind.

Überfunktion kann auch entstehen, wenn zu wenig Bodenhaftung besteht und die Welt allein aus der Sicht der Wolke am Himmel betrachtet wird. D.h. man ist offen für höhere Erkenntnisse, hat aber den Bezug zur Realität, die Bodenhaftung verloren und kann seine Ideen und Eingebungen nicht in eine Form bringen.
Unterfunktion des Stirnchakras bedeutet die Beschränkung auf das, was man sieht und anfassen kann. Es existiert nur das, was den materiellen, körperlichen und emotionalen Bedürfnissen gerecht wird und allein die unteren Chakren versorgt. Einsicht und Bewusstwerdung oder gar Spiritualität spielen keine Rolle und werden als nutzlose Hirngespinste abgewertet.

Wie man sieht, gibt es keine guten und schlechten oder bessere und schlechtere Chakren, sondern die Lösung liegt in der Ausgeglichenheit, der harmonischen Verknüpfung und Balance zwischen allen Lebensbereichen.

ARBEIT MIT DEM 6. CHAKRA

Farbe: indigoblau
Vokal: i
Mantra: Ksham

Edelsteine: Blauer Flourit und blauer Saphir (Inspiration), Lapislazuli (Klarheit, Weisheit, Intuition), Sodalith (Klarheit)

Ätherische Öle: Pfefferminze, Zitrusdüfte (geistige Leichtigkeit), Orange, Mandarine (Vertrauen, positive geistige Haltung)

Musik: Bach. Alles, was das Gefühl des Abstands und der Weite mit sich bringt. Sphärische Musik.

Allgemein: Ins Stirnchakra ein- und ausatmen, als Verstärkung: dunkelblaues Licht ins Stirnchakra ein- und ausatmen. Royalblauer Pomander auftragen. Sich auf das Stirnchakra auch im Alltag immer wieder konzentrieren, wenn man Abstand und mehr Gelassenheit wünscht.

Bei Überfunktion: Die Farbe indigoblau. Übungen zur Erdung (s. 1. Chakra) und um wieder in sein Gefühl zu kommen (s. 4. Chakra). Jede Form körperlicher Bewegung, um sich auf der physischen Ebene wieder zu spüren und "runterzukommen", auf die Erde und aus der Kopflastigkeit.

Bei Unterfunktion: Auch die Farbe indigoblau. Royalblauer Aura-Soma-Pomander. Sich dem dunkelblauen Nachthimmel mit seinen blitzenden Sternen öffnen und hingeben.

7. CHAKRA – KRONENCHAKRA/SAHASRARA-CHAKRA

Das siebte Chakra befindet sich auf dem höchsten Punkt in der Mitte unseres Kopfes und öffnet sich nach oben. In positiv aktiviertem Zustand ist erscheint es in allen Regenbogenfarben, wobei violett die Hauptfarbe ist. Da im Kronenchakra alle Energien zusammenlaufen, kann es auch in Weiß, das alle Farben enthält, erscheinen. Auch Gold wird diesem Chakra zugeordnet, wenn der Schwerpunkt darin liegt, sich eingebettet im Ganzen zu fühlen und Sinn und tiefes Vertrauen zu empfinden (Schütze-Jupiter).

Die höchste Umsetzung des Chakras ist die vollkommene Hingabe und damit Selbstaufgabe im besten Sinne, nämlich die Auflösung der Trennung zwischen sich selbst als abgegrenzte Person und der Außenwelt (Fische-Neptun). Es besteht hier genauso wenig eine Grenze wie zwischen dem Tropfen Wasser im Meer und dem Meer selbst. Dennoch ist der Tropfen auch als Einzelteil vorhanden. Es passiert beides gleichzeitig: Wir sind immer eins mit dem Ganzen und in inkarniertem Zustand, also wenn wir "zu Fleisch geworden" sind, auch gleichzeitig eine zur Materie verdichtete, individuelle Form davon. Eine Trennung hat nie wirklich stattgefunden, das Göttliche oder Ganze hat sich nur sichtbar und greifbar manifestiert. Daher sind wir immer beides.

Das wahrzunehmen, während wir unsere individuelle Persönlichkeit für uns selbst, für die Gemeinschaft und die Welt entfalten, ist Aufgabe des Kronenchakras. Dort ist der Schnittpunkt, an dem wir uns der Ganzheit und Individualität gleichzeitig gewahr werden. Unser Wesen wird geistig und spirituell über diesen Eingang genährt, transformiert und weiterentwickelt. Das Göttliche findet hier Einlass und wirkt in unser gesamtes Wesen, in alle unteren Chakren und erhält damit Form. Gleichzeitig stärkt und festigt uns von unten über das erste Chakra die nährende Kraft der Erde.

Je mehr das Kronenchakra geöffnet ist, umso mehr kann diese höchste Energie die Frequenz der unteren Chakren erhöhen, ihre Umsetzung verfeinern und letzte Blockaden lösen.

Wie schon beim sechsten Chakra ist hier eine Gleichwertigkeit festzuhalten: das Göttliche ist jenseits der Dualität und damit "erleuchtet", das Irdische kann nur existieren durch die Energieversorgung aus der feinstofflichen Welt. Andererseits geschieht erst dann Leben, wenn das Göttliche in individuellen greifbaren Formen strahlen und zum Ausdruck kommen kann.

Je mehr das siebte Chakra offen ist, umso häufiger erfahren wir uns als eins mit dem Umfeld und strahlen Ruhe, Klarheit und authentische, selbst- und absichtslose Liebesenergie aus. Dabei können wir auch den Alltagsgeschäften nachkommen. Das ist kein Widerspruch, sondern verändert einfach unsere Wahrnehmung und Ausstrahlung. Innere und äußere Kämpfe verlieren an Bedeutung, denn wer soll mit wem kämpfen, wenn die Einheit erfasst wurde. Das bedeutet nicht, "immer nur freundlich zu sein", auch ein Dalai Lama wird mal wütend. Aber das ändert nicht das Bewusstsein der Ganzheit. Das findet zeitgleich statt. Und ganz wichtig, man klebt nicht an Emotionen und Erfahrungen, sondern befindet sich stets und total dort, wo das Leben und die Ganzheit nur stattfindet und nur gelebt werden kann: im hier und jetzt.

Wenn das Kronenchakra vollständig geöffnet ist, nimmt es nicht länger nur göttliche Energie auf, sondern sendet sie auch aus. Dabei öffnet sich der Blütenkelch aus fast 1000 Lotusblättern nach außen und erstrahlt in einer Krone reinen Lichts über dem Kopf.

Eine Überfunktion des Kronenchakras ist nicht möglich.

Bei Unterfunktion fühlt man sich als getrenntes Wesen, als Einzelkämpfer im

Leben. Es fehlt die Erfahrung, in eine höhere Ordnung und Sinnhaftigkeit eingebunden und von einer höheren, überpersönlichen Quelle versorgt zu sein. Das macht immer wieder Angst und unsicher. Existenz- und Todesangst sind klare Abbilder eines nicht oder nur wenig geöffneten siebten Chakras. Wir wissen nicht, wo wir herkommen, wohin wir zurückgehen werden, ohne jemals wirklich davon getrennt gewesen zu sein. Es ist bei Unterfunktion nicht möglich, das Ewige im dem begrenzten Leben hier auf der Erde wahrzunehmen und sich davon vertrauensvoll tragen zu lassen.

ARBEIT MIT DEM 7. CHAKRA

Farbe: violett
Vokal: m
Mantra: Om

Edelsteine: violette Steine, besonders wenn sie durchscheinend sind wie der Amethyst. Klare Steine wie der Bergkristall.

Ätherisches Öl: Weihrauch

Bei Unterfunktion und zur Harmonisierung: Die Farbe violett. Violettfarbener Aura-Soma-Pomander. Jede Form der Meditation, besonders stille Meditationen wie Zazen und Kontemplation (christliche Form)

Literaturempfehlung beim Wunsch nach Vertiefung der Chakrenarbeit: Shalila Sharamon und Bodo J. Baginski: Das Chakra-Handbuch

Weitere Empfehlung zur Energiearbeit, besonders mit Hilfe der "Heilenden Laute": Mantak Chia: Tao Yoa des Heilens

5. DIE 12 ASTROLOGISCHEN GRUNDENERGIEN

WIDDER – MARS – 1. HAUS

Der Tierkreis beginnt mit dem Widder als Symbol für Neuanfang und Initiative. Er gehört zu den Feuerzeichen und steht für die Urkraft, die noch nicht in bestimmte Bahnen gelenkt ist. Sie prescht ohne Rücksicht auf Verluste nach vorne und möchte sich um jeden Preis durchsetzen. Der ihm zugeordnete Planet ist der Mars, benannt nach dem römischen Kriegsgott. Mars kämpft schon allein um des Kämpfens willen, um seine Kräfte zu messen, ein Ventil für seinen hohen Energiepegel zu haben, die Konkurrenz auszustechen und als Erster durchs Ziel zu stürmen. Er kennt keine Angst und ist ständig auf der Suche nach Risiko und Herausforderungen. Er symbolisiert den zündenden Funken, aus dem Neues entsteht, das vor allem Mut und Tatkraft abverlangt.

Mars und seine Pendants, also das Tierkreiszeichen Widder und im Horoskopkreis das 1. Haus, haben außerdem einen Bezug zum Körper, zur Lust an Bewegung und Schweiß treibenden Aktivitäten, sei es nun körperliche Arbeit, Sex oder Sport. Auch die männliche Seite (in Mann und Frau) wird durch Mars (und die Sonne) repräsentiert.

Mars wird in dieser ursprünglichen Kraft aber meist durch andere Planetenkräfte mit gefärbt und damit verändert, je nachdem wo er im Horoskop steht und mit welchen Planeten er verbunden ist. Das kann heißen, dass er auf den Boden der Realität gebracht wird (Einflüsse durch Erde), dass er vergeistigt wird bzw. sich über Geist, Begegnung und Sprache kanalisiert (Luft) oder dass er mit der Gefühlswelt verbunden wird und damit viel an Sprühkraft verliert und an Empfindsamkeit dazu gewinnt (Wasser).

Die körperliche Zuordnung sind der Kopf, das Adrenalin, die Bewegungsmuskulatur, Penis und Klitoris; auch Zähne und Fingernägel im Sinne von Aggression sowie die Abwehrkräfte. Typische Mars-Erkrankungen sind neben der Erkrankung der benannten Körperregionen Entzündungen jeder Art, Fieber und blutige Verletzungen.

STIER – VENUS – 2. HAUS

Der Stier schiebt im Gegensatz zum Widder gerne eine ruhige Kugel. Er bevorzugt die Gemütlichkeit und gehört zu den Erdzeichen. Am liebsten ist er mit der Anhäufung von greifbaren, materiellen Gütern beschäftigt und verschafft sich damit erkennbare Sicherheit. Ein eigenes Haus mit einem Zaun darum als Zeichen der Abgrenzung seines Reviers und eine beachtliche Summe an Festgeldanlagen sind das Mindeste für ihn, um sich auf das geliebte Ruhekissen niederlassen zu können. Er ist nicht gerade der Schnellste und reagiert mit großer Abneigung gegenüber Veränderungen. Alles Unberechenbare und was nicht sicher kalkuliert werden kann, geht ihm gegen den Strich und stört unangenehm seine sonst so ausgeprägte Gemütsruhe. Viel lieber badet er in seinen Golddukaten oder widmet sich seinem weiteren Steckenpferd: dem Essen oder besser noch dem Schlemmen von köstlichsten Speisen und Getränken. Er ist Feinschmecker und immer durch einen guten Rotwein aus seiner warmen Ofenecke zu locken.

Der Stier steht für ein hohes Maß an Sinnlichkeit, im kulinarischen wie im körperlich-sexuellen Bereich. Er kostet das Leben aus und verfügt dafür gerne über das nötige Kleingeld. Wenn er sich aufmuntern möchte, geht er einkaufen oder zählt wie Dagobert Duck seine finanziellen Vorräte zusammen. Dann geht es ihm doch gleich viel besser. Oder er schließt noch ein oder zwei weitere Versicherungen ab - eine weitere Leidenschaft, um sich gut und versorgt zu fühlen.

Der Stier steht für eine tiefe Verbundenheit zur Natur und ist sehr bodenständig. Er hat sehr viel Wärme und verwöhnt gerne Menschen, die ihm wichtig sind, bevorzugt durch das, was ihm auch selbst sehr am Herzen liegt: gutes Essen und materielle Güter.

In Verbindung mit Feuer im Horoskop erhält er mehr Antrieb und Dynamik, um seine Ziele zu erreichen.

Luft macht ihn leichter und verschiebt seinen Sammlerdrang in Richtung geistige Werte und Austauschpartner.

Ist die Stierkraft mit Wasser verbunden, kommen Gefühle und Empfänglichkeit dazu, auch die Fähigkeit, zu fließen, was sich besonders dann positiv auswirkt, wenn ein Bollwerk an Sicherheiten entstanden ist, das eher erdrückt und starr macht, als glücklich. Das Besitzstreben ist dann auf emotionale Bindungen ausgerichtet.

Bei Stier und Erde werden das Trägheitsmoment und die Sicherheitsorientierung erwartungsgemäß noch potenziert.

Auf der Körperebene entspricht Stier dem Nacken bzw. der ganzen Halsregion.

Typische Erkrankungen sind in diesem Bereich zu finden oder Zeichen von geizigem Festhalten (Stauungen, Fettansammlungen).

ZWILLINGE – MERKUR – 3. HAUS

Zwillinge ist das erste Luftzeichen und steht für Leichtigkeit, Austausch und Wissen. Der Zwillinge-Merkur ist entsprechend neugierig und liebt jede Form von Kommunikation. Dabei ist er in der Lage, beide Seiten der Medaille zu sehen und ins Gespräch einzubringen, verhält sich also neutral und objektiv. Er hält nicht viel von tiefschürfenden Gesprächen, Emotionalität oder das Einbringen ganz persönlicher Sichtweisen. Er zieht es vor, die Dinge von allen Seiten zu betrachten, ohne sich festzulegen, und hüpft dann weiter zum nächsten Thema. Schwere und Tiefgang überlässt er gerne anderen. Dafür gibt es viel zu viele Themen, Ideen, Interessen und Menschen, denen er sich widmen kann, um noch mehr zu erfahren, zu wissen und sich austauschen zu können. Die Leichtigkeit des Seins ohne Bindungen, Gefühle, Bewertungen, ohne jede Einmischung oder gar eigenen Standpunkt.

Merkur fühlt sich überall zu Hause, wo er sich geistig frei bewegen kann, Neues erfährt und etwas dazulernt. Zu ihm gehören überfüllte Bücheregale, Flatrates auf allen Telefonen und Computern und viele angefangene Studienobjekte, die zugunsten neuem und noch interessanter erscheinendem Lesestoff auf die Seite gelegt wurden. Was es alles gibt auf der Welt!

Zwillinge-Merkur kann stundenlang am Stück telefonieren und reden und reden, auch wenn dem Gegenüber schon das Ohr glüht. Es fällt ihm immer wieder etwas ein, was er in ausschweifender Weise zum Besten geben kann ("und was ich schon immer mal sagen wollte…."). Wenn sein Gesprächspartner spannend genug berichtet - falls er mal zu Wort kommt -, kann er auch zuhören und dazu beitragen, dass die Sachlage nicht einseitig betrachtet wird, da er alle fehlenden Blickwinkel ergänzt und das gesamte Kaleidoskop möglicher Betrachtungsweisen zusammentragen wird.

Zwillinge-Merkur in Verbindung mit Feuer lässt ihn dieses beim Reden speien und heizt zu Streitgesprächen oder völlig neuen Kommunikationsmitteln und -weisen an.

Erde bringt ihn auf den Boden und lässt ihn klare Entscheidungen fällen sowie klare Worte in eine griffige Form bringen. Man kann sich auf seine Aussagen verlassen.

Wasser verleiht seiner Sprache und seinem Denken Gefühl und Einfühlungsvermögen. Die Worte sind durch seine Empfindungen, seine innersten Regungen gefärbt und nicht mehr so rein sachlich und neutral.

Zwillinge-Merkur mit Luft potenziert den Wunsch nach Wissen, geistiger Beweglichkeit und Kommunikation auf allen Kanälen.

Die körperliche Entsprechung sind das Atmungssystem, die Sprechorgane und Arme und Hände (Gestik!). Typische Erkrankungen betreffen diese Körperregionen.

KREBS – MOND – 4. HAUS

Mit dem Krebs treten wir in die innerste Gefühlswelt ein. Der Mond steht einerseits für Empfindsamkeit und Empfänglichkeit und anderseits für die Fähigkeit, sich fürsorglich um andere zu kümmern. Gefühle fließen, sind in stetem Wandel, und so ist auch der Krebs. Er ist mit seinen Emotionen identifiziert. Entsprechend ändern sich seine Stimmungen. Aufgrund seiner Sensibilität braucht er Schutz und einen Ort des Rückzugs, um sich von den Anforderungen der rauen Außenwelt und des Alltags erholen zu können. Deshalb ist ihm sein Zuhause und ein Umfeld von vertrauten Menschen, am besten seine Art der Familie, sehr wichtig. Er hat einen engen Bezug zu Kindern. Entweder er hat selbst welche oder er arbeitet mit ihnen (Lehrer, Erzieher, Kindergarten, soziale Einrichtungen usw.). Seine Verbindung zur Innenwelt und zu Gefühlen kann er auch als Psychotherapeut zum Beruf machen. Wichtig ist ihm viel emotionale Verbundenheit und innere Beteiligung in allem, was er tut.

Sein inneres Kind braucht besonders viel Aufmerksamkeit, sicheren Schutz und eine verlässliche "Spielecke" in seinem Leben. Seinem Bedürfnis, andere liebevoll zu umsorgen, kann er am besten nachgehen, wenn er sich auch selbst genug seelische Nahrung zukommen lässt.

Der Mond in uns braucht und schenkt Nähe, Geborgenheit, Wärme, Entspannung. Man braucht nichts zu tun, zu beweisen, auf die Beine zu stellen. Man kann einfach nur sein. Das wird immens verstärkt, wenn der Mond in seiner Position im Horoskop mit Wasser verbunden ist.

Mond in Verbindung mit der Erde, bringt Struktur und Vernunft ins Gefühlsleben ein.

Feuer und Mond schaffen Aktivität und Kreativität aus dem Bauch heraus.

Luftige Mondenergie hat mehr Abstand zu den Gefühlen, braucht mehr Distanz und beschäftigt sich eher von der geistigen Seite her mit der Innenwelt. Körperliche Entsprechungen sind der Magen, die Brust und die weiblichen Geschlechtsorgane. Typische Erkrankungen finden sich in diesen Organen.

LÖWE – SONNE – 5. HAUS

Nachdem im Krebs die Innenwelt durchdrungen und erfahren worden ist, steigt das Selbst voller Kraft auf und will sich in seiner Einzigartigkeit präsentieren. Löwe steht deshalb für jede Form des kreativen Akts, der die besonderen Qualitäten und Fähigkeiten seiner Individualität zur Schau stellt. Löwe will in seiner ganzen Pracht gesehen und mit Lorbeeren überschüttet werden. Er versteht es, zu organisieren, zu managen und die Führung zu übernehmen. Er ist der Herrscher im Tierkreis und braucht die Umsetzung seiner einmaligen Potenziale, um sich ein gesundes Selbstbewusstsein aufbauen zu können.

Die Sonne ist Symbol für Lebenskraft und Vitalität. Diese werden umso mehr gestärkt, je besser man seine Individualität kennt und einen besonderen Kanal für sie findet. Das können künstlerische Werke, Kinder, ein Unternehmen, jede andere Form der selbständigen Tätigkeit, ein eigenwilliger Führungsstil und allgemein die Gestaltung seines Lebens sein. Während Krebs für das kindliche Empfinden und Empfänglichkeit steht, bedeutet Löwe kindlicher Spieltrieb, der etwas tun, bauen, basteln, konstruieren und vor allem lautstark im Mittelpunkt stehen möchte mit seinen Werken, die er voller Stolz herumzeigt. Löwe ist auch das väterlich-männliche Prinzip, das etwas erschafft, Kinder zeugt oder anderes aus sich hervorbringt, um es als Denkmal seiner selbst der Nachwelt zu hinterlassen.

Die Sonne in einem Erdzeichen oder anderer Erdbetonung wird von der Vernunft und dem Sinn für Realität und Machbarkeit eingeholt und kann ihr Potenzial nur im Rahmen der Bodenständigkeit umsetzen. Ihre Werke sind greifbar, nützlich, materiell, schaffen Sicherheit und Stabilität und haben eine verlässliche Form. Zu viel Erde würgt jedoch auch ab und kann die lodernde Flamme des Ichs in einem rigiden, engen Panzer einsperren.

Durch Wasser wird die Flamme abgedämpft und im schlimmsten Fall fast zum Erlöschen gebracht. Die Egokräfte, Individualität und Vitalität werden an den Gefühlen und Empfindungen ausgerichtet und die Werke werden aus dem Bauch heraus (Krebs), mit unglaublicher Intensität (Skorpion) oder im absichtslosen Fluss mit dem Leben (Fische) geboren.

Luft facht das Sonnen-Feuer noch mehr an, kann es aber durch zu viel geistige Neutralität und geistigen Abstand auch immer kleiner werden lassen. Wie überall gibt es auch hier keine guten und schlechten Kombinationen, sondern immer nur die Herausforderung, sie bestmöglich umzusetzen.

Steht die Sonne in Verbindung mit Feuer wird ihr Drang zu handeln, zu organisieren und Königin zu sein noch entsprechend verstärkt.

Auf körperlicher Ebene steht die Sonne für das Herz, den Kreislauf, das Blut, die Zeugungskraft und die Lebenskraft ganz allgemein.

JUNGFRAU – MERKUR – 6. HAUS

Nach der stolzen und selbstbewussten Präsentation mit Hilfe der Sonne folgt nun die an der Vernunft und den Notwendigkeiten des Alltags orientierte Jungfrau, ein Erdzeichen. Der Jungfrau-Merkur (Merkur ist den Zwillingen und der Jungfrau zugeordnet) misst die Ereignisse des Lebens und die eigene Persönlichkeit an deren Nützlichkeit und praktischen Anwendbarkeit. Alltagstauglichkeit wird groß geschrieben.

Daneben steht die Arbeit im Mittelpunkt der Jungfrau-Energie. Es ist ihr wichtig, perfekt zu funktionieren und ihre Aufgaben gewissenhaft und sorgfältig zu erledigen. Die Aufmerksamkeit für jede noch so kleine Kleinigkeit, die penible Seite des Jungfrau-Merkurs, kann dazu führen, dass man den Wald vor lauter Bäumen nicht mehr sieht, jeden Gesamtüberblick verliert und sich völlig verzettelt. Vorteil davon ist die Fähigkeit zu Feinarbeit und genauester Analyse (der geborene Chemielaborant).

Jungfrauen sind vorsichtig, ziehen stets den Supergau in Betracht und wollen dafür gerüstet sein. Das bezieht sich auch auf ihre Gesundheit: angefangen bei einer gesundheitsbewussten Lebensführung über den Gesundheitsapostel bis hin zum Hypochonder. Wichtig ist dabei das Verdauungssystem, d.h. die Nahrung und die Geschehnisse des Lebens, alles was aufgenommen wird, optimal zu zerkleinern, zu zerlegen, zu verdauen und auf geistig-seelischer Ebene zu verarbeiten.

Neben dem Bezug zum Gesundheitswesen, bevorzugt zu der beweisbaren Schulmedizin, aber auch den Erkenntnissen aus Salutogenese und Psychosomatik, besteht ein starkes Reinigungsbedürfnis auf allen Ebenen: körperlich (Waschen, Sauna, Fasten), geistig (Meditations- und Atemübungen) und seelisch (Psychohygiene). Innere und äußere Aufgeräumtheit steigern stark das Wohlbefinden. Als Endziel könnte ein absolutes (perfektes!) Gewahrsein in jedem Moment anvisiert werden, gereinigt von Vergangenheit und Zukunft.

Jungfrau-Merkur mit zusätzlicher Erd-Energie wird noch mehr an das Greifbare und Alltagstaugliche gebunden. Zweckorientierung und Ordnungssinn werden verstärkt und prägen die Lebensweise.

Jungfrau-Merkur in Verbindung mit Wasser lässt Subjektivität und Gefühl mitschwingen und die Emotionalität hat großen Einfluss auf die gesundheitliche Befindlichkeit. Die Vernunft wird erweicht und sie öffnet ihr Herz für Empfindungen (Krebs), intensive Wandlungsvorgänge (Skorpion) oder den Fluss mit dem, was ist, ohne es zu werten und mit jungfräulicher Strenge immer einsortieren zu wollen (Fische).

In Verbindung mit der Luft kommt Leichtigkeit und Abstand in das Verhaftetsein in Einzelheiten, den Perfektionismus und den Hang zum Workaholismus, oder der Arbeitsdrang wird in geistige Aufgaben gesteckt.

Durch Feuer wird Jungfrau-Merkur aus seiner reinen Vernunft geholt und zu Tatkraft, Kreativität, Weite und Optimismus angeregt.

Auf körperlicher Ebene entspricht Jungfrau dem Verdauungssystem (Darm, Verdauungssäfte aus Pankreas und Galle) und den entsprechenden Erkrankungen. Auch besteht ein besonders enger Zusammenhang zwischen seelischem Befinden und der Entstehung von Beschwerden und Krankheiten.

WAAGE – VENUS – 7. HAUS

Nachdem der Mensch sich als Individuum wahrgenommen und entfaltet hat und wieder auf dem Boden der Vernunft und Alltagstauglichkeit gelandet ist, geht er als nächstes nach außen, um Beziehungen aufzubauen. Er begibt sich in die Gefilde der Waage-Venus und sucht nach Begegnung, Liebe und Gemeinsamkeit. Waage ist der Gegenpol zum Widder, so dass hier die dynamische Selbstdurchsetzung hinter dem Wunsch nach Partnerschaft, Ausgleich und Harmonie zurücksteht.

Der Aufbau einer Beziehung verlangt Kompromissbereitschaft und das Eingehen auf den anderen, auf seine Bedürfnisse. Liebe heißt, dem anderen die Wünsche von den Augen abzulesen und immer für ihn da zu sein. Vorteil: der Mensch lernt, über seinen Tellerrand hinauszublicken und den Partner in seine Lebensgestaltung mit einzubeziehen. Möglicher Nachteil: er vergisst, wer er selbst ist, und verlernt, eigene Entscheidungen zu treffen und klar Stellung zu beziehen. Das macht ihn unentschlossen, vor allem weil er es jedem Recht machen möchte und keinen verletzen oder vor den Kopf stoßen will. Also pendelt er hin und her und macht oft genug keine Anstalten, ausgependelt zu sein und zu einem handfesten Schluss zu kommen.

Seine Stärke liegt darin, Ausgleich zu schaffen, Frieden zu stiften und diplomatisch zu vermitteln. Seine Spezialität ist die Schaffung einer Win-Win-Lösung, von der jeder der Beteiligten etwas hat. Der geborene Mediator im Rechtswesen oder gerade in Partnerschaftsangelegenheiten. Die Waage-Venus hat Geschmack, einen ausgeprägten Schönheitssinn und einen engen Bezug zu den schönen Künsten. Attraktivität hat viel mit Harmonie und Schönheit auf allen Ebenen zu tun. Alles ist im Gleichgewicht, ausgewogen und leicht. Waage ist ein Luftzeichen: Leichtigkeit in der Begegnung und im Austausch von Liebe.

Die Verschiedenartigkeit, wie Beziehungen geführt werden, rührt dann von den anderen Energien her, die mit der Waage-Venus im Horoskop in Verbindung stehen. Besonders schwierig wird es, wenn gegensätzliche Kräfte wirken, wie einerseits das Bedürfnis nach der goldenen Hochzeit auch nach schwierigen Zeiten und dem Drang nach Freiheit und Spontaneität auf der anderen Seite. Meist schlägt man sich dann auf die Seite, die eher der eigenen Gesamtpersönlichkeit entspricht, und projiziert die gegensätzliche Seite auf den Partner, bei dem man sie mit aller Kraft bekämpft. Sinn der Kenntnis seines Horoskops ist, diesen Vorgang zu erkennen, beide Seiten als zu sich gehörend wahrzunehmen, den ausgestoßenen Anteil wieder zu integrieren und Wege zu finden, wie man beiden Anteilen in sich gerecht wird - womit wir wieder beim Waage-Thema von Ausgleich und Gerechtigkeit sind.

Waage-Venus mit Erde verweist auf den Wunsch und die Fähigkeit, berechenbare, stabile und sichere Beziehungen aufzubauen. Dauerhaftigkeit, Vernunft und Verlässlichkeit stehen über vorübergehenden Gefühlsschwankungen. Krisen sind dazu da, sie zu überstehen und die Beziehung noch mehr zu festigen.

Waage-Venus mit Wasser lässt dagegen die Gefühle in den Vordergrund rücken. Partnerschaften sollen ein Hort der Geborgenheit, der Intensität und der stillen Verschmelzung sein. Gefühle rangieren über jeder Vernunft und jeder Konvention.

Waage-Venus mit Luft verstärkt noch die Leichtigkeit. Beziehungen werden schnell und unkompliziert geschlossen, gerne dem Geist unterstellt, entbehren jeglicher Romantik (die ist dem Wasser vorbehalten) und können auch ziemlich leicht wieder beendet werden, wenn nicht andere Konstellationen im Horoskop dagegen halten.

Waage-Venus mit Feuer spricht für Impulsivität, Aktivität und das Bewahren der eigenen Identität in der Beziehung. Man entfacht das Liebesfeuer bei sich und - so Gott will - beim anderen und es herrschen Tatendrang, Unternehmungsgeist und der Drang nach Weite und Expansion. Erst dann spürt man Liebe und den Wunsch, ein Paar zu werden und es auch länger zu sein.

Auf der Körperebene entspricht die Waage-Venus den Nieren und den entsprechenden Erkrankungen wie allen Beschwerden, die auf Beziehungen oder das Thema Attraktivität zurückzuführen sind.

SKORPION – PLUTO – 8. HAUS

Nach der harmonischen Zweisamkeit geht es hinab in die Katakomben, in das Reich der Unterwelt. Alles, was aus dem Bewusstsein verbannt wurde, sei es aus Angst, Ekel, Scham, aus einer Traumatisierung, oder schlicht aus Unvereinbarkeit mit seinem Selbstbild heraus, treibt dort sein Unwesen, in der inneren Finsternis. Dazu gehören auch oft die kollektiv unerwünschten Eigenschaften wie Wut, Hass, Sadismus, Machtgier, Eifersucht, Sexualität in allen Varianten u.v.m.. Alles, was wir gerne unter Kontrolle, überwunden, transformiert hätten und oft auch wähnen, kauert in diesem inneren Gefängnis vor sich hin und wird immer dicker und stärker, weil es unterdrückt wird.

Druck erzeugt Gegendruck. Es wartet auf die nächstbeste Gelegenheit, um ungewollt aufzutauchen. Daher ist es Plutos erste Aufgabe, die Augen für alles in uns zu öffnen, das wir bewusst oder unbewusst unter den Teppich gekehrt haben. Pluto will uns hinabführen und all dies ans Licht bringen, damit wir aus seiner Sicht ganz und heil werden. Schattenarbeit pur. Damit werden wir satt und können vor nichts mehr erschrecken, denn was außen ängstigt, hat vorher auch innen schon geängstigt und nicht den Platz in unserem Bewusstsein erhalten, der ihm zusteht.

Pluto verschafft damit Macht über uns selbst. Macht ist ohnehin sein Gebiet, auch das Paar Macht/Ohnmacht, das immer zusammen gehört. Jeder ist Täter und Opfer in einer Person. Auch das bringt er in unser Bewusstsein. Er verlangt uns alles ab, insbesondere über unsere Grenzen zu gehen und damit neu aufzuerstehen aus der Asche des bisherigen Selbstbilds. Stirb und werde raunt er uns zu. Mit Weniger gibt er sich nicht zufrieden. Das verschafft uns Totalität und Intensität. Alles oder nichts. Jede tiefgehende Wandlung wird von ihm initiiert und geleitet. Das kann freiwillig geschehen oder durch extreme Ereignisse in Bewegung gebracht werden. Da wo Pluto wirkt, bleibt kein Stein auf dem anderen, der nicht genau unserem Wesen und unserem Weg entspricht. Authentizität! Und das einzig Sichere ist der Wandel. Je mehr wir gegen diese Wahrheit kämpfen und sie kontrollieren wollen, umso erbarmungsloser schlägt er zu.

Pluto in Verbindung mit Erde geht für seine Verhältnisse schrittweise und relativ sortiert vor. Das Ergebnis bleibt dasselbe. Er lässt keine Erstarrung, keine Vernunft, kein Sicherheitsbestreben zu, das von einem authentischen Leben abhält. Er geht nur geerdet, also realistisch und sortiert dabei vor.

Pluto in Verbindung mit Feuer hat eine ungeheure Durchschlagskraft. Wohlwollend könnte man von dem reinigenden und transformierenden Feuer der Alchemie sprechen. Oft genug sind heftige Aktionen zu erwarten, auch in Bezug zur Sexualität. Es speit der Drache sein Feuer, das alles vernichtet, was nicht echt ist, was einem wirklichen Wandel im Wege steht.

Pluto und Luft schmieden zusammen ein Schwert des Geistes und des Wortes, das seinesgleichen sucht. Gedankengebäude stürzen ein, die Wortwahl entbehrt der Kontrolle und entgleitet in das Dunkle, bis wir Pluto als Sprachrohr der Wahrheit und der tiefen Veränderung, der heilsamen Macht den Platz frei machen.

Pluto, selbst im Wasser zu Hause, verstärkt durch weitere Wasser-Energie, zieht noch mehr und tiefer hinab in den schwarzen Schlund, umschlingt uns wie eine Anakonda und lässt erst wieder los, wenn wir uns alles angesehen, alles ins Bewusstsein einverleibt haben und dann als ganze, machtvolle, selbstbestimmte, intensive Persönlichkeit wie neugeboren ins Leben zurückkehren können.

Auf der Körperebene entspricht Pluto dem Enddarm, der Blase und den Sexualorganen sowie den Erkrankungen in diesen Bereichen. Er steht auch für Krämpfe und seelisch-geistig für Zwangsstörungen und Wahnvorstellungen.

SCHÜTZE – JUPITER – 9. HAUS

Aus den Tiefen wieder auferstanden gehen wir über zur Weite und Fülle, zur Erfüllung im Leben. Jupiter symbolisiert Expansion, Bewusstseinserweiterung und vor allem eine unschlagbar positive Erwartungshaltung dem Leben gegenüber. Er ist Meister darin, das Glas halb voll zu sehen, jedes Glas, und vom Leben nur das Beste zu erwarten, ohne deshalb viel dafür tun zu müssen. Er sieht sich wie in einem Schlaraffenland, in dem es nur darum geht, sich für diese Fülle zu öffnen und sie selbstverständlich annehmen zu können. Es ist alles da, es muss nur noch zugegriffen werden.

Jupiter steht für die geistige Weite auch im Sinne einer höheren Bildung, eines weiten Bewusstseins und seiner Wahl des Weltbildes und Religionsverständnisses. Er stellt die Sinnfrage. Wodurch und wie fühlt man sich in einen größeren, überpersönlichen Kontext eingebunden? Warum sind wir hier? Woher kommen wir und wie geht es nach dem Tod weiter? Gibt es eine höhere Führung, ein Schicksal oder können wir unser Leben frei und unabhängig gestalten? Alles Fragen, die die philosophische Seite Jupiters weckt und anfacht. Jupiter schafft auch einen Bezug zum Ausland und zu fremden Kulturen und Religionen, um der angestrebten geistigen Weite Nahrung zu geben. Er ist nie wirklich zufrieden, da er weiß, dass es immer noch Neues zu entdecken gibt, das Bewusstsein endlos erweitert werden kann, und es nie genug an Glück und Erfüllung geben kann. Er ist ein geistiger Nimmersatt und bezeichnenderweise der größte Planet in unserem Sonnensystem.

Durch den Einfluss von Erde wird Jupiter in seine Grenzen gewiesen und aufgefordert, seine geistige Weite auf den Boden der Vernunft und Realität zu bringen, also greifbare Umsetzungen zu schaffen, mit denen man im konkreten Leben etwas anfangen kann. Die Bewusstseinserweiterung findet analytisch, alltagstauglich und im und für das Arbeits- und Berufsleben statt.

Jupiter und Wasser bringt Erfüllung in die Gefühls- und Innenwelt und die emotionalen Beziehungen. Wasser kann ihn allerdings auch stark zum Erlöschen bringen. Die ihm eigene Reiselust findet nicht in der äußeren Welt, sondern in der eigenen Seele statt. Die Weisheiten werden aus dem Bauch heraus und intuitiv gefunden und auf das Leben angewendet. Die Bewusstseinserweiterung findet bzgl. Familie und Innenwelt statt.

Durch das Feuer-Element wird Jupiter natürlich noch mehr angeheizt und kann leicht zum hitzigen Missionar werden oder sich dem Größenwahn aufgrund seines "überdehnten" Selbstbildes ergeben. Die Bewusstseinserweiterung findet zur

Selbstdurchsetzung, zur Persönlichkeitsentwicklung statt und möglichst, um neue Impulse zu setzen oder die ganze Welt mit seinen Einsichten und Weisheiten gefragt oder ungefragt zu beglücken.

Jupiter und Luft versteigen sich endlos in den geistigen Welten und verlieren gerne und leicht den Bezug zur konventionellen Realität. Was sollen sie auch da, wo es doch so viele Erkenntnisse zu sammeln und zu entdecken gibt, dass es in einem Leben kaum geschafft werden kann.

Auf körperlicher Ebene entspricht Jupiter der Leber und den Oberschenkeln sowie den Erkrankungen in diesem Bereich. Auch alle Beschwerden und Krankheiten, die auf ein Übermaß, an was auch immer, zurückzuführen sind, fallen in sein Ressort.

STEINBOCK – SATURN – 10. HAUS

Als Gegenbewegung zur endlosen Erweiterung und Ausbreitung und der Vorstellung, dass einem alles Erwünschte in den Schoß fällt, schließt sich Saturn als Symbol für schrittweises, geplantes Vorgehen an. Er sieht das Leben so, dass er sich jeden kleinen Fortschritt in Richtung seiner ehrgeizigen Ziele mit Müh' und Plag' erarbeiten muss. Es fällt ihm aus seiner Sicht eben gerade nichts in den Schoß, sondern jede Frucht ist gerechter Lohn und verdientes Ergebnis, nachdem ein Höchstmaß an Disziplin, Fleiß und Ausdauer investiert und auch karge Zeiten tapfer und ohne zu Klagen überstanden worden sind.

Er beginnt seinen Weg vor dem Mount Everest, drunter macht er es ungern, und er weiß was ihm bevorsteht: langsam, wohl überlegt und realistisch setzt er einen Fuß vor den anderen und bewegt sich stetig nach oben. Man kann sich fest auf ihn verlassen. Er ist Symbol für Stabilität und strenger Bewahrer all dessen, was er sich mühsam erarbeitet hat. Er formt und festigt und steht dabei stramm, entweder vor einer äußeren Autorität oder seiner inneren.

Ziel ist auf jeden Fall, sein eigener Herr und Meister zu werden und dann über andere zu bestimmen, sie zu formen und ihnen all das abzuverlangen, was er auch selbst leistet, und das befindet sich immer am Rande der Übermenschlichkeit. Gefühle, Privatleben, Spielereien und Launen lässt er nicht gelten, so lange noch nicht der Berg an Arbeit und Pflichten erledigt ist. Er ist der Fels in der Brandung und muss aufpassen, dass er dabei nicht zu sehr erstarrt und hart wird. Ein gutes Bild dafür ist die ihm zugeordnete Wirbelsäule: knöcherner Aufbau, aber auch flexibel und beweglich durch Bandscheiben, Sehnen und Muskeln. Das wäre der Idealtyp, einerseits der Zwang zur reinen Leistungsfähigkeit und anderseits sich Beweglichkeit und Lebendigkeit zu erhalten. Biegsam zu sein, ohne sich verbiegen zu lassen oder andere verbiegen zu wollen.

Und dann gibt es noch die Angst - auch ein Thema Saturns -, zu versagen und dann besser gar nichts zu tun und in das Dunkel der Depression zu sinken.

Saturn gibt die Kraft, nach vielen Erfahrungen des Alleinseins sein eigenes Rückgrat aufzubauen und sein eigenes Gesetz zu sein. Seine Fähigkeiten gelangen langsam zur Reife, deshalb muss er sich die Zeit nehmen, die er für die Umsetzung seiner Pläne braucht. Das Ergebnis hat dann allerdings auch Bestand und ist oft zeitlos. Es ist sicher nicht der Mode unterworfen, sondern seinen eigenen Maßstäben oder den Notwendigkeiten der Sache, um die es geht.

Saturn wird durch Erde in seiner Bodenständigkeit verstärkt und sollte in dieser Kombination darauf achten, dass sein Leben nicht zu karg und leistungsfixiert wird.

In Verbindung mit Wasser könnte Trägheit entstehen. Das Wasser höhlt sicher auch den erbarmungslosen Stein oder der Stein formt rigoros das Wasser (Gefühle, Sensibilität, Innenwelt). Es kann zu emotionaler Härte kommen oder Saturns Strenge wird etwas aufgeweicht, milde dafür gestimmt, dass auch empfindsame Seelen eine Existenzberechtigung haben.

Kommen Saturn und Feuer zusammen, wird er entweder zu mehr Lebendigkeit angefacht oder er zwingt kraftstrotzenden, ihm kindlich erscheinenden kreativen Selbstausdruck sowie überschäumenden Optimismus in realistische, praktisch umsetzbare Bahnen. Das mindert die freudige Vitalität und erhöht dafür die nachweisbare Effektivität. Besonders viel zu lachen hat man dabei nicht.

Luft könnte sich überheben beim Versuch, Saturn Leichtigkeit beizubringen. Er hält wenig von Gedankenspielen, tollen Ideen und Eingebungen und spontaner, d.h. für ihn unberechenbarer Inspiration. Hier setzt er Grenzen und fordert Reife und Disziplin. Andererseits kann starker Einfluss der Luft in Form eines Wirbelsturms überholtes Mauerwerk zum Einstürzen bringen. Dadurch wird Freiraum geschaffen für den nächsten, von Saturn solide geplanten und umgesetzten Bau mit sehr wohl neuen Ideen und Sichtweisen, die auf Herz und Nieren geprüft wurden, ob sie auch praktikabel sind und seinen ehrgeizigen Zielen oder gesellschaftlichen Belangen entgegenkommen.

Auf körperlicher Ebene entsprechen Saturn die Knochen, Sehnen und Gelenke, besonders die Wirbelsäule und die Knie und deren Erkrankungen. Saturn steht auch für Verhärtungs- und Versteifungsprozesse jeder Art.

WASSERMANN – URANUS – 11. HAUS

Nach der Reduktion auf das Wesentliche, auf die Essenz seiner selbst und des Lebens unter der Herrschaft von Saturn wird mit Hilfe von Uranus, dem dritten Luftzeichen, alles durchbrochen, was zu eng und starr geworden ist. Uranus steht für Freiheit und durchschlägt plötzlich und ohne Vorwarnung jeden gordischen Knoten, der die Luft abschnürt. Er symbolisiert Unberechenbarkeit und Spontaneität, die den Weg frei machen zu völlig neuen Erkenntnissen und Erfahrungen. Nichts ist unmöglich oder gerade das als unmöglich Deklarierte ist besonders spannend und wird mit Hilfe von Inspiration und Gedankenblitzen gerne anvisiert und zumindest geistig in Angriff genommen. Das macht Uranus ungern alleine, sondern befindet sich lieber im Kreis von Gleichgesinnten und Freunden, in einer Gemeinschaft, die sich von der Masse und Konvention abhebt und völlig neue Visionen entwickelt. Dabei stehen Gleichberechtigung und Gleichheit im Mittelpunkt.

Die Entdeckung des Planeten fällt in die Zeit der französischen Revolution: Freiheit - Gleichheit - Brüderlichkeit. Uranus steht über den Polen, er hebt die Dualität auf und befindet sich geistig gerne in der Zukunft. Er ist Liebhaber jeder neuesten Technik, absolut begeistert vom world wide web und würde am liebsten die ganze Welt zu einer Gemeinschaft aus freien Individualisten verwandeln. Er bringt frischen Wind ein und sitzt bevorzugt als unbeteiligter Beobachter auf seiner Wolke. Tiefgang, Bindungen, vor allem Emotionalität sowie reale Umsetzungen überlässt er gerne anderen. Seine Spezialität ist es eher, Bindungen zu durchschneiden, wenn sie seiner Freiheit zu gefährlich werden. Dabei kann es leicht sehr eisig und frostig für ihn werden auf seiner Wolke der Distanz oder gar über den Wolken.

Dafür sitzt oder vibriert dort oben ein Visionär, der Denk- und Gesellschaftsstrukturen durchbricht, die für sicher und ewig gegolten haben. Er schlägt Schneisen in eine Welt, die sich vorher keiner vorstellen konnte. Mit den unmöglichsten Mitteln und Methoden und in den schillerndsten Farben. Buntheit, Originalität, Witz, Frische, Abstand und Gemeinschaftssinn bringt Uranus ins Leben und das Wesen des Menschen ein. Wo er wirkt, bleibt kein Stein auf dem anderen. Er wirbelt wie ein Orkan und hinterlässt ein Chaos, aus dem heraus sich wieder neue Formen bilden können, was dann Aufgabe der Feuer- und Erdzeichen ist.

Uranus und Feuer verbindet Vision mit Tatkraft und Kreativität, d.h. es gibt nicht nur geistige Entwürfe, sondern sie werden auch in Angriff genommen und dynamisch umgesetzt. Freiheitswille und Power sind Basis für Revolutionen jeder

Art. Die alten Zöpfe werden abgeschnitten, auch wenn Blut fließt. Das Neue muss erkennbar passieren.

Uranus in Verbindung mit Wasser bringt Abstand in die Gefühlswelt und Objektivität in die subjektive Wahrnehmung und Empfindung. Er durchschneidet zu enge Bindungen und familiäre und emotionale Verstrickungen.

Wasser bringt etwas Wärme in die eisige Uranus-Kälte und erinnert ihn daran, woher er kommt, aus welcher Ahnenschaft er geboren wurde und dass es neben den geistigen Verbündeten auch Blutsbande gibt. Ein ständiger Grund für ihn auszubrechen, sich wieder zu binden, wieder auszubrechen usw.. Freiheit ist noch mehr wert, wenn man auch ihr Gegenteil kennt, das man immer wieder konstruiert, um dann wieder in den Genuss der Befreiung kommen zu können.

Durch Erde wird Uranus auf den Boden gebracht und sieht sich genötigt, seine Visionen real umzusetzen und in die Alltagstauglichkeit zu bringen. Ein hartes Brot. Wird es jedoch zu starr und steif, zu vernünftig und sicherheitsorientiert, wird er sich auch hier unberechenbar und plötzlich von der Erde abstoßen und eine Pause auf seiner Wolke einlegen, tief durchatmen und neue Ideen entwickeln, mit denen er sich wohl oder übel wieder in die Gewöhnlichkeit des Erdenlebens hinabbegeben wird, um sie für die Menschheit in eine Form zu bringen.

Uranus und Luft sind enge Freunde und Verbündete und verstärken sich gegenseitig im Geiste.

Auf körperlicher Ebene entspricht Uranus den Unterschenkeln und dem Sprunggelenk (jump into the unknown!) sowie den dortigen Erkrankungen.

FISCHE – NEPTUN – 12. HAUS

Fische als drittes Wasser-Zeichen und sein Planet Neptun haben die 11 vorherigen Zeichen durchlebt und hinter sich gebracht und können deshalb einfach mit dem Fließen, was ist und kommt. Neptun braucht nicht mehr zu kämpfen, sich beweisen, Bauten errichten, Macht ausüben, der Beste sein und etwas darstellen. Er ist einfach. Und alles, was um ihn geschieht, ist auch einfach. Es gibt nichts zu tun. Er ist das Meer und gleichzeitig der einzelne Tropfen im Meer und er weiß und spürt das.

Böse Zungen könnten ihn als tatenlos und unengagiert oder gar faul bezeichnen, als einen, der kampflos das Feld verlässt. Das tut er aber nicht aus Trägheit, sondern weil er mit seinem Bewusstsein eingetaucht ist in eine größere Einheit.

Daher fühlt er sich in der Meditation, in der Stille zu Hause oder er wird eins mit der Musik, die er hört oder selbst spielt.

Da er jede Konvention und Anpassung hinter sich gelassen hat, spielt er allerdings nicht das Spiel der Norm mit. Er hat eine hohe Affinität zu allem und jedem, der ebenso aus dem Gewöhnlichen herausgefallen oder gar ausgestoßen ist, angefangen bei Kranken, Leidenden, sozial Schwachen, Randgruppen jeder Art, zu jedem, der anders ist als die anderen.

Neptun kann gut allein sein, da er dann nicht einsam, sondern all-ein mit dem Ganzen ist. Außerdem muss er seine Sensibilität schützen und in Phasen des Rückzugs in der Ruhe wieder auftanken, bevor er sich dem Alltagstrubel stellt. Falls er kein konstruktives Ventil für seine hohe Sensibilität, sein Einfühlungsvermögen, Mitgefühl, seine künstlerischen und heilerischen Fähigkeiten oder sein soziales Empfinden hat, kann er sich auch durch Sucht oder Krankheit aus der Normalität zurückziehen. Heilung bedeutet hier immer, eine positive, nährende Umsetzung der neptunischen Qualitäten zu finden und umzusetzen. Reine Vernunft, die dem Gegenpol Jungfrau entspricht, und Versuche, ihn ordnungsgemäß in die Gesellschaft einzubauen, sind von vorneherein zum Scheitern verurteilt. Neptun bleibt Neptun, die Frage ist nur in welcher Art und Weise. Neptun fließt und übt sich gerne in Absichtslosigkeit. Er schlägt sicher nicht auf den Tisch, sondern zieht sich innerlich und vielleicht auch äußerlich ohne Zutun aus der Situation zurück und geht weiter.

Eine wichtige Umsetzung stellt die Meditation in allen Variationen dar. Hier kann Bewusstseinserweiterung und Selbstaufgabe in einen größeren Plan par excellence praktiziert werden.

Neptun in Verbindung mit Feuer kann sein soziales Empfinden in soziales Handeln einfließen und seine heilenden und künstlerischen Fähigkeiten zur Tat werden lassen. Die Dynamik und der Handlungsdrang des Feuers wird abgemildert, etwas gelöscht und mit Mitgefühl und Selbstlosigkeit gepaart.

Neptun und Wasser potenziert die Sensibilität und Anteilnahme, mit Mond im Gefühls- und Familienleben, mit Pluto besteht die Gefahr, sich willenlos in Abgründe ziehen zu lassen oder mit Allgewalt für Schwache, für alternative Heilweisen (ein weiteres Gebiet Neptuns) oder andere "uneffektive und unvernünftige Ziele" zu kämpfen.

Neptun in Verbindung zur Erde weicht diese in ihrer Struktur, ihrem Sicherheitsdenken und ihrer Vernunft etwas auf und lässt auch Irrationales Einzug halten. Anderseits können mit Hilfe der Erde die Träume und Sehnsüchte Neptuns verwirklicht werden.

Neptun und Luft kann bewirken, dass das Neptunische durchgeistigt und ggf. in Worte gefasst, also verständlich gemacht wird und z.B. auf künstlerische, lyrische Weise zum Ausdruck kommt. Anderseits kann Neptun den Geist und die Sprache auch vernebeln oder durch Intuition erweitern.

Auf körperlicher Ebene ist die klassische Entsprechung der Fuß, dann alle unklaren, nicht konkret diagnostizierbaren Beschwerden oder Erkrankungen, Suchtverhalten und Auflösungszustände auf allen Ebenen.

PLANETENKOMBINATIONEN – SPEZIELLE ASTROLOGISCHE ZUORDNUNGEN

Am Ende jeder Blütenbeschreibung findet sich eine Auflistung spezieller astrologischer Zuordnungen. Dies sind Kombinationen aus Planetenkräften, die der Blüten-Energie entsprechen.

Beispiel: Mars/Pluto. Diese Konstellation liegt vor, wenn Mars im Skorpion oder im dem Skorpion zugeordneten 8. Haus steht oder wenn er in Verbindung (Aspekt) zu dem Planeten Pluto steht oder wenn das Tierkreiszeichen Skorpion im 1. Haus, das Mars zugeordnet ist, steht oder Widder, der dem Mars zugeordnet ist, sich im 8.Haus befindet.

Mars/Pluto weist demnach auf jede beliebige Kombination zwischen der Mars-Energie und der Pluto-Energie hin. Die Verbindung bedeutet, dass die Durchsetzung und Sexualität (Mars) plutonisch, also intensiv, total und leidenschaftlich ist. Was beide Energien jeweils bedeuten, wird oben bei den 12 Grundenergien erklärt.

6. LITERATURHINWEISE / BASISLITERATUR / BILDER

Mechthild Scheffer: Bach-Blütentherapie, Theorie und Praxis, Heinrich Hugendubel Verlag, München, 1981

Mechthild Scheffer, Wolf-Dieter Storl: Die Seelenpflanzen des Edward Bach,, Heinrich Hugendubel Verlag Kreuzlingen/München 2007

Beate Helm, Die Heilkräfte der kalifornischen Blütenessenzen, Aquamarin Verlag, 1990/2003

Renate Sperling: Vom Wesen der Edelsteine, Aquamarin Verlag, Grafing 1995

Susanne Fischer-Rizzi: Himmlische Düfte, Heinrich Hugendubel Verlag, München 1989

Robert B. Tisserand: Aroma-Therapie, Herrmann Bauer Verlag, Freiburg 1980

Irene Dalichow, Mike Booth: Aura-Soma Farbe, Pflanzen- und Edelsteinenergie, Droemer Knaur Verlag, 2000

Anita Bind-Klinger: Die Aura-Soma-Meisteressenzen, Aquamarin Verlag, Grafing 1996

Nicola Waddington: Aura-Soma, Goldmann Verlag, München 1997

Alexander Lowen: Bioenergetik für jeden

Die große Enzyklopädie der Heilpflanzen, Neuer Kaiser Verlag, 1994

Wolfgang Mettler: Darmnosoden (Vita von Bach), Müller & Steinicke Verlag, 2000

Shalila Sharamon, Bodo J. Baginski: Das Chakra-Handbuch, Knaur Verlag München

Saraswati/Bodhi Avinasha: Juwel im Lotos, Tantrischer Kriya-Yoga, , Hermann Bauer Verlag, Freiburg 1995

Sogyal Rinpoche: Das tibetische Buch vom Leben und Sterben, O.W. Barth Verlag, München 1997

Paul Reps (Hrsg.): Ohne Worte – Ohne Schweigen, O.W. Barth Verlag, München 1976

Willigis Jäger: Kontemplation, Otto Müller Verlag, Salzburg 2001

Tao-Yoga: männlicher Weg: Mantak Chia: Tao-Yoga, Tao Yoga der heilenden Liebe, Ansata Verlag, CH-Interlaken.

Weiblicher Weg: Maitreyi Piontek: Das Tao der weiblichen Sexualität, Heyne Verlag, München 2002

Mantak Chia: Tao Yoga des Heilens (u.a. Die 6 Heilende Laute), Ansata Verlag, CH-Interlaken 1995

Zulma Reyo: Innere Alchemie, Hermann Bauer Verlag, Freiburg 1995

Felicitas Goodmann: Wo die Geister auf den Winden reiten, Hermann Bauer Verlag, Freiburg 1993

Michael Harner: Der Weg des Schamanen, Heinrich Hugendubel Verlag, München 1994

Sandra Ingermann: Auf der Suche nach der verlorenen Seele, Ariston Verlag, Kreuzlingen 1998

Peter Orban: Die Kraft, die aus der Herkunft stammt, Kösel Verlag, München 1997

Peter Orban: Die Kraft, die in der Liebe wirkt, Kösel Verlag, München 2003

Bücher zur systemischen Wahrnehmung und Therapie, die es ansonsten auf dem

Markt gibt, besonders aus dem Verlag Carl-Auer-Systeme

Beziehungen:

Die Bücher von Wilfried Nelles

Michael Lukas Moeller: Die Wahrheit beginnt zu zweit, Rowohlt Taschenbuch Verlag, Reinbek, 2008

Ulrich Clement: Systemische Sexualtherapie, Klett Cotta Verlag, Stuttgart 2006

Julia Cameron: Der Weg des Künstlers, Knaur Verlag, München 1996

Marshall B. Rosenberg: Gewaltfreie Kommunikation, Junfermann Verlag, Paderborn 2001

FOTOS

Folgende Bilder wurden mir freundlicherweise überlassen. Vielen Dank!

Agrimony: Marita Zadra, Hamburg
Aspen: Werner Voigt, Neuenhagen, www.bilder-der natur.de
Beech: Ronald Nickel, www.wald-laeufer.de
Cerato: Baumschule Eggert, Vaale

Bei Fotolia.de wurden folgende Bücher käuflich erworben:

Centaury: hochstampfer / Cherry Plum: Oxa
Chestnut Bud: Peter Eggermann / Chicory: dwags
Clematis: d-jukic / Crab Apple: PJJ
Gentian: LianeM / Gorse: emer
Heather: Sylwia Schreck / Holly: 7monarda
Honeysuckle: vera-g / Impatiens: romy mitterlechner
Larch: Maslov Dmitry / Mustard: SANDIWORKS

Oak: dabjola / Olive: Christian JACQUET
Pine: Janis Smits / Red Chestnut: Andrei Mikitenko
Rock Rose: louizaphoto / Rock Water: Bernd S.
Star of Bethlehem: Sulabaja / Sweet Chestnut: Rüdiger Jahnke
Vine: digi_dresden / Walnut: Maria Brzostowska
White Chestnut: AGPhotographer / Wild Rose: Jane
Willow: emer

Die folgenden Bilder sind von Wikipedia

Vervain
„Verbena officinalis 002“ von H. Zell - Eigenes Werk. Lizenziert unter CC BY-SA 3.0 über Wikimedia Commons - http://commons.wikimedia.org/wiki/File:Verbena_officinalis_002.JPG#mediaviewer/File:Verbena_officinalis_002.JPG

Water Violet
„HottoniaPalustrisInflorescence“ von Christian Fischer. Lizenziert unter CC BY-SA 3.0 über Wikimedia Commons - http://commons.wikimedia.org/wiki/File:HottoniaPalustrisInflorescence.jpg#mediaviewer/File:HottoniaPalustrisInflorescence.jpg

Wild Oat
Leo Michels (Own work, www.imagines-plantarum.de) [CC0], via Wikimedia Commons

Scleranthus: Leo Michels, public domain-Bild

AUTORIN

Beate Helm, Jg. 1961, ist Heilpraktikerin mit den Schwerpunkten psychologische Astrologie, Blütenessenzen und systemische Therapie. Sie ist Pionierin in der Arbeit mit kalifornischen Blütenessenzen im deutschsprachigen Raum und hat sich genauso intensiv mit den Bach-Blüten beschäftigt und sie in ihrer Praxis eingesetzt. Beate Helm leitet die Themis-Schule, in der sie Blütentherapie und Astrologie lehrt. Ihre größte Leidenschaft ist das Schreiben. Sie ist Autorin von Sachbüchern, Romanen, Märchen und Gedichten.

Weitere Publikationen im Sati-Verlag: Kalifornische Blüten und Bewusstseinsarbeit * Bach-Blüten und kalifornische Blüten von A-Z – Kompendium * Das Mädchen Namenlos – Ein spirituelles Märchen * Psychologische Astrologie – Ausbildung in 18 Bänden * Astrotherapie * Das Weib im Horoskop: Lilith und die Asteroiden * Astrologie und Meditation * Horoskope deuten.

Weitere Infos: www.sati-verlag.de